TRAITÉ

DE

MÉDECINE LÉGALE

ET D'HYGIÈNE PUBLIQUE.

TOME I.

SE VEND,

A PARIS, chez JANINET, éditeur-propriétaire de l'ouvrage, rue de Vaugirard, hôtel du Luxembourg, n° 52.

A BOURG, chef-lieu du département de l'Ain, chez JANINET, imprimeur-libraire, rue Napoléon, vis-à-vis la préfecture.

DANS TOUS LES CHEFS-LIEUX, *au bureau du journal* de chaque département.

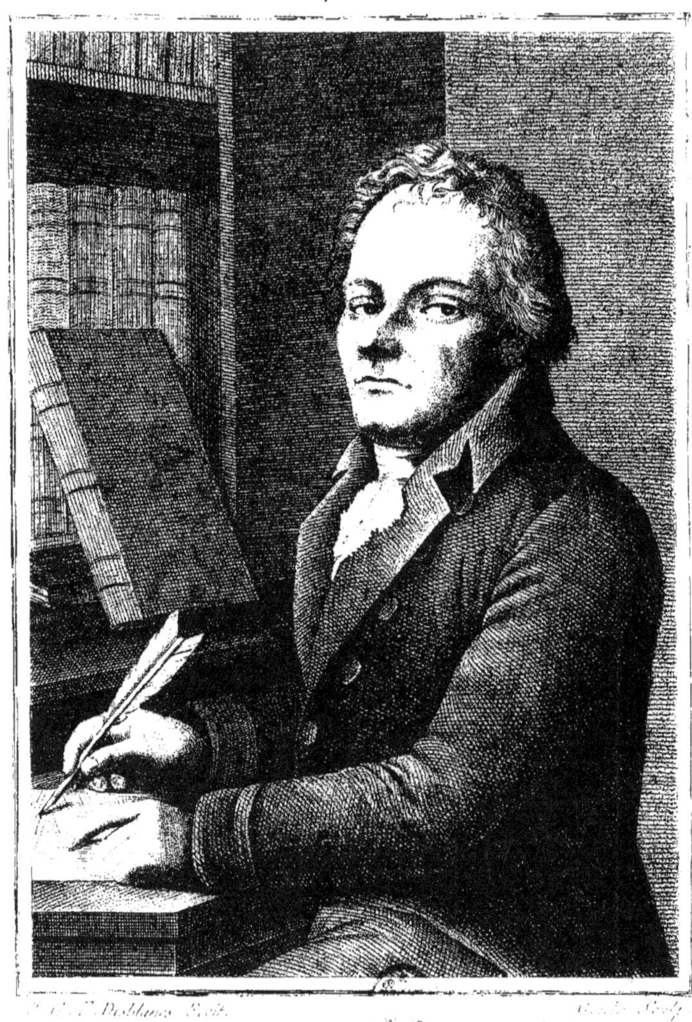

François-Emmanuel Fodéré,
Né à St Jean de maurienne, le 8 Janvier 1764.

TRAITÉ

DE

MÉDECINE LÉGALE

ET D'HYGIÈNE PUBLIQUE,

OU

DE POLICE DE SANTÉ,

ADAPTÉ AUX CODES DE L'EMPIRE FRANÇAIS, ET AUX CONNAISSANCES ACTUELLES.

A l'usage des gens de l'Art, de ceux du Barreau, des Jurés et des Administrateurs de la santé publique, civils, militaires et de marine.

PAR F. E. FODERÉ, DOCTEUR EN MÉDECINE.

Natura recti sigillum.

OUVRAGE dans lequel la première édition a été entièrement refondue et augmentée de deux tiers.

TOME PREMIER.

PARIS,

DE L'IMPRIMERIE DE MAME.

1813.

PRÉFACE.

L'IDÉE de cet ouvrage me fut suggérée, d'abord par les leçons que faisait à Saint-Côme feu M. Louis, ensuite par l'indignation que m'inspirèrent divers rapports en médecine et en chirurgie, qui me furent communiqués, et qui étaient plus propres à embarrasser les magistrats qu'à les éclairer.

Dans un moment où tout semblait dirigé vers le bonheur public, j'osai aussi aspirer à y contribuer, et je me hâtai de rassembler en corps de doctrine tout ce que je découvris de plus essentiel sur la médecine légale : ce travail fut envoyé, au commencement de l'an 3 (1794), au comité d'instruction publique de la convention nationale, avec prière de prendre cet objet en grande considération.

N'ayant eu aucune réponse, je retouchai mon ouvrage et je le fis passer au ministre de l'intérieur, qui le soumit à l'institut national. Le 22 messidor an 4 ce corps savant nomma pour examiner l'ouvrage MM. Hallé et Sabathier, qui s'adjoignirent M. Mahon, alors professeur de médecine légale ; et les commissaires firent leur rapport à la classe des sciences physiques et mathématiques le 1ᶜʳ germinal an 5.

Ce rapport que M. de Lacépède, alors secrétaire de la classe, me fit passer, est une critique sévère mêlée d'éloges; il m'indiquait les articles que j'avais à corriger et ceux que je devais ajouter, et terminait en disant que *pour lors j'aurais rendu un service essentiel à mon pays.* Je fis mon possible pour remplir les vues sages et lumineuses du rapport; je donnai plus d'étendue à mon plan, plus d'ordre et de clarté; enfin, pressé de voir le succès de mon entreprise, et sans attendre d'autre encouragement et d'autre récompense que le plaisir d'avoir fait le bien, je livrai mon manuscrit à l'impression le 2 floréal an 6.

Mes vœux n'ont pas été trompés : j'ai vu en lisant les journaux de jurisprudence que mon livre a été de quelque secours aux opprimés ; plusieurs bons ouvrages ont paru après le mien, et ont beaucoup perfectionné divers articles que je n'avais fait qu'ébaucher.

La première édition fut assez tôt épuisée ; néanmoins je résolus de mûrir mon sujet avant de le produire une seconde fois. J'ai mis dix-sept ans à travailler celle que je publie aujourd'hui. Juge plus sévère que les autres de mon propre ouvrage, j'ai cherché à corriger par la réflexion, par l'expérience, par la lecture des bons auteurs, par la fréquentation des ministres de la justice et des habiles jurisconsultes, les défauts nombreux de ma première production ; et j'espère que l'on ne dira pas, comme il arrive de tant d'autres livres, que cette nouvelle édition n'est qu'une spéculation d'auteur et de libraire.

Mon travail a pour objet des intérêts si chers à l'humanité, que je ne puis craindre le reproche d'avoir été trop long. En jetant un coup-d'œil sur la table des matières et en considérant le nombre, l'importance et la variété des questions que j'ai traitées, on verra qu'il était instant de chercher à couler chaque question à fond, et de ne laisser rien à désirer, tant dans la partie médicale que dans la partie légale. Encore n'ai-je pas tout dit : il se présente chaque jour en médecine légale, comme dans la clinique, des variations sans nombre, et des cas qu'il eût été impossible de prévoir.

J'ai eu en vue autant les gens de loi que les médecins : les premiers trouveront souvent réunies dans une seule section les décisions du droit romain, celles des anciens jurisconsultes, de la législation intermédiaire, et de la législation actuelle ; les seconds auront l'avantage de voir d'un seul coup-d'œil ce que les médecins les plus recommandables de tous les siècles ont décidé sur chaque question, et ce que nos connaissances actuelles ont ajouté, ou ce qu'on a cru qu'elles avaient ajouté de mieux aux opinions anciennes.

Mon nouveau travail sur cette matière a

opéré un changement dans sa distribution. La première édition était divisée en quatre parties ; celle-ci ne l'est qu'en trois. J'ai senti qu'il ne pouvait y avoir une médecine légale uniquement consacrée à la jurisprudence civile, mais que dans cette partie entraient également les questions qui avaient rapport à la jurisprudence criminelle et à la police de santé. J'ai appelé la première partie de cet ouvrage *Médecine légale mixte*, et ce qui formait la première partie de ma première édition, savoir *la médecine légale excusante et exceptante*, ne fait plus qu'un chapitre de celle-ci. J'ai été conduit en cela par la distribution elle-même de nos Codes actuels, dans lesquels on voit plusieurs questions qui ont rapport au Code pénal être résolues par le Code Napoléon, auquel elles sont renvoyées.

Dans cette première partie j'ai suivi l'ordre du Code Napoléon pour tout ce qui regarde les personnes ; j'ai étudié ce Code, et je crois n'avoir rien omis des différens cas où la médecine légale peut intervenir.

L'esprit des Codes pénal et d'instruction criminelle m'a particulièrement dirigé dans la composition de ma seconde partie, consacrée à *la médecine légale criminelle*. Ici j'ai considéré chaque délit d'abord comme un point isolé, ensuite comme lié à l'ensemble des passions et des actions humaines. Je n'ai rien épargné pour faire découvrir la culpabilité, ou ressortir l'innocence. J'ai invoqué sur chaque chose tous les efforts que l'esprit humain a faits pour le perfectionnement de l'art de guérir, et pour réduire en pratique le beau idéal que nous nous formons de la justice.

Dans la troisième partie, *l'hygiène publique*, ou *la police de santé*, sujet non moins intéressant que les deux premiers, je me suis vu accablé de matériaux rassemblés pendant un long exercice de ma profession dans les hôpitaux, dans plusieurs missions honorables dont j'ai été chargé, dans des discussions scientifiques avec mes confrères, et dans la lecture des livres publiés successivement par les écrivains de toutes les nations. Je me suis vu entraîné à faire une espèce de monographie de chaque sujet, qui, dans différens cas, épargnera bien des recherches aux médecins.

Si les opinions que j'énonce paraissent quelquefois différentes de celles qui sont en vogue, je prie le lecteur de croire qu'il n'est point entré dans mes vues, ni de me singulariser, ni d'offenser ou de contredire personne. Je ne suis animé que du désir de servir mon pays et de dire la vérité telle que je la conçois.

J'ose espérer que le développement que je me suis le premier efforcé de donner à un sujet aussi utile pendant plus de vingt ans, pourra survivre à son auteur, lui mériter de l'indulgence pour les fautes de style, pour les erreurs qu'il a pu commettre, et obtenir quelque accueil parmi les âmes sensibles et généreuses, toujours altérées d'amour et de justice.

Terminé à Paris le 10 *avril* 1813.

Nota. Dans les siècles passés on regardait comme un très-grand mérite chez un auteur de faire preuve de beaucoup d'érudition et de citer nombre de passages des autorités les plus respectables. On pouvait du moins distinguer ce qui était le propre de l'auteur, et ce qui ne lui appartenait pas ; on pouvait observer plus facilement les progrès de l'esprit humain. L'on a passé, depuis vingt ans environ, d'un excès à l'autre, et aujourd'hui un jouvenceau vous fait un livre de pièces rapportées, dans lequel il a soin de ne citer personne, et par lequel il parvient quelquefois à passer, chez ceux qui n'ont pas le goût de remonter aux sources, pour un lettré qui a au moins devant lui soixante ans d'observation et d'expérience. Entre ces deux extrêmes, j'ai préféré le premier. Je ne pouvais me dissimuler que, malgré tous mes efforts à faire mieux, je ne suis riche que des travaux de mes devanciers, et que c'est une fausse honte de ne vouloir pas l'avouer ; d'ailleurs, la partie dans laquelle j'écrivais ne pouvait tirer sa force que du concours de plusieurs autorités : c'est pourquoi j'ai eu soin, toutes les fois que les ouvrages ont été à ma disposition, ou que les idées d'autrui ne se sont pas trouvées amalgamées avec les miennes de manière à me paraître propres, comme cela arrive souvent, de citer fidèlement les sources où j'ai puisé, afin qu'on puisse confronter au besoin ; et je ne regarde pas ce soin, quelque pedantesque qu'il paraisse, comme un des moindres ornemens de mon livre, et comme un des moyens les moins assurés de donner une instruction solide à mes lecteurs.

INTRODUCTION

A LA MÉDECINE LÉGALE

ET

A L'HYGIÈNE PUBLIQUE.

LA justice et la santé sont deux biens inappréciables que les hommes recherchent tous avec le plus grand empressement. La justice, soit le rapport de convenance qui se trouve réellement entre deux choses ; ou, en termes plus pratiques, cette belle vertu qui traite chacun suivant son droit ; la justice, dis-je, est tellement agréable aux hommes, que les brigands même ne peuvent s'empêcher de l'exercer entre eux ; c'est que sans elle il n'y aurait point de société. Aussi la distribution de la justice a-t-elle fait de tout temps le plus bel apanage de la souveraine puissance, et l'histoire nous représente-t-elle tous les anciens rois occupés à juger leurs peuples. Si le gouvernement de vastes états empêche aujourd'hui les princes d'exercer ce devoir et cette prérogative par eux-mêmes, ils l'exercent par leurs délégués, et c'est en leur nom que s'administre la justice.

Mais, dans l'origine des sociétés, les cas litigieux sont nécessairement très-simples, et le sens commun suffit pour les juger. Deux hommes grossiers qui ont chacun un intérêt qui les divise et qui les aveugle dans leur propre cause sont facilement mis d'accord par un troisième qui n'a pas le même intérêt. Il n'en est

Utilité, nécessité de la médecine légale ; union des lois avec la médecine.

pas de même à mesure que la civilisation fait des progrès, qu'elle produit des besoins et des arts nouveaux, que l'esprit de subtilité se propage, et que les passions empruntent le secours de la ruse et de l'artifice. Les magistrats, quelque étendues que soient leurs connaissances, ne peuvent alors décider par eux-mêmes de tous les cas possibles ; ils ont été forcés, dès la plus haute antiquité, de recourir à des experts *probatæ artis et fidei* dans la partie qu'ils possèdent, et de les faire juges dans cette cause particulière.

Nous apprenons des plaidoyers d'Eschine et de Démosthènes que déjà, dans ces temps reculés, les capitaines de navire savaient se faire échouer et se procurer diverses avaries ; que les métallurgistes savaient mettre à profit pour eux leurs connaissances dans l'art d'allier les métaux, et revêtir d'une feuille d'or ou d'argent un lingot de plomb ou de fer, etc. Le peuple d'Athènes se trouvait embarrassé pour juger de semblables délits, et il fallut établir des tribunaux particuliers pour le commerce maritime, pour la métallurgie, etc. Plus nombreuses encore se présentent les questions qui concernent le personnel des hommes ; l'état civil des citoyens, la grossesse, l'époque de l'animation du fœtus, celle de l'accouchement, l'état des facultés de l'âme et du corps, l'examen des blessures tant sur le vivant que sur le mort, et une infinité d'autres objets qu'il est inutile de détailler à présent, forment à chaque instant des points litigieux qui ne peuvent être résolus que par les hommes dont l'occupation particulière est d'observer les phénomènes de la nature animée.

Descartes a dit que s'il y avait quelque moyen de rendre les hommes plus sages et plus ingénieux qu'ils ne l'ont encore été, ce devait être dans la médecine

qu'on devait le chercher (1). Il a parlé avec connaissance de cause ; c'est, en effet, aux sages de l'ancienne
Grèce, qui réunissaient à la science de la législation et
de la morale celle des lois de la physique animale, et
la connaissance du cœur humain, que sont dus les
fondemens du vaste édifice qui renferme le bonheur et
le repos des peuples. C'est là où les décemvirs allèrent
puiser les lois qui devaient assurer les conquêtes du
peuple soldat, lois qui ont survécu à toutes les révolutions et qui font encore aujourd'hui l'admiration des
savans et la sûreté d'une grande partie du genre humain (2) ; bienfait inappréciable, entièrement l'ouvrage de la philosophie, c'est-à dire des sciences morales réunies aux sciences physiques ! et c'est ce qu'un
grand jurisconsulte a très-bien établi lorsqu'il a dit :
Quid enim est aliud jus romanum, nisi ratio

---

(1) *Cartesii dissertat.* 6., *de methodo*, §. 2.

(2) Je n'ignore pas qu'on a contesté cette origine des lois des
Douze Tables ; mais j'ai suivi en cela le témoignage des meilleurs écrivains anciens, entre autres Tite-Live, *lib.* 3, Lucius
Florus, *lib.* 1, *cap.* 24, et Denys d'Halicarnasse, *lib.* 10,
cap. 57 et 60. On en trouve d'ailleurs plusieurs preuves dans
les ouvrages de Cicéron. L'on avait déjà auparavant les *leges
regiæ*, et les *mores patrii*, qui formèrent la collection *papy-
rienne ;* mais cela n'empêcha pas qu'on envoyât des députés
dans la Grèce, chargés de choisir les lois et les institutions de
ces contrées les plus propres à former un système digne de
servir de règle à la république romaine. On croit que ce fut du
temps de Périclès, sous lequel les arts et les sciences étaient le
plus en vigueur à Athènes. Ces députés revinrent au bout de
deux ans, et les décemvirs composèrent les lois des Douze
Tables des lois grecques et de quelques institutions anciennes
établies par les rois. *Voyez* le précis histor. et chronolog.
du droit romain, avec les notes et les éclaircissemens, par
Alexandre *Schomberg*, 1793.

imperans , et armata sapientia , sententiæque philosophorum in publica jussa conversæ (1).

Rome, revenue un peu du tumulte des armes, et commençant à goûter les douceurs de la paix, sous des empereurs amis des médecins et des philosophes, deux noms qui ont resté long-temps synonymes, vit ses lois marcher à la perfection. Sévère, Antonin, Adrien et Marc-Aurèle, noms chers à l'humanité, s'appuyèrent particulièrement des écrits d'Aristote et d'Hippocrate pour établir leurs décisions sur l'état des citoyens et la classification des délits. On vit naître sous les deux premiers la réforme de la loi qui condamnait à mort toute femme qui s'était fait avorter dans quelque temps que ce fût de sa grossesse; et cette peine fut réservée uniquement pour le crime d'avortement après quarante jours, dans la supposition, conformément à l'avis de ces philosophes, que le fœtus n'était animé que quarante jours après la conception; et ils décernèrent la peine du bannissement temporaire pour celle qui s'était fait avorter avant cette époque, uniquement pour la punir d'avoir privé son mari d'un successeur (2).

Les décemvirs avaient décrété que l'homme naissait au dixième mois et non au onzième; l'empereur Adrien décida, au contraire, d'après le sentiment des médecins et des philosophes anciens, et de ceux de son temps, que l'accouchement pouvait également avoir lieu au onzième mois (3). Numa Pompilius avait ordonné de retirer du ventre de la mère l'enfant déjà mort que l'on présumait être encore vivant; non-seu-

---

(1) Gravina , *oratio de jurisprudentiá.*

(2) *Codex*, *lib.* 4 , *de extraordinar. crimin.*

(3) *Godefroi*, notes sur *la Novelle* , chap. 2 , pag. 59.

lement cette loi fut conservée, mais on voit dans le Digeste qu'elle a été étendue aux femmes qu'on pouvait soupçonner enceintes; ajoutant même l'obligation d'ouvrir celles qui périssaient à la suite d'une couche, afin de constater si elles avaient succombé à l'accouchement seul, ou s'il avait été accompagné de poison, s'il y avait eu suicide ou assassinat. Nous aurons souvent occasion d'indiquer des résultats de l'influence de la médecine sur les lois romaines. Sans doute les décisions des plus grands médecins n'ont pas toujours été des oracles irrévocables; mais, dans la disette des preuves positives du ressort des juges, il a bien fallu recourir aux preuves scientifiques pour établir des faits restés douteux sans leur secours (1); et il vaut mieux encore partir d'un point fixe pour établir des lois que de rester sans lois, par la raison qu'on ne sait sur quelle base les appuyer.

Les fastes de la jurisprudence nous apprennent que partout où le droit romain fut reçu, il était reçu également de consulter les savans et les médecins dans les cas extraordinaires. Les rois ostrogoths, quoiqu'ils eussent ajouté aux Codes du peuple conquis des lois particulières, s'écartèrent peu de cet usage. On peut croire que Charlemagne l'a également eu en vue, lorsqu'il voulait « qu'un juge ne condamnât jamais sans être sûr de l'équité de son jugement; qu'il ne décidât pas de la vie des hommes par des présomptions, mais par des preuves aussi claires que le jour; que ce n'est pas celui qui est accusé qu'on doit considérer comme coupable, mais bien celui qui est convaincu; qu'il n'y a rien de si dangereux et de si injuste que de hasarder un jugement

---

(1) Voyez *Balde*; sur la loi *Eâdem* 2, *D. de festis et delationibus*, n° 4.

sur des conjectures ; que toutes les affaires où la preuve ne consiste qu'en indices et ne peut tout au plus former qu'un doute, doivent être réservées au souverain jugement de Dieu (1). » Or, dans les choses qui appartiennent à l'état anatomique, physiologique, ou pathologique de l'homme, comment le magistrat pourrait-il être sûr de son jugement sans recourir aux lumières des personnes de l'art ?

Les lettres ayant passé entièrement entre les mains du clergé, et l'église s'étant attribué à elle seule la décision des cas qui concernaient ses dogmes et ses préceptes, elle fut presque toujours obligée de recourir aux médecins pour l'explication de phénomènes très-nombreux, et en même temps fort obscurs, qui eussent dû lui rester étrangers, et qui sont rentrés, comme de raison, dans l'ordre civil. Aussi, c'est dans ces tribunaux que s'est formé pour ainsi dire le premier Code de médecine légale civile (2). Quelquefois, il est vrai, les officiaux prenaient la liberté de se passer des médecins, surtout quand il s'agissait de dissolution de mariage ; mais, depuis l'abolition du congrès en France, la loi a toujours voulu qu'en fait d'impuissance on ne prononçât qu'après la visite des époux, faite par des médecins, chirurgiens et matrones. *Soëfre* et *Fevret* nous rapportent, le premier, un arrêt du parlement de Paris du 15 février 1662, et le second un arrêt du parlement de Dijon, du 25 juin 1651, qui annulent des jugemens de l'officialité sur cette matière, parce qu'ils n'avaient pas été fondés sur l'épreuve de la visite des gens de l'art.

(1) 116ᵉ capitulaire, l. 7.

(2) Voyez le droit canon et les décrétales grégoriennes, *lib.* 5, *tom.* 12, *cap.* 18.

La constitution criminelle de l'empereur Charles-Quint, qui exigeait formellement la visite et le rapport des médecins et chirurgiens en fait de procédures criminelles, produisit sur la médecine légale les mêmes effets en cette partie que les Canons et les Décrétales avaient opérés pour la partie civile et religieuse ; c'est-à-dire, qu'elle donna lieu à transformer en corps de doctrine quelques préceptes sur les rapports en justice pour les blessures, l'empoisonnement et autres cas. L'Allemagne a toujours conservé depuis cette manière de procéder, consacrée encore par la constitution criminelle de Marie-Thérèse. Les rois de France adoptèrent successivement les mêmes principes. Je ne citerai que la loi de Henri II, de 1556, condamnant à la peine de mort les filles ou femmes qui avaient celé leur grossesse et fait périr leur fruit. Lacombe observe, à cette occasion, que les cours souveraines avaient pour règle que cette peine n'était encourue qu'au cas qu'il fût prouvé que l'inculpé avait fait périr son fruit ; et que la femme n'était plus sujette à cette même peine, s'il paraissait par le rapport des chirurgiens que l'enfant n'était pas venu à terme, ou était né mort (1). Ainsi il a existé un rapport continuel, même dans les temps d'ignorance, entre la jurisprudence et la médecine, et la seconde a toujours été éclairée la première.

Ce rapport se manifeste de la manière la plus saillante dans notre Code actuel des lois civiles. Un très-grand nombre d'articles du livre 1 et du livre 3 a été rédigé d'après la réunion des décisions légales et médicales, consacrées par le temps ; et le même besoin du secours de la médecine dans les questions d'identité, d'état des citoyens, de paternité et de filiation, de

____

(1) Matière criminelle, sect. 1, distinct, 2, p. 16.

maternité, d'aptitude à donner et à succéder, etc., etc., subsiste aujourd'hui dans toute sa force. Portée à son plus haut période, la science concernant la physique animale est plus que jamais en état de perfectionner la législation sur plusieurs points encore controversés, et cette dernière s'exposerait souvent à être injuste, et se montrerait du moins au-dessous du niveau des progrès de l'esprit humain, si elle ne savait ou ne voulait en profiter.

Mais c'est plus spécialement encore dans la jurisprudence criminelle que les hommes apprécieront davantage l'utilité de l'union de la médecine aux lois, pour l'exercice plein et entier de la justice. Dans le civil, la médecine légale conserve les biens, les qualités et les titres ; dans le criminel, elle est un garant sûr de la vie et de l'honneur compromis injustement ; et plus les hommes continueront à s'éclairer, plus ils sentiront la nécessité de rendre pour ainsi dire cette science populaire.

Il faut être aveugle ou bien endurci dans les préjugés les plus absurdes et les plus tyranniques pour ne pas s'apercevoir que la législation criminelle a fait un grand pas vers le bien. De grands intérêts ont été froissés dans la crise politique que la France a essuyée, mais la cause de l'humanité y a gagné, et cette amélioration s'apercevra encore davantage quand toutes les plaies seront entièrement fermées.

Examinons un instant l'ancien ordre judiciaire criminel, qui a fait couler tant de larmes, et qui a révolté si souvent tout ce qu'il y avait d'hommes sensibles et éclairés ; considérons aussi l'ancien ordre judiciaire civil, et nous verrons que l'on n'avait négligé aucun moyen pour perfectionner la procédure civile et pour obtenir la plus grande équité dans les jugemens. Il fallait des preuves aussi claires que le jour pour établir le droit d'une gouttière, la propriété d'une muraille, etc.; on communiquait les titres aux plaideurs, on les armait d'un défenseur. Au criminel, au contraire, le prévenu était livré à lui-même dans l'obscurité d'un cachot; on ne lui communiquait rien; il ne connaissait pas ses accusateurs, il ignorait souvent la nature du crime qu'on lui imputait; il devait, dans sa défense, se suffire à lui-même, à l'astuce de ses juges, à la malice de ses ennemis!

Les juges sont hommes, et l'expérience me fait voir chaque jour qu'ils ont bien de la peine à se garantir de cet esprit de prévention qui fait prendre pour moyens de conviction des apparences légères, des indices équivoques. Il faut peut-être avoir une âme privilégiée pour vivre sans cesse au milieu des élémens de la perversité humaine, et ne pas voir un coupable partout où il y a un accusé. Les juges chargés de l'instruction des causes criminelles et correctionnelles accumulent informations sur informations, il faut bien qu'à la fin le hasard, la fermentation des propos indiscrets et des bruits populaires, ou la haine de quelques ennemis, amènent des témoins, ou pervers, ou bornés et mal instruits, qui déposent de ce qu'ils n'ont ni vu ni entendu, et qui amassent des nuages funestes sur le fait qu'on examine. Quelle source féconde et funeste de jugemens erronés......! Eh! chose bien digne d'admiration, à force de fixer une place vide où il nous semble voir un objet qui n'y existe pas, cet objet ne finit-il pas par devenir réel pour nous? de même dans les suppositions morales, à force de parler d'une chose, de s'appesantir sur un fait qui n'a aucune certitude, que même nous ne jugeons pas d'abord vraisemblable, nous finissons par lui donner créance,

et par nous étourdir jusque sur son origine qui n'a
d'abord été que dans notre cerveau. C'est ainsi que
j'ai vu les causes les plus absurdes dans le principe
devenir par la suite l'objet de discussions très-sérieuses.
Il n'en fallait pas davantage, avant l'époque de 1790,
pour appliquer un prévenu à la question (1) ; et l'on
sait que cette manière d'interroger la vérité faisait
souvent le triomphe des coupables endurcis à la douleur comme au crime, et tirait d'un innocent l'aveu
d'un délit dont souvent il n'aurait pas même connu
le nom. La question, comme l'observe Montesquieu,
tenait presque lieu de témoins. Par l'ancienne jurisprudence, l'accusé ne pouvait point produire de témoins à décharge ; il était très-rare qu'on admît ce
qu'on appelle les faits justificatifs ; la loi n'écoutait
que les témoins produits par la partie publique, et
le destin de l'accusé dépendait de leur seul témoignage et de sa constance dans les douleurs de la torture (2) !

Regardera-t-on comme des biens médiocres l'abolition de la torture, de cet horrible moyen d'extorquer
un aveu, qui subsistait déjà chez les Grecs et chez les
Romains (3), et que la froide et ingénieuse cruauté
de quelques législateurs avait classée en plusieu s

---

(1) Par un acte de bienfaisance de Louis XVI, la question
préparatoire avait été abolie en France dès 1780, si je ne me
trompe. Mais ce cruel usage a existé dans la plupart des autres
pays, qui font aujourd'hui partie du vaste empire français,
jusqu'à l'époque de leur réunion. Ainsi c'est principalement à
ces pays que s'adresse ce que je dis ici des avantages de notre
législation actuelle, pour ce qui regarde l'abolition générale de
la question.

(2) Esprit des lois, t. 3, p. 239.

(3) *Ibid.* t. 1, p. 191.

espèces : question préparatoire, question pour aveu du crime, question pour révélation des complices (1).

Un défenseur donné aux accusés, l'admission des témoins à décharge, les débats rendus publics, l'application des lois criminelles confiée à des juges de tribunaux civils, par conséquent moins accoutumés à ne voir que des crimes (2); la nécessité absolue de preuves positives pour condamner à des peines afflictives et infamantes; enfin la sublime institution du jury, au moyen de laquelle on n'est jugé que par ses pairs et par dès hommes non versés dans les subtilités des procédures, par conséquent uniquement dirigés par les règles du bon sens et de l'équité : voilà les bienfaits de notre législation !

Rien n'est plus rassurant pour la liberté civile des citoyens que l'instruction suivante que le chef des jurés doit leur lire avant de commencer leur délibération : « La loi ne demande pas compte aux jurés « des moyens par lesquels ils sont convaincus ; elle « ne leur prescrit point de règles desquelles ils doi- « vent faire particulièrement dépendre la plénitude « et la suffisance d'une preuve ; elle leur prescrit de « s'interroger eux-mêmes dans le silence et le recueil- « lement, et de chercher dans la sincérité de leur « conscience quelle impression ont faite sur leur raison « les preuves rapportées contre l'accusé, et les « moyens de sa défense. La loi ne leur dit point :

---

(1) Ordonnance de Louis XIV, du mois d'août 1667.

(2) Ce qui est un principe philanthropique de plus de notre législation actuelle ajouté à la législation intermédiaire ; l'expérience ayant appris que rien n'est plus misanthrope qu'un criminaliste perpétuel.

« *Vous tiendrez pour vrai tout fait attesté par tel*
« *ou tel nombre de témoins;* elle ne leur dit pas non
« plus : *Vous ne regarderez pas comme suffisam-*
« *ment établie toute preuve qui ne sera pas*
« *formée de tel procès-verbal, de telles pièces,*
« *de tant de témoins, ou de tant d'indices;* elle
« ne leur fait que cette seule question qui renferme
« toute la mesure de leurs devoirs : *Avez-vous une*
« *intime conviction ?* »

« Ce qu'il est bien essentiel de ne pas perdre de
« vue, c'est que toute la délibération du jury porte
« sur l'acte d'accusation ; c'est aux faits qui le consti-
« tuent et qui en dépendent qu'il doit uniquement
« s'attacher ; et les jurés manquent à leur premier
« devoir, lorsque, pensant aux dispositions des lois
« pénales, ils considèrent les suites que pourra avoir,
« par rapport à l'accusé, la délibération qu'ils ont à
« faire. Leur mission n'a pour objet ni la poursuite
« ni la punition des délits ; ils ne sont appelés que
« pour décider si l'accusé est ou non coupable du
« crime qu'on lui impute (1). »

Il est évident qu'avec cette latitude le jury peut
faire beaucoup de bien et beaucoup de mal ; que c'est
lui qui juge, et que le tribunal ne fait qu'appliquer
la loi.

Laissons au temps le pouvoir de rappeler la vertu
dans toutes les âmes, d'imposer silence aux passions,
de placer l'homme continuellement entre le plaisir
d'être juste et le remords d'avoir menti à sa conscience ;
ne condamnons pas une institution avouée par les
idées les plus pures et les plus lucides, parce qu'elle

---

(1) Code d'instruction criminelle, §. 342.

a laissé échapper quelques coupables. Qu'on me cite le tribunal ancien ou moderne qui n'a pas les mêmes reproches à se faire, et de plus grands encore ; mais ce qui est en notre puissance, c'est de répandre l'instruction. L'expérience me convainc chaque jour que les hommes deviennent meilleurs à raison qu'ils sont éclairés ; or, dans ma manière de voir, rendre les notions de la médecine légale, telle que je la conçois, aussi communes que les choses qui en font le sujet, serait un excellent moyen d'obtenir du jury des délibérations aussi équitables qu'il est possible. Parmi plusieurs exemples qui sont venus à ma connaissance, je vais citer deux faits qui n'ont satisfait ni mon cœur ni ma raison, et qui, ce me semble, annoncent dans le jugement qu'on en a porté un défaut de lumières.

Dans le mois de mai 1811 deux hommes sont surpris dans un champ clos, par le gendre du propriétaire de ce champ, à manger des cerises sur un cerisier ; l'un d'eux, saisi de frayeur, descend rapidement de l'arbre et est atterré par un coup de faucille placée au bout d'un long bâton que lui lance sur la tête le gendre susdit. Noyé dans son sang, il ne lui reste qu'à implorer la pitié de son cruel ennemi ; mais celui-ci redouble par trois fois, et l'achève, en lui fendant le crâne en trois morceaux. (*Voy.* l'article 605.) Le complice du mort resté sur l'arbre, témoin de cette scène d'horreur, n'obtient sa grâce qu'à condition qu'il aidera l'assassin à emporter le cadavre hors du champ et à remuer la terre pour cacher le sang répandu. La Providence ayant fait découvrir ce crime, l'auteur ne le désavoua pas, et les circonstances que je viens de rapporter furent établies aux débats. Cependant le jury déclara le meurtrier non coupable, s'appuyant des articles 322, 328 et 329 du Code pénal ; et cette absolution glaça d'effroi les hommes même les moins susceptibles.

Un jugement inverse eut lieu dans la même session. Un artisan d'une très-grande force, après avoir pris un repas dans un cabaret, sortait sans payer, parce qu'il n'avait point d'argent. L'hôtesse voulait qu'il laissât son habit en gage, et, comme il s'y refusait, elle invita un autre homme qui se trouvait présent à l'aider à déshabiller son débiteur. Celui-ci prévint qu'il ne le souffrirait pas, et qu'on prît garde à sa force, parce qu'étant en colère, il ne répondait pas de ses coups. Son adversaire ayant insisté, il en reçut un coup de pied, qu'on dit avoir atteint les parties sexuelles, et qui termina la querelle. Cependant le blessé, qui, dit-on, portait une hernie, put s'en retourner chez lui à pied, à trois lieues de ce cabaret, et par un temps froid ; il vaqua encore quelque temps à ses occupations, et mourut dans la quinzaine. Il n'y eut aucun procès-verbal dressé, aucun rapport ni visite de médecin ou chirurgien ; on n'a même pas pu fixer le jour ni l'époque de la rixe, et l'extrait du jugement que j'ai vu affiché ne contient sur les dates que le mot d'*environ*. L'artisan ayant été accusé de cette mort par la clameur publique, il fut mis en jugement. Le jury le déclara coupable de meurtre, et il fut condamné à cinq années de fers.

J'aime mieux, dans la première cause, accuser le jury d'un défaut de lumière que de répéter ce qu'on a dit dans le temps : *Qu'on avait voulu donner une grande leçon en faveur du droit de propriété.* Cette excuse d'un acte tyrannique révolte autant la raison que le sentiment. Le meurtrier eût pu être déclaré excusable, 1° si le vol eût été de plus grande conséquence ; 2° s'il avait été commis de nuit avec effraction ou escalade ; 3° s'il y avait eu menace et violence envers le propriétaire de la part des voleurs ; 4° s'il s'agissait d'un pays où le sang est chaud et dont les habitans ne sont pas les maîtres de leurs premières émotions..... Mais il ne s'agit ici que du vol de quelques cerises, qui ne peuvent certainement pas entrer dans la plus petite comparaison avec la vie d'un homme ; il avait été commis de jour et dans un champ clos de haies ou de fossés ; au lieu d'user de violence, le voleur était tombé en suppliant aux genoux de l'offensé ; et le fait s'est passé dans un pays dont les habitans sont froids et humides comme leur sol, et qui n'agissent qu'avec calcul et méditation. Certes, nous sommes hommes avant d'être propriétaires. Il fallait une expiation à la nature outragée ; et, malgré le saint enthousiasme qu'a excité en moi l'institution du jury, je préférerais la voir supprimée, s'il pouvait arriver encore quelquefois que des articles d'une loi sage et humaine pussent recevoir, de l'ignorance des principes de toute équité, une aussi fausse application.

Dans la seconde espèce, n'y ayant eu aucun rapport sur l'état du blessé de son vivant, ni aucune visite du corps après la mort, on peut présumer qu'il a pu mourir de toute autre maladie que des suites du coup de pied reçu, avec d'autant plus de raison qu'il avait pu faire encore une route de trois lieues à pied. Ce rapport et cette visite étaient déclarés nécessaires par l'ordonnance de 1667 (1), et pouvaient seuls décider de ce qui était en question ; d'ailleurs le coup de pied eût-il été la première cause de la maladie et de la mort de cet homme, on pouvait objecter qu'il était

______

(1) Tit. 5.

mort par sa faute, puisqu'ayant été à temps de demander du secours, il n'en avait pas réclamé, et que la mort, arrivée par la négligence du malade ou des gens de l'art, ne peut être imputée au prévenu. Ce principe, consacré par le droit romain dans la loi *Aquilia*, qui dit que : « Si un esclave a été blessé sans que la « blessure soit mortelle, et que cependant la mort « s'ensuive par un effet de la négligence, il n'y a d'ac- « tion à intenter que celle de la blessure et non de la « mort (1); » ce principe, dis-je, était adopté presque généralement par l'ancienne jurisprudence. Il fallait, pour traiter quelqu'un comme homicide, prouver qu'il n'y avait de la part du blessé ou de la part de ceux qui l'avaient traité, ni faute, ni négligence, et qu'ainsi la blessure était absolument mortelle. Il suffi- sait d'un procès-verbal de médecin et chirurgien qui constatât la négligence ou le mauvais traitement pour sauver l'agresseur de l'imputation d'homicide (2). Je parle de l'homicide sans préméditation, l'assassinat faisant une exception.

Ici ce principe a été totalement omis, et l'on ne m'a pas dit qu'on ait pensé à le faire valoir. Des preuves morales ont suffi pour faire condamner cet homme. Eh! devaient-elles, dans une question de fait, équipondérer à un rapport légal qui seul pouvait faire juger du fait ? Cette absence de preuves laisse, aux yeux de la raison, un jugement sans équité, quand même d'ailleurs l'équité lui aurait servi de fondement (3).

---

(1) *Leg.* 4. *ff. ad leg. Aquil.*

(2) Collection de jurisprudence, par *Camus* et *Bayard*, tom. III. *Blessures.*

(3) C'est d'après ces motifs que j'oserais invoquer la sensibi- lité des avocats qui connaissent cette cause, pour en solliciter la révision.

Ce n'est pas seulement auprès du jury que tombent de semblables réclamations, j'avais déjà eu plusieurs fois occasion de les faire, avant qu'on songeât à cette institution, auprès d'hommes versés entièrement dans la connaissance des lois; j'avais vu des prévenus condamnés comme meurtriers pour des blessures qu'ils avaient faites dans des rixes, et qui étaient devenues mortelles par suite d'un mauvais traitement dont j'avais indiqué les défauts; ce qui arrive assez communément dans les plaies pénétrantes, lorsque le chirurgien appelé n'est pas instruit. J'aurai occasion d'insister particulièrement sur cet article, trop ignoré, ce me semble, des avocats qui se vouent à la défense des accusés.

On a déjà pu comprendre, par ce qui vient d'être exposé, ce que l'on doit entendre proprement par *médecine légale,* et qu'elle n'est pas bornée à l'art de faire des rapports, à narrer dans un acte public et authentique ce qu'on a remarqué dans la visite d'un sujet, pour faire foi en justice en éclairant les juges; que ce n'est là que l'exercice technique d'une seule de ses parties; que plus vaste et plus transcendante, cette importante science est l'art d'appliquer les connaissances et les préceptes des diverses branches principales et accessoires de la médecine à la composition des lois et aux diverses questions de droit, pour les éclaircir ou les interpréter convenablement.

Je dis les branches accessoires, parce que la physique, la chimie et l'histoire naturelle, par lesquelles le médecin doit commencer, ont toujours été du domaine de la haute médecine, et que les questions de droit peuvent avoir besoin des lumières de ces sciences aussi souvent que de celles de l'art de guérir proprement dit; étant même très rare, dans des questions de pure médecine, qu'elles ne concourent pas à leur solution. Ainsi, par exemple, dans un fait d'assassinat nocturne, arrivé en 1809, par suite d'un coup de feu, on prétendit avoir reconnu les assassins à la lueur de la lumière de la détente ; la classe des sciences physiques de l'institut, consultée sur cette question, fit à ce sujet plusieurs expériences, d'après lesquelles elle prononça en avril de la même année pour la négative, etc. (1).

(1) Je ne cite pas ce fait comme une preuve qu'on ne peut absolument pas reconnaître une personne à la lumière d'une détente. Un autre fait arrivé, il y a environ trente ans, dans une petite ville des environs de Toulon, et jugé au parlement d'Aix, fournit une preuve contraire de cette impossibilité. « Une demoiselle recevait un avocat par une fenêtre basse de son jardin, laquelle servait d'entrée et de sortie. Un abbé qui connaissait ce manège, et qui probablement avait eu les mêmes faveurs, résolut la perte de l'avocat. Il l'attendit, en conséquence, de nuit, derrière un arbre qui était en face de cette fenêtre à peu de distance, et lorsque la fenêtre s'ouvrit et que son rival se penchait pour en descendre, il lui lâcha un coup de fusil dont la balle l'atteignit obliquement à la partie supérieure de la poitrine. L'amante n'eut que le temps de tirer le blessé à elle et de fermer la fenêtre, qui fut aussitôt frappée à grands coups de crosse de fusil pour tâcher de l'enfoncer ; ce qui ne réussit pas. La demoiselle s'écria en même temps : Ah ! scélérat d'abbé !... et déclara l'avoir distinctement reconnu, et l'avoir vu lorsqu'il a lâché le coup, *comme dans une gloire* : ce sont ses expressions. Le blessé (qui, je crois, vit encore) fit la même déclaration ; ce qui fut en outre confirmé par les résultats de la procédure. » D'une autre part, j'ai consulté plusieurs militaires qui avaient assisté à des affaires de nuit, et qui m'ont dit n'avoir pas distingué les ennemis lorsqu'ils se battaient à *brûle pourpoint*, parce qu'ils étaient éblouis par l'éclat des lumières.

Je conclus de ces faits que, pour la décision de la question, il faut avoir égard aux distances ; qu'une trop grande comme une trop petite distance peuvent très-bien être un obstacle à reconnaître son ennemi, tandis que la chose sera possible à

Nous avons vu qu'elle est aussi ancienne que les lois, et que les lois sont très-anciennes, puisque, nées du besoin, elles ont dû exister dès qu'il y a eu des hommes en société ; cependant l'exercice juridique de la médecine légale est d'une époque très-peu reculée, et sa partie spéculative, celle qui a guidé l'esprit des premiers législateurs pour faire des lois analogues à la nature humaine, a précédé de plusieurs siècles son application pratique dans l'usage journalier. Elle a subi le sort de toutes les sciences, qui commencent d'abord par la spéculation, avant que le commun des hommes se doutent de la grande utilité dont elles seront un jour ; dans le fait, la pensée précède toujours l'action... Eh ! qu'importe l'âge d'une pratique, d'une invention, pourvu qu'elles soient bonnes ? C'est pourquoi nous ne donnerons plus comme un brevet d'ancienneté de la pratique de cette science quelques usages des Grecs et des Romains. De même qu'anciennement, pour se guérir, les malades se faisaient porter sur les places publiques où chacun disait son sentiment, de même aussi la médecine légale s'exerçait en faisant porter les corps de ceux qui avaient été assassinés ou empoisonnés à la vue de tout le monde. Nous en avons des exemples remarquables parmi les Romains dans le premier et dans le dernier âge de leur république : Tite-Live nous apprend que Génucius, tribun du peuple, sollicitait auprès du sénat la nomination des décemvirs, chargés de rédiger un Code de lois, qui fissent cesser l'arbi-

---

une petite distance, comme celle, par exemple, de six, huit, dix pieds. Il est possible aussi que la différence dans l'obscurité des nuits y fasse beaucoup. L'on n'ignore pas que l'on est plus éclairé par une lumière, dans une nuit très-obscure, que dans le cas contraire, etc., etc.

traire , et qu'il avait cité devant le peuple les consuls
qui s'opposaient à sa demande ; que l'assemblée était
complète et n'attendait plus que Génucius , lorsqu'on
apprit qu'il avait été trouvé mort dans son lit ; que son
corps avait été apporté sur la place , et que, n'y ayant
aperçu aucune marque de violence, le peuple regarda
cette mort comme une punition des Dieux , qui désap-
prouvaient l'entreprise du tribun, et ses collègues ,
comme un avertissement de ne pas s'exposer à la
vengeance des sénateurs.

Le corps de Jules-César fut aussi exposé tout san-
glant aux yeux du public ; on examina ses vingt-trois
blessures ; et une seule, au rapport de Suétone , fut
jugée mortelle par un nommé Antistius, qui se mêlait
de médecine ; et c'était celle qui avoit pénétré dans la
poitrine , entre la première et la seconde côte. Les
restes de Germanicus , soupçonné d'avoir été empoisonné par Pison , furent également exposés en vue
dans la place publique d'Antioche avant d'être réduits en cendres. Rien n'est plus curieux que les indices sur lesquels on fondait ce soupçon d'empoisonnement : « On trouvait , dit l'historien, des carcasses et
« des ossemens de morts déterrés , des charmes et des
« imprécations contre les parois, le nom de Germani-
« cus gravé sur des lames de plomb, des cendres toutes
« souillées de sang, et plusieurs autres sortiléges par
« où l'on croit que les âmes sont consacrées aux Dieux
« souterrains (1). » Pison fut cependant condamné sur
ces preuves, le sénat voulant faire sa cour à Tibère,
dont les sentimens étaient bien différens.

Nos bons aïeux ne s'étayaient guère de meilleures
preuves. Désespérant de trouver la vérité dans l'aveu

---

(1) Annales de Tacite, vie de Tibère, l. 1 et 2.

des hommes, ils renvoyaient les choses douteuses au jugement de Dieu, ne faisant pas attention qu'il plaît à Dieu de se servir du jugement des hommes. Ils avaient le congrès pour les imputations d'impuissance, la présentation du cadavre à l'assassin présumé pour voir si le sang coulerait, le combat en champ clos, l'épreuve du feu, de l'huile et de l'eau bouillante. On a plusieurs écrits très-sérieux sur le pouvoir des charmes, des paroles, des devins, des cérémonies nocturnes, pour faire découvrir la vérité ; et, dans ces siècles de féerie, on croyait pieusement que la raison était inutile, et qu'il était plus expédient d'engager, de mille manières, la divinité à faire des miracles.

C'est proprement du siècle de Charles-Quint et de François Ier que date la mise en exercice de la médecine légale dans le cours de la justice ; il semble que les disputes de controverse introduites par la réforme aient donné le premier coup de ciseau à ce voile magique qui s'était étendu sur la plupart des choses morales ; la publication de l'ordonnance criminelle du premier fit sentir la nécessité de recourir aux médecins dans plusieurs cas que les juges ne pouvaient expliquer par leurs seules lumières ; les Allemands furent les premiers à publier quelques écrits sur l'application de la médecine aux lois ; et les ordonnances des rois de France, publiées postérieurement à celle de Charles-Quint, érigèrent en loi ce qui n'avait d'abord commencé que par être une coutume. On peut juger de l'état pitoyable dans lequel la crédulité avait plongé la jurisprudence, et des services que rendit la médecine dès qu'elle fut associée aux fonctions de juges, par ce que nous rapporte *Pigray*, chirurgien de Henri III et contemporain d'*Ambroise Paré*. « La cour du parlement de Paris s'étant, dit-il, réfugiée à Tours en

Ses progrès en France.

« 1589, nomma MM. Leroi, Falaiseau, Renard,
« médecins du roi, et moi, pour voir et visiter qua-
« torze, tant hommes que femmes, qui étaient appe-
« lantes de la mort, pour être accusées de sorcellerie.
« La visitation fut faite par nous en présence de deux
« conseillers de ladite cour. Nous vîmes les rapports
« qui avaient été faits, sur lesquels avait été fondé
« leur jugement par le premier juge. Je ne sais pas la
« capacité ni la fidélité de ceux qui avaient rapporté,
« mais nous ne trouvâmes rien de ce qu'ils disaient,
« entre autres choses, qu'il y avait certaines places sur
« eux du tout insensibles : nous les visitâmes fort dili-
« gemment, sans rien oublier de ce qui est requis, les
« faisant dépouiller tout nuds ; ils furent piqués en
« plusieurs endroits, mais ils avaient le sentiment fort
« aigu. Nous les interrogeâmes sur plusieurs points,
« comme on fait les mélancoliques ; nous n'y reconû-
« mes que des pauvres gens stupides, les uns qui ne se
« souciaient de mourir, les autres qui le desiraient.
« Notre avis fut de leur bailler plutôt de l'hellébore
« pour les purger, qu'autre remède pour les punir.
« La cour les renvoya, suivant notre rapport (1). »

Jusque-là les médecins et chirurgiens avaient été
appelés indifféremment pour rapporter en justice ; mais
en 1606 Henri IV donna des lettres-patentes à son
premier médecin, par lesquelles il lui conféra le droit
de nommer deux chirurgiens dans chaque ville, et un
dans chaque lieu moins considérable, pour faire les
rapports des blessés, tués, mutilés et autres, à l'exclusion des autres chirurgiens. Par l'ordonnance de Louis
XIV, de 1667, titre 5, article 5, ce prince déclara
qu'il voulait qu'à tous les rapports qui seraient ordon-

____

(1) Chirurgie de *Pigray*, liv. 7, chap. 10, p. 445.

nés en justice assistât au moins un des chirurgiens nommés par son premier médecin, ès-lieux où il y en a,
à peine de nullité des rapports. Cet emploi, donné no-
minativement aux chirurgiens et non aux médecins,
annonce qu'on ne connaissait encore qu'une très-petite
partie des usages de la médecine légale dans l'exercice
de la jurisprudence. Cette institution, qui aurait dû procurer de grands avantages, en produisit cependant très-
peu, parce que ces charges étant vénales furent souvent achetées et occupées par des gens qui n'avaient
pas même été reçus maîtres. Cet abus, joint à la jalousie des communautés de chirurgie et des colléges de
médecine, fit qu'en 1692 et 1693 il y eut de nouveaux
arrêts du conseil d'état, qui réunirent ces offices aux
communautés des chirurgiens des villes et aux médecins de ces villes, pour les posséder en commun, en
payant les sommes contenues dans l'état arrêté au conseil (1). Mais dans ce temps les chirurgiens ne se li-
vraient pas aux mêmes études qui, par la suite, durant
le cours d'un demi-siècle, les ont autant distingués que
les médecins ; aussi leurs rapports furent souvent
défectueux pour tout ce qui était étranger aux plaies
et aux pansemens, et les magistrats crurent devoir ad-
joindre un médecin aux chirurgiens experts : coutume
qui a successivement acquis force de règlement. Enfin,
pour ne pas perdre le fruit de l'émulation, en rendant
le droit de faire des rapports trop exclusif, on n'ôta
pas à ceux qui n'étaient point médecins ou chirurgiens royaux celui de faire des rapports *dénonciatifs*
à la requête des parties *qui n'ont point formé d'action ;* comme on le peut voir par l'édit de 1692 et par

---

(1) *Deveaux*. L'art de faire les rapports ; à la fin de l'édition
in-12.

l'arrêt du parlement de Paris, du 10 mars 1728 (1).

Le dix-huitième siècle, siècle remarquable, où l'on vit l'esprit humain passer de l'enthousiasme des lettres, de la poésie et des beaux-arts, à celui des choses plus sérieuses, des sciences exactes, du raisonnement en forme et du doute philosophique; le dix-huitième siècle, dis-je, a été la véritable aurore du beau jour qui devait luire sur la médecine légale. La rivalité de deux compagnies célèbres, l'académie royale de chirurgie et la société royale de médecine, produisirent des hommes qui répandirent des torrens de lumières sur toutes les parties de l'art de guérir. Le professeur Louis, secrétaire de la première de ces compagnies, enseigna publiquement aux écoles de chirurgie l'art de résoudre diverses questions appartenantes à la médecine légale et à la police médicale; ce qui ne s'était pas encore pratiqué jusqu'à cette époque. On vit des mémoires consultatifs, imprimés, accueillis par les magistrats, discutant la forme et le fond des rapports en justice, qui jusqu'alors n'étaient pas sortis de la poussière des greffes, et qui durent par conséquent être rédigés avec plus de soin : l'éloquence réunie au savoir arracha à la mort ou à l'infamie des accusés qui paraissaient devoir succomber. Le génie médical fut flatté de ce nouveau moyen de servir le genre humain, et redoubla d'efforts pour le perfectionner. Les principes de justice et d'humanité qui présidèrent à la réforme des lois pénales donnèrent pareillement lieu en France à la création de chaires de médecine légale dans toutes les facultés de médecine, en vertu de la loi du 14 frimaire an 3 (décembre 1792), qui érigea pour la première fois les dogmes de cette science en sujet d'enseignement public. Le cé-

____

Mahon. méd. lég. to   1, p. 35.

lèbre Louis s'y était plutôt livré par goût que par suite d'obligation classique ; et d'ailleurs ce n'était qu'à Paris où l'on en pouvait puiser quelques leçons. La suppression des corporations et la permission accordée à tout homme d'exercer l'art de guérir, moyennant le paiement d'une patente, ont d'abord occasioné bien des maux dans l'exercice de la médecine légale ; mais enfin ils ont été ou ils seront réparés par la loi du 19 ventose an 11, qui exige que les gens de l'art commis aux rapports en justice aient été reçus, sous peine de nullité de ces rapports, docteurs dans l'une des facultés de médecine, et qui exclut de toutes opérations chirurgicales majeures les simples officiers de santé. Ainsi la science dont nous esquissons l'histoire a suivi dans ses progrès ceux de l'esprit humain dans la recherche d'objets d'utilité pratique ; et quand le temps arriva où l'on crut pouvoir faire une application heureuse à la législation, de l'analyse du juste et du vrai, l'on vit trèsbien que cette application serait défectueuse, si l'on ne répandait pas en même temps les lumières de la médecine légale, et si l'on ne cherchait pas à perfectionner cette science. De si nobles motifs ne tardèrent pas à faire éclore dans la France, en peu d'années, plus de livres sur cette matière qu'il n'en avait paru durant plusieurs siècles.

Les ouvrages en médecine légale ont suivi les progrès de cette science dans son application pratique, et les encouragemens qu'elle a reçus de la part des chefs des nations. Je doute qu'on puisse citer quelque écrit de cette nature au-delà du seizième siècle ; et c'est bien ici que ne se trouve pas justifié le proverbe qui dit : *Nihil novi sub cœlo.*

Il paraît que l'ordonnance de Charles-Quint dont j'ai déjà parlé a donné lieu au premier livre qui a été composé sur cette matière. Les Allemands, esprits penseurs et réfléchis, sont évidemment ceux qui s'en sont le plus occupés. Ainsi nous devons citer avec reconnaissance, suivant l'ordre des dates, *Bœrner*, *Kannegiesser*, *Bohn*, *Teicmeyer*, *Deucher*, *Brunner*, *Beaumer*, *Gerlike*, *Low*, *Alberti*, *Hebenstreit*, *Michel - Bernard Valentini*. Les Pandectes médico-légales de ce dernier, imprimées à Francfort-sur-le-Mein en 1702, forment un recueil complet des décisions académiques et des opinions des différens médecins-légistes qui avaient écrit avant lui. *Plenk*, *Frank*, *Sikora*, et autres sont venus ensuite. Il serait trop long de les nommer tous. On peut dire qu'en Allemagne, de la disette on avait passé à l'abondance; l'on en est facilement convaincu en parcourant les deux grandes collections allemandes suivantes, intitulées : l'une *Collectio opusculorum selectorum ad medicinam forensem spectantium*; *curante F. Ch. Trg. Schlegel*, Leipsick, 1789 (1800), 8 volumes in-8°; et la bibliothèque médicale de *Plouquet*. D'ailleurs la médecine légale a, depuis près d'un siècle, des chaires publiques dans cette partie de l'Europe.

En Italie, plusieurs médecins du seizième siècle s'occupèrent pareillement de l'étude de cette science, mais plutôt, suivant le goût de ce temps-là, en casuistes qu'en physiciens; ce qui nous reste de *Fortunatus Fidelis*, de *Zebirius*, *Ammannus*, etc., appartient plutôt à la controverse et à la théologie scolastique qu'à la bonne médecine. Mais, parmi ces auteurs italiens, s'éleva *Paul Zacchias*, dont l'ouvrage est bien au-dessus de tout ce qui avait été écrit jusqu'à lui. Il sut extraire de ses prédécesseurs ce que leurs écrits avaient de bon, et y ajouter les connaissances de son siècle en médecine et en jurisprudence. Ses questions médico-légales furent imprimées pour la première fois à Rome en 1621, et réimprimées plusieurs fois depuis lors. Cependant, malgré l'étendue des connaissances et la perspicacité de l'auteur de ce traité, les choses utiles y sont noyées dans une si grande abondance de paroles qu'elles le rendent très-volumineux, et il y a tant de discussions ecclésiastiques étrangères au médecin, qu'il n'a pu faire tout le bien que Zacchias avait droit d'attendre de ses travaux.

En France, *Ambroise Paré* est, à ma connaissance, le premier qui se soit occupé de médecine légale, en rédigeant en corps de doctrine ce qui était connu de son temps. Son traité des rapports, publié en 1675, est écrit en général avec cette sagacité que ce grand chirurgien a mise dans tout ce qui est sorti de sa plume. Cet ouvrage, nécessairement entaché des préjugés de son temps, n'en a pas moins été, pendant plus d'un siècle, le seul guide des chirurgiens français commis pour les rapports.

A l'imitation d'Ambroise Paré, plusieurs autres chirurgiens écrivirent sur l'art de rapporter en justice; ce qui était dans ce temps-là la seule chose qu'on entendît par médecine légale. Nous avons un traité des rapports de *Gendri*, d'Angers, publié en 1650; de *Nicolas Blegni*, de Lyon, en 1684; de *Deveaux*, chirurgien de Paris, en 1693 et 1701. Il faut particulièrement s'arrêter à ce dernier, dont l'ouvrage est rempli de mérite, surtout dans le diagnostique et le pronostic des plaies. Ailleurs il a suivi la doctrine d'Ambroise Paré, et il ne peut être que d'une très-faible utilité dans les cas de poison, et dans ceux où il faut distinguer le suicide d'avec le meurtre et l'assassinat.

Tom I.   c

Telles étaient les seules sources où pouvaient puiser les chirurgiens qui ne s'étaient pas adonnés à l'étude des langues étrangères ; aussi ne devons - nous pas nous étonner de l'état d'oubli et d'abjection dans lequel était restée parmi nous la science dont nous écrivons l'histoire. On croyait qu'elle se réduisait à quelques préceptes et à quelques formules, et il a fallu un concours de circonstances et d'hommes nés en quelque sorte pour elle afin de prouver aux Français que son usage était infiniment plus étendu, et que ses élémens demandaient une étude particulière.

Louis, je le répéterai encore, a rendu ce service signalé à son pays. Ses lettres sur la certitude des signes de la mort ; ses mémoires sur les noyés, sur les moyens de distinguer sur un corps pendu les signes du suicide d'avec ceux de l'assassinat, sur les naissances tardives, etc., rédigés en deux volumes imprimés à Paris en 1788 ; ses consultations dans les causes de *Monbailly*, de *Syrven*, de *Calas*, de *Cassagneux*, de *Baronet*, etc., etc., qu'on a conservées dans les quarante - trois premiers volumes des causes célèbres, sont tout autant de traits de lumières qui ont réjeté bien loin tout ce qui avait été écrit jusqu'à lui. Parurent en même temps quelques mémoires ou consultations particulières qui ne le cédaient en rien aux productions de Louis. *Winslow* et *Bruhier* avaient provoqué, par leurs dissertations sur l'incertitude des signes de la mort, le mémoire de M. Louis, qui fut comme ses premières armes ; Winslow avait aussi traité en maître la question à la fois civile, politique, humaine et religieuse de l'opération césarienne. *Petit, Bouvart*, et quelques autres énoncèrent un avis opposé à celui de Louis sur les naissances tardives. Le premier donna également plusieurs mémoires sur les causes et les effets de la suspension et de l'étranglement ; il eut occasion d'examiner la question sur les signes de la mort à la suite d'une abstinence complète. *Lorry* traitait d'une manière supérieure une question de survie; tandis que *Salin* examinait la différence des effets de l'empoisonnement par le sublimé et par l'arsenic, que *Lafosse* faisait remarquer les phénomènes produits par la mort sur les cadavres. pour qu'on ne les confondît pas avec des traces de violence exercée durant la vie de l'individu, et développait d'une manière non équivoque les signes réels de grossesse, d'accouchement. M. le professeur *Chaussier* démontrait en même temps la conséquence et la nécessité de l'étude de la médecine légale dans un excellent mémoire lu à la séance publique de l'académie des sciences de Dijon, le 20 décembre 1789, etc., etc. Une noble émulation s'était établie, et autant on se reposait avant 1740 sur le peu de matériaux que quelques chirurgiens français avaient recueillis, relatifs à cette science, autant on mit d'empressement depuis cette époque à fouiller dans les sources étrangères et à dépasser, par la force de la dialectique et le choix des preuves, tout ce qui avait été écrit auparavant sur ce sujet.

L'Encyclopédie fut entreprise à peu près dans le même temps, et les auteurs dont j'ai parlé s'empressèrent d'y placer parmi les connaissances humaines la médecine légale, comme déjà très-avancée. Le professeur *Mahon*, dont je vais bientôt parler, eut une grande part à cette dernière entreprise.

Tels furent les matériaux qui servirent à la construction du corps de doctrine que j'ai rendu public en 1796, sous le titre : *Les lois eclairées par les sciences physiques,* ou *Traité de médecine légale*

et d'hygiène publique , en trois volumes in-8°.
Parurent ensuite presque en même temps , en 1807 ,
*la médecine légale et police médicale de P. A.
O. Mahon* , qui fut le premier professeur à l'école
de Paris en cette partie , avec quelques notes de
M. Fautrel , trois vol. in-8°, et le cours de médecine légale de *J. J. Belloc* , chirurgien à Agen ,
1 vol. in-12. Mahon était né pour pousser bien loin la
science qu'il professait , et déjà , ainsi qu'il me l'avait
confié , lorsque je fis imprimer mon traité , les chapitres de son ouvrage qui ont le plus de mérite
étaient composés. Dégoûté des entreprises de librairie ,
il paraît que la mort l'a surpris avant de songer sé-
rieusement à publier le fruit de ses travaux. Ses
éditeurs ont rempli les lacunes qu'il avait laissées ;
mais ce qu'on reconnaît être de lui fait vivement re-
gretter qu'il n'ait pas eu le temps d'achever lui-même
son ouvrage. Le livre de Belloc renferme dans sa
petitesse quelques faits précieux. Il annonce un chirurgien judicieux , mais qui , n'étant pas suffisamment
instruit , n'avait pas embrassé l'étendue des questions
soumises à la décision du médecin-légiste.

M. *Vigné* , médecin de Rouen , a publié en décembre 1805 des réflexions infiniment sages et humaines sur l'exercice de cette science , qui font honneur à ses lumières et à son discernement. En 1808
parut la traduction du Manuel d'autopsie cadavérique
médico-légale du docteur *Rose* , augmenté de notes
et de deux mémoires sur la docimasie pulmonaire , et
sur les moyens de constater la mort par submersion ,
par M. *Mare* , médecin de Paris , 1 vol. in-8° ; ouvrage précieux , et qui mérite d'être distingué parmi
les productions en ce genre qui ont paru depuis
vingt ans. Enfin , dans cet espace de temps , les diffé-

rens journaux de médecine, et entre autres, e journal général de la société de médecine de Paris, et le bulletin des sciences médicales de la société d'émulation, ont présenté un grand nombre de faits et de dissertations sur plusieurs points de médecine légale, qui demandaient à être rassemblés pour former un nouveau monument à cette science.

L'Angleterre, qui, bien long-temps avant la révolution française, a donné au monde l'exemple de la publicité de la procédure et du jugement par jury, se trouve encore fort en arrière relativement à la médecine légale, et a été précédée par la France dans l'enseignement public de cette science et dans sa direction vers l'administration de la justice. Le docteur *Duncan* le jeune, d'Edimbourg, est le premier et le seul professeur en cette partie dans les états de la Grande-Bretagne. C'est seulement vers l'année 1803 que l'on a institué en Ecosse une chaire de médecine légale. En 1798 le docteur *Duncan* l'aîné avait présenté aux patrons de l'université d'Edimbourg un mémoire tendant à prouver la nécessité de cet établissement. Il offrait dans cet écrit un court exposé de l'état de la science ; il donnait une idée générale de l'importance et de l'étendue du sujet qu'il se proposait de traiter dans ses leçons, et il y démontrait combien les connaissances qu'elles auraient pour objet étaient nécessaires non-seulement au médecin-praticien, mais encore aux magistrats et à tous les hommes de loi. Ce mémoire renferme deux parties : la police médicale et la médecine juridique. Dans celle-ci, l'auteur indique les questions qu'on doit faire le plus généralement devant les cours criminelles.

Etat de la médecine légale en Angleterre.

En Angleterre, au reste, un médecin, un chirurgien, un apothicaire, ou tout autre praticien régulier

ou irrégulier, est compétent pour être appelé en témoignage dans une cour de judicature ; il témoigne ou
fait sa déposition, non par écrit, mais *vivá voce* ; un
ou plusieurs praticiens peuvent être appelés, selon l'intention des parties. On a encore donné dans ce pays, il
y a peu d'années, un exemple du peu d'importance
qu'on met aux questions de médecine légale, dans la
cause de l'accouchement de madame *Fischer*, pour
une question de survie dont je parlerai en son temps.
L'opinion du docteur *Denman*, qui parlait avec connaissance de cause, ne prévalut pas, et l'on ajouta
créance au témoignage d'un M. *Dallas*, qui n'est point
médecin, et de deux femmes ignorantes qui n'ont parlé
que de mémoire, après l'expiration de quatorze années (1). Il paraîtrait de là que les médecins en Angleterre sont appelés dans les cours de justice plutôt
comme témoins que comme experts, et l'on pourrait
être surpris de cette marche si peu conforme au pro-
grés des connaissances humaines chez une des nations
les plus policées, si l'on ne connaissait l'opiniâtreté avec
laquelle elle tient à ses anciens usages, quels qu'ils soient.

Il est pourtant permis d'espérer qu'on ne tardera pas
non plus dans ce pays à faire une application plus générale de la science dont nous nous occupons ; déjà
elle compte parmi les médecins anglais plusieurs écrivains, entre autres M. *S. M. Farr*, qui a donné une
traduction des élémens de jurisprudence médicale de
M. *Faselius*, publiée à Londres en 1788 ; *Th. Per-*
cival, qui a publié un volume in-8° snr la même matière
en 1800 ; *J. Johnstone*, qui a aussi écrit à la même

---

(1) Notice extraite de la correspondance de mon savant collègue M. Louis Valentin, qui a eu la complaisance de m'en
donner communication le 20 décembre 1810.

époque. On a également quelques mémoires sur des questions particulières très-bien faits; tels que la lettre de Guillaume *Hunter* sur l'infanticide , et diverses dissertations sur les moyens de reconnaître l'empoisonnement par les plus petites quantités d'arsenic , etc. , dont j'ai profité aux chapitres concernant ces questions.

Après avoir exposé de quelle importance se trouve la médecine légale pour la conservation de l'honneur, de la fortune et de la vie des citoyens, et pour la distribution exacte de la justice, il s'agit de considérer quelles qualités les magistrats doivent rechercher dans les gens de l'art dont ils invoquent les lumières , et les moyens qu'il conviendrait d'adopter pour donner à cette science toute la perfection dont elle est susceptible.

Qualités indispensables aux médecins-légistes.

Les qualités nécessaires sont *un bon jugement , l'instruction , la probité* et *l'amour de la justice.*

Les juges sont dans une grande erreur quand ils croient qu'il suffit qu'un homme soit reconnu médecin ou chirurgien pour être en état de faire un bon rapport. La médecine légale , quoique liée à l'art de guérir , diffère néanmoins absolument de l'exercice de cet art , en ce que la réputation d'un médecin ou chirurgien est fort souvent usurpée, ou tient à la fortune , au lieu qu'ici le jugement que l'on rend est indépendant de la fortune , et qu'il découle non-seulement des connaissances acquises, mais encore de la rectitude de l'entendement, qui compare le passé, le présent et l'avenir , et qui en tire des conséquences motivées sur une suite d'observations propres à l'expert, ou faites par d'autres.

Il est essentiel d'avoir une âme forte , capable de se garantir de la prévention, maladie contagieuse de l'esprit humain, qui, comme nous l'avons déjà observé , fait souvent voir des choses qui ne sont pas. Il ne l'est pas moins d'être dégagé des préjugés absurdes qui ont cours parmi le peuple, et de porter dans sa profession cet esprit de doute qui bannit l'enthousiasme et qui ne donne accès qu'à la lumière des faits. On aurait peine à croire, si nous ne l'éprouvions tous les jours, qu'on puisse allier beaucoup de crédulité à beaucoup d'instruction; c'est qu'on peut avoir des qualités brillantes d'esprit et de mémoire avec très-peu de jugement, et par conséquent raisonner fort mal; mettre des systèmes ou des hypothèses pompeuses à la place de la vérité, et induire en erreur les juges et les jurés. Il n'y a pas long-temps, dit Mahon, qu'une femme fit croire à un médecin de réputation que sa sœur était accouchée d'un poisson. On croit encore aux sorciers dans plusieurs lieux de la France (j'ai trouvé cette croyance établie dans presque tous les villages de la Provence, du Lyonnais et de la Bresse), et les têtes les mieux organisées ont peine à se garantir de la contagion de l'exemple. Un chirurgien, ajoute le professeur que je viens de citer, n'a pas rougi, en dernier lieu, de certifier qu'une femme ensorcelée était accouchée de plusieurs grenouilles. Ces exemples, qui ne sont que ridicules, eussent offert des scènes sanglantes dans les temps où les tribunaux étaient moins éclairés (1).

Il faut pourtant convenir que l'ignorance, et plus particulièrement encore la demi-science, toujours présomptueuse, donnent le plus généralement au faux ou à l'incertain l'apparence de la vérité et de l'évidence. Les magistrats ne sauraient assez s'attacher à prendre connaissance des médecins qui sont les plus éclairés et les plus studieux. Quelque équité qu'ils aient cherché à mettre dans leurs décisions, si elles sont injustes parce

____

(1) *Mahon.* méd. légale, tom. 1, p. 24.

qu'elles ont pour base le rapport d'un expert ignorant,
ils n'en sont pas moins responsables devant Dieu et devant les hommes. C'est là une remarque faite depuis
long-temps par le jurisconsulte *Balde*, qui avertit
en même temps les médecins que leurs assertions ne
sont pas seulement un témoignage mais plutôt un juge·
ment (1).

Si l'on porte au reste à ce sujet toute l'attention qu'il
mérite, l'on ne pourra qu'être effrayé de l'immensité
des connaissances qu'exige l'exercice légitime de la
médecine légale, à cause de la variété des objets avec
lesquels elle a des rapports; d'où l'on est forcé de convenir que cet exercice ne saurait être le fait des praticiens ordinaires.

A la connaissance exacte des diverses branches qui
constituent la médecine proprement dite, le médecin-
légiste doit joindre celles de la physique générale et
particulière, de la chimie, de l'histoire naturelle, et
même des lois civiles et criminelles du pays qu'il habite. La physique est nécessaire pour apprécier l'effet
du choc des corps, de certains mouvemens, des erreurs
des sens, de l'ouïe et de la vue; elle l'est surtout dans
les questions de police médicale ou d'hygiène publique,
lorsqu'il s'agit de donner l'explication de plusieurs
grands phénomènes qui alarment les hommes, de
reconnaître l'influence des météores, de la chaleur,
du froid, de l'air et de l'eau sur le corps humain et sur
les substances dont il se nourrit, afin de les garantir de
leurs mauvaises impressions, soit en prévenant leurs
effets délétères par de grandes mesures de salubrité,
soit en donnant aux citoyens des conseils salutaires.

La physique et la chimie réunies sont indispensables

______

(1) Balde, *in lege eâdem, et in lege : septimo mense.*

pour les rapports de commodité ou d'incommodité de certains établissemens qu'on veut élever près les habitations ; et cette dernière est surtout d'une nécessité absolue dans les recherches du crime d'empoisonnement. L'histoire naturelle fait reconnaître les plantes, les animaux, les terres, les sels, les métaux utiles ou nuisibles à l'homme. C'est par son secours qu'on parvient à s'assurer de la pureté ou de la sophistication des drogues et des médicamens.

Des diverses branches de la médecine il n'en est aucune qui ne trouve son application lorsqu'il s'agit d'un rapport juridique. Par l'anatomie, l'expert reconnaît d'abord dans une blessure la route qu'aura faite l'arme meurtrière, et il se passe plus facilement de la sonde et des dilatations que s'il n'était pas éclairé de son flambeau. La physiologie, jointe à cette première science, lui indique tout de suite la nature des fonctions qui sont lésées, et ce qu'il y a à craindre ou à espérer. La séméiologie et la pathologie, réunies aux deux premières, donnent une idée nette de la maladie, rassemblent en un seul faisceau le passé, le présent et l'avenir, forment un jugement et préparent le pronostic que l'expert devra porter des effets de l'accident. La thérapeutique met sur la voie du traitement qu'il faut suivre, sinon pour guérir, du moins pour ne pas aggraver le mal. Dans d'autres cas, elle nous met à portée de juger avec connaissance de cause si les maladies qu'on soumet à notre examen ont été traitées d'une manière convenable ; ce qui contribue à rendre les délits plus ou moins graves, et par conséquent leurs auteurs plus ou moins punissables. La matière médicale, ou la connaissance de l'histoire et des vertus des médicamens simples et composés, est indispensable au médecin expert pour le traitement des malades que la justice confie souvent à ses soins, et pour donner son avis sur les vertus de certains remèdes, sur leur emploi , leurs doses , le moment de leur exhibition, leurs effets sur le corps , selon les différentes circonstances, et sur leurs indications et contre-indications.

Personne de plus embarrassé que le jeune médecin, même ayant fait de bonnes études, auprès des premiers malades qu'il traite; c'est pourquoi , avant d'oser entreprendre un rapport en justice, il faut avoir joint la pratique à la théorie. Il est peu de maladies , même parmi les plus simples , qui ne se compliquent avec des accidens qui dépendent de la lésion ou de la correspondance des organes principaux ; l'habitude de les reconnaître, de les juger et de les traiter , est un préliminaire essentiel pour en dresser le rapport. C'est encore par cette habitude que le médecin se met en état de déterminer l'ordre et le temps de leur guérison, de juger si les secours précédemment employés ont été administrés méthodiquement.

Il ne suffit pas même d'avoir beaucoup acquis , il faut acquérir chaque jour et se tenir au courant des découvertes journalières. Une découverte nouvelle peut sauver la vie à un malheureux, et diminuer la gravité du délit d'un prévenu. Autrefois, par exemple, que l'on n'osait trépaner sur les sutures à la base du crâne et sur les temporaux, les blessures de ces parties ne présentaient plus aucun espoir. Les heureuses tentatives de nos maîtres ont redressé ces erreurs. Jadis on n'eût pas osé faire la ligature des principaux troncs artériels des extrémités , parce qu'on craignait que le membre ne s'atrophiât ; on en faisait donc l'amputation. La perfection de nos connaissances dans l'angiologie , et l'heureuse réussite de l'opération de l'anévrisme sur de grands troncs artériels sans le marasme du membre, ont dissipé en grande partie nos craintes à cet égard. Sans l'opération que fit *Paré* à un Allemand qui s'était coupé la gorge dans un accès de frénésie, son domestique et son hôte, prisonniers au châtelet, auraient eu peine à se justifier de l'accusation de l'avoir assassiné; la réunion des parties le mit en état de parler et de confesser qu'il avait lui-même attenté à sa vie, etc., etc. C'est bien ici le cas de dire à ces praticiens qui ne lisent plus une fois sortis des bancs de l'école : *Occidit qui non servat !*

Enfin tout homme doit connaître les lois de son pays, pour savoir ce qu'elles permettent et ce qu'elles défendent, à plus forte raison celui dont les fonctions le rapprochent souvent de ces lois. Imbu de leur esprit, il sera plus attentif à ses devoirs et plus réservé dans ses conclusions. Le médecin-légiste ne doit surtout pas ignorer les articles des lois qui le concernent, et la forme judiciaire qui a rapport à son ministère, pour ne pas tomber dans des erreurs ou des inconséquences dangereuses. On peut aussi pécher par omission en médecine légale, et ces omissions peuvent être de la dernière importance. Le défaut de toutes ces connaissances a souvent produit ou occasioné des meurtres juridiques dont les exemples sont sans nombre. En vain des juges ou des magistrats, s'énonçant comme le vulgaire, s'appuient-ils de la longue expérience des ignorans qu'ils ont employés comme experts, l'observation prouve chaque jour que l'expérience la plus longue, lorsqu'elle n'est pas éclairée d'ailleurs, ne met pas à l'abri des fautes les plus graves. *Bohn* nous parle d'une matrone fort employée qui assurait, en présence de ce médecin, qu'une femme déjà dans les douleurs était prête d'accoucher d'un fœtus mâle très-vivant, dont elle prétendait avoir senti les mouvemens dans l'utérus et en avoir même découvert le sexe. Bohn tira l'enfant après des peines infinies, et vit que c'était une fille à demi pourie, morte sans doute depuis long-temps. *Riolan*, dans son anatomie, nous a conservé l'histoire d'une femme condamnée à la peine capitale, et qui fut exécutée après que deux matrones eurent déclaré qu'elle ne portait aucune marque de grossesse, et dans laquelle il trouva en la disséquant un fœtus de trois à quatre mois.... Et qu'on ne dise pas que de pareilles bévues ne peuvent plus arriver; il n'est que trop vrai que les hommes légers et superficiels seront toujours au moins en nombre centuple de ceux qui ont un véritable savoir.

Je trouve un exemple frappant de ce défaut d'instruction dans un livre récent de médecine légale, honoré d'un rapport favorable fait à une société célèbre, et qui est en tête de l'ouvrage; c'est le livre de *Belloc*. Ce chirurgien voulant donner un modèle de rapport dans lequel entrent les quatre parties qui composent ordinairement ces sortes d'actes, savoir, la *formule* préliminaire ou préambule, l'*histoire* ou exposé des circonstances qui ont précédé la visite, la *description* des accidens ou symptômes qui peuvent caractériser la matière du délit ou la maladie, et enfin la *décision* ou jugement; ce chirurgien, dis-je, cite le rapport suivant d'un cas supposé d'empoisonnement, que je vais rapporter en son entier.

« Nous, soussignés, officiers de santé, habitans
« la ville d'Agen, chef-lieu du département de Lot et
« Garonne, déclarons qu'en vertu d'une ordonnance
« du tribunal criminel, en date du 15 de ce mois, à nous
« remise par N......, huissier, cejourd'hui vers les
« trois heures de l'après-midi, nous nous sommes

« transportés vers les quatre heures du même jour
« dans telle rue, maison n° 10, que nous connais-
« sions pour être celle de N..., tailleur d'habits pour
« homme ; lequel paraissait jouir ci-devant d'une bonne
« santé. Avant de voir le malade, on nous a rapporté
« qu'il y avait environ trois heures qu'il avait dîné de
« bon appétit et se portant bien ; mais qu'environ un
« quart d'heure après avoir pris ce repas il s'était
« plaint d'une colique violente qui l'avait mis dans la
« situation où nous allons le voir. De suite nous avons
« été conduits dans une chambre sur le devant au rez-
« de-chaussée, où nous avons trouvé ledit N......
« dans une agitation et des convulsions affreuses, avec
« une sueur froide, et sans parole ni connaissance ; le
« pouls serré, petit et très-irrégulier ; ayant enfin la
« figure cadavéreuse. L'officier de santé ordinaire s'y
« étant rendu, nous a dit qu'il avait été appelé dans
« le commencement des douleurs, qu'il l'avait regardé
« comme empoisonné ; qu'en conséquence il lui avait
« fait donner un vomitif, et qu'ensuite il lui avait fait
« prendre beaucoup de lavages et de l'huile en abon-
« dance. L'état de la santé dudit N.... avant son
« dîner, et son appétit, tous les symptômes et acci-
« dens qui ont commencé à paraître peu de temps
« après le repas, leur violence et leur nature ; *tout*
« *cela ne laisse aucun doute sur la vérité de l'em-*
« *poisonnement dudit N....,* que nous estimons
« être sans ressource, et comme n'ayant que peu
« d'heures à vivre ; mais, pour plus ferme conviction,
« nous désirons que son corps soit ouvert dans le
« plus bref délai après sa mort ; en foi de quoi nous
« avons donné le présent rapport, pour ne contenir
« que l'exacte vérite. A Agen, etc. (1) »

____

(1) Cours de médec. légale, p. 18 et suiv. Paris, 1807.

Si l'auteur eût lu mon traité, publié alors depuis dix ans, il aurait été plus circonspect dans sa décision, et il aurait vu que, malgré la possibilité que les symptômes qu'il décline puissent fort bien être les suites d'un poison administré, ils sont cependant communs avec ceux d'autres accidens nés spontanément, tels qu'une indigestion, des vers, une hernie étranglée, etc., etc., et qu'ils ont besoin du concours d'autres preuves pour ne laisser aucun doute sur un empoisonnement ; qu'ainsi les conclusions de ce rapport ne sont point une suite nécessaire des prémisses, chose indispensable dans un rapport définitif, et que par-là il donne une très-mauvaise leçon à l'officier de santé qui, se trouvant dans un cas pareil, n'aurait lu que ce livre et le prendrait pour modèle. Depuis ma première édition, l'expérience m'a encore plus convaincu de la difficulté de juger de prime-abord des cas d'empoisonnement ; j'ai vu plusieurs exemples qui les simulaient parfaitement, analogues à celui que je viens de rapporter et qui n'étaient rien moins que cela. Dans de pareilles occurrences l'expert ne doit présenter qu'un rapport préparatoire sans décision, pour attendre qu'un concours de preuves, telles que celles dont je parlerai dans le chapitre consacré à cette matière, l'autorise à porter un jugement. Une conduite opposée amène toujours une prévention défavorable aux prévenus, quand même les recherches ultérieures produiraient des témoignages irréprochables de leur innocence. Mais il faut que chacun fasse son métier ; et Belloc, chirurgien, est beaucoup plus digne de foi lorsqu'il parle des blessures.

Cette digression sert du moins à faire remarquer que l'art de guérir étant partagé en trois branches, la médecine proprement dite, la chirurgie et la pharmacie, le médecin est seul compétent dans les cas d'empoisonnement, et dans tous ceux où il ne s'agit pas de lésions extérieures; le chirurgien, dans tous les cas de lésions extérieures, d'accouchemens et d'ouvertures de cadavres; et que, comme il est extrêmement rare que le même homme ait des connaissances universelles, ces deux branches doivent se porter un secours mutuel et appeler la troisième, c'est-à-dire la pharmacie, lorsqu'il est question d'analyses ou de rapports qui doivent s'appuyer des lumières de la chimie et de l'histoire naturelle.

La probité est la troisième qualité qu'on doit rechercher dans le médecin-légiste; elle n'est pas moins nécessaire que les autres. Avec beaucoup d'esprit, de jugement et de vastes connaissances, il peut se rencontrer fort peu de délicatesse, surtout si l'on est imbu de la maxime généralement admise aujourd'hui, *que la richesse est au-dessus de tout.* L'homme éclairé a, dans cette secte impie, encore plus de moyens que l'ignorant pour transformer le mensonge en vérité; la fortune, l'honneur, la santé et la vie des citoyens pourront se mettre aux enchères comme le fut autrefois l'empire romain, et le plus offrant, quoique le plus coupable, obtenir d'un médecin vénal un rapport qui dénature les faits et qui mette dans le plus grand jour son innocence et son intégrité. Il serait utile que l'expert ne fût connu qu'au moment de la visite; on éviterait par-là toute espèce de connivence.

A la probité et au désintéressement il faut savoir joindre le plus grand secret; c'était avec raison que l'ordonnance de certains pays voulait qu'on délivrât les rapports cachetés, car la révélation de ce qu'on a observé dans le matériel d'un délit, ou d'un fait présumé tel, attire souvent l'impunité du crime et la persécution de l'innocence.

L'amour de la justice est inhérent à la probité ; cependant on se laisse émouvoir par l'intérêt des personnes ou par la gravité de la peine que la preuve acquise d'un délit va leur faire supporter. L'amour-propre est souvent flatté de faire décider tout le contraire de ce qui aurait été prononcé d'après l'énoncé d'un premier rapport ; il se fait une justice à sa guise, et de prémisses fausses, quant au fond, il parvient à tirer des conclusions dont l'équité apparente subjugue les juges et voile la vérité. L'on n'ignore pas qu'en fait de raisonnemens il n'est aucune thèse qui n'ait son antithèse, et que, là où les faits sont oubliés, deux hommes d'esprit, opposés en opinions, peuvent avoir raison à la fois. C'est ce qui arrive en médecine légale quand on a recours à des consultans qui n'ont pas vu le cas et dont la mission est bornée à éplucher un rapport. L'autorité d'un grand nom, des raisonnemens spécieux, la magie de l'éloquence, font souvent beaucoup plus d'effet qu'un narré pur et simple des circonstances de l'évé ement et de l'état de la chose examinée. Je ne remuerai pas des grandes causes éteintes et jugées, je parlerai même actuellement dans le sens de ceux qui leur ont procuré une terminaison favorable ; mais je puis assurer, d'après les renseignemens qui me sont parvenus depuis que je m'occupe de cet ouvrage, que la pure et sainte vérité n'a pas toujours présidé à ces jugemens.

Alors la médecine légale, loin de devenir un moyen de plus d'assurer l'application de la justice, serait, au contraire, un nouvel écueil pour les mœurs et pour la vertu, un foyer de corruption ajouté à tant d'autres ; et ce serait bien le cas de se plaindre avec Rousseau que le perfectionnement des arts et des sciences est plutôt nuisible qu'utile à l'humanité.

Tom. I. d

Ce n'est point au médecin à s'appliquer, dans la recherche dont il est chargé, l'axiome qui dit : Qu'il vaut mieux sauver dix coupables que de faire périr un innocent; ce n'est point là son fait. Son fait est d'éclairer les juges; et il ne les éclaire pas lorsqu'il leur donne ses sentimens particuliers à la place de la vérité. Examiner le fait en lui-même, avec toutes ses circonstances et particularités, et en tirer les conséquences qui découlent nécessairement de l'état des choses, suspendre son jugement lorsque le fait est équivoque, et qu'il ne présente aucune conséquence nécessaire, inhérente aux choses observées, tel est le devoir du médecin. S'il a de la perspicacité et de l'instruction, il sera l'appui le plus solide de l'innocence et l'argus le plus formidable aux méchans.

Du perfectionnement de la médecine légale. Si j'ai pu parvenir à démontrer l'importance de la médecine légale dans l'ordre social; si, comme l'avait déjà observé M. *de Jaucourt* (1), il est de toute évidence qu'elle se trouve entièrement liée à la législation, l'on en déduira facilement la conséquence qu'on doit faire les plus grands efforts pour en répandre les connaissances et pour en perfectionner les principes; résultats nécessaires lorsque cette science sera devenue d'un usage universel.

Nous avons vu quelle étendue de lumières exige la fonction du médecin-légiste, et qu'il n'est pas raisonnable de les attendre de tous les praticiens. Quelque versé que l'on soit dans la théorie de cette science, l'on est souvent embarrassé dans la pratique, lorsque l'on n'a pas eu des occasions fréquentes de s'y livrer; et il n'est aucun doute que l'expérience ne soit également ici d'un grand secours, d'autant plus que rarement un

---

(1) Dans l'Encyclopédie méthodique.

cas ressemble à l'autre, et que les questions sont aussi variables que la volonté de l'homme qui les fait naître. Il me paraît en conséquence d'une nécessité urgente de rétablir près les tribunaux les charges de médecins et chirurgiens jurés, auxquels seuls appartiendrait le droit de faire en justice des rapports définitifs. On manquerait encore le but qu'on se propose si ces charges étaient le fruit de la protection ou de la vénalité; mais elles devront se donner au concours, et il faudrait y attacher des honoraires fixes et quelque dignité. On aurait par ce moyen des hommes sur la véracité et les talens desquels on pourrait toujours compter, et que l'expérience rendrait capables d'approfondir et de conduire l'art à la perfection sous tous les rapports par lesquels les sciences physiques et médicales se lient à la jurisprudence et à l'administration publique.

Néanmoins les cas de médecine légale étant de tous les lieux et de toutes les conditions de la vie sociale, et pouvant se présenter aussi-bien dans un hameau que dans les villes où siégent les tribunaux, l'on conçoit qu'il ne suffit pas d'avoir pourvu ces derniers lieux d'hommes capables de s'en occuper. Il n'est personne qui ignore que le premier rapport fait par un témoin oculaire est la pièce la plus essentielle d'une procédure. Le premier officier de santé qui a vu la femme en couches, par exemple, le malade, le blessé, le mort, ou tel autre sujet de la question, est souvent le seul homme propre à rendre une raison suffisante des faits. Une heure, un jour, une semaine, un accès de joie ou de colère, un verre de vin, un pansement, etc., suffisent pour renverser toute la série des faits qui pourraient éclairer la question. Il est donc évident que la loi, qui ne veut que des docteurs pour rapporter en justice, n'est exécutable que dans les endroits où il s'en

d.

trouve, et que ce serait renoncer aux moyens de preuves les plus essentiels que de refuser d'admettre les rapports des gens de l'art qui ne sont pas docteurs; aussi les tribunaux ont-ils rarement égard à cette distinction. Mais si, parmi les docteurs, surtout dans les temps où nous vivons, il se trouve déjà si peu de gens doctes, qu'attendra-t-on de ceux qui n'ont pas même cette première preuve de leur capacité? Se reposera-t-on sur la ressource de seconds experts plus éclairés que les premiers? Mais si l'état des choses a déjà changé, que restera-t-il pour appuyer un jugement, que des présomptions et des hypothèses?

Cette considération qui m'a été toujours présente dans l'exercice de la médecine légale me fait émettre le vœu que l'on oblige toute personne qui va exercer une branche de l'art de guérir dans les campagnes, à subir un examen sur les élémens de la science en question, afin qu'elle soit en état d'éclairer les juges de paix et tous autres officiers de police judiciaire, chaque fois qu'elle en sera requise. Je conçois qu'un ouvrage aussi volumineux que celui-ci ne sera pas toujours à la portée de tous les officiers de santé des campagnes; c'est pourquoi je regarde comme d'une utilité générale la rédaction d'un catéchisme de médecine légale, semblable à ceux qu'on a imaginé de faire pour les accouchemens et pour les secours à donner dans les morts apparentes.

Enfin l'étude de cette science est non-seulement nécessaire aux médecins, mais encore aux avocats, et à tous ceux qui se destinent aux judicatures et aux emplois de police judiciaire; *legum scientia atque medicina*, a dit Tiraqueau, *sunt veluti quâdam cognatione conjunctæ, ut qui jurisperitus et idem quoque sit medicus.* Comment un avocat défendrat-il son client, et le ministère public prendra-t-il des conclusions équitables, s'ils ne connaissent pas suffisamment l'état de la question, toutes les circonstances physiques du fait litigieux, et la valeur des expressions dont se sont servis les gens de l'art en donnant leur avis? Au contraire, des avocats instruits en médecine légale seront souvent dans le cas de redresser les médecins qui auront mal jugé, et il résultera de ce conflit une noble émulation bien propre à faire faire de nouveaux progrès à cette science. Tous ces motifs démontrent la nécessité, ce me semble, bien établie, d'ajouter près de chaque faculté de droit, ou de chaque cour impériale, une chaire de médecine légale, avec l'obligation aux étudians en droit de s'instruire dans cette science et de subir un examen sur les questions qui la concernent avant de recevoir leurs grades.

Des règlemens pour la santé publique sont, après une sage administration de la justice, ce qui a toujours fait le plus d'honneur aux chefs des nations. Hygiène publique.

L'hygiène, ou l'art de conserver la santé et de prévenir les maladies, est encore une science étroitement liée à l'étude de la nature et à la philosophie morale; elle nous apprend à diriger nos passions vers le but qu'elles doivent avoir, à choisir l'air, l'eau et la terre les plus propres à notre bien-être, à user comme il convient des alimens et des boissons nécessaires pour réparer nos pertes ; et qui, en échange de notre soumission à ses lois, nous procure toute la longévité qu'il est possible d'obtenir, sans apercevoir les effets de la caducité. Elle est l'égide de la raison, la mère du bonheur. Aussi les anciens peuples avaient-ils la déesse Hygiée en singulière vénération; mais alors, comme à présent, elle ne recevait de purs hommages que d'un petit nombre de sages sur qui elle versait ses faveurs.

L'hygiène publique diffère peu de l'hygiène particulière ; elle n'est à proprement parler que l'application en grand des connaissances que nous avons sur
la salubrité ou l'insalubrité des divers objets qui ont
rapport à notre existence. Mais l'hygiène publique a
un grand avantage sur l'autre ; exercée par le gouvernement qui doit veiller à la conservation des citoyens,
elle est ordinairement couronnée de plus de succès ; au
lieu que chaque individu, tout en désirant de se bien
porter et de vivre long-temps, se refuse néanmoins
dans toutes circonstances à l'instinct de la nature et à
la voix de la raison. L'homme, placé hors des sociétés policées, achève ordinairement sa carrière sans
avoir été affligé de beaucoup de maux ; soumis dans
cette hypothèse au sort des brutes, il n'a pas à se
plaindre en mourant que la nature ait été pour lui
une marâtre. Dans les sociétés policées au contraire,
où le désir de jouir, et de jouir beaucoup, va sans
cesse en croissant, où les hommes et les objets de
jouissances se multiplient, s'accumulent, se touchent,
il naît nécessairement de nouveaux désordres dans un
monde artificiel, si éloigné de la simplicité primitive.
De là ces maladies populaires dont l'homme qui jouit
propage la contagion d'individu en individu jusqu'à la
chaumière du pauvre, jusqu'à l'habitant des Alpes,
qui ignorent le nom même de la jouissance ; de là ces
coliques, ces angoisses, ces maux affreux qui dé-
chirent le paisible voisin des ateliers et des manufac-
tures où se travaillent des matières dangereuses pour
la vie de l'homme, plus mortelles encore pour l'ouvrier qui s'en occupe et qui marche rapidement vers
sa destruction sans en connaître la cause......

Mais devons-nous abandonner les biens que l'industrie a su acquérir, à cause des maux dont ils sont

suivis ? Nul doute, si nous ne pouvions pas les prévenir, ou du moins les mitiger ; mais l'hygiène, ou la philosophie pratique est là pour nous avertir du danger,
pour renfermer la contagion, pour analyser les substances meurtrières, les neutraliser, et nous garantir
de leurs effets ; enfin, tandis que l'homme, rassasié des
biens de la veille, s'endort paisiblement dans l'espoir de
ceux du lendemain, l'hygiène veille sans cesse pour
assurer son repos.

Cette belle science, cet ange tutélaire de l'homme
social, qui assure sa santé et sa subsistance, et que ne
connaît pas le sauvage obligé de vivre dans la fange
et dans la fumée, souvent même d'avaler des pierres
pour attendre que la clémence des saisons lui permette
de chercher sa nourriture ; cette belle science, dis-je,
est certainement en grande partie l'ouvrage des médecins et le fruit de leurs observations ; mais leur
influence ne serait pas suffisante, et le conseil a très-
peu de poids, balancé avec l'intérêt du moment. Ces
observations, confirmées par une expérience soutenue,
ont servi de base à la législation en vigueur chez tous
les peuples, qui règle pour le maintien de la salubrité
publique les choses qu'on peut faire ou qu'on ne peut
pas faire. Ainsi la police de santé est proprement la
médecine armée (1).

____

(1) On peut commettre des injustices dans l'application des
lois sanitaires comme dans celle des lois politiques, civiles et
criminelles. Des citoyens faibles peuvent être vexés et des
hommes puissans être épargnés. D'ailleurs, dans tous les
points contentieux on est forcé d'en référer aux tribunaux. Les
corps administratifs et judiciaires s'en rapportent à leur tour
aux rapports et aux décisions des experts. Cette branche de la
médecine devient donc réellement aussi médecine légale ; et
c'est dans la science, dans la délicatesse, dans la probité, dans

Lorsqu'on considère que la maladie d'un individu peut se communiquer à tous ses concitoyens, on ne conteste pas le droit qu'a la société d'obliger chacun de ses membres à éviter les causes morbifiques ; et lorsqu'on considère également que presque toujours il faut forcer la multitude à être heureuse, on regardera comme un des plus beaux résultats de la civilisation que les gouvernemens aient été chargés de mettre en pratique cette branche si essentielle de la médecine, et comme un grand malheur, lorsqu'elle n'excite pas leur attention. Certes, la paresse et l'indolence, si ordinaires au commun des hommes, lorsqu'il s'agit de la propreté et de la santé, les feraient croupir au milieu des élémens les plus nuisibles, si les gouvernemens n'y veillaient pas. Aurions nous cru, par exemple, qu'il fallût le concours de l'autorité pour conserver les enfans nouveau-nés, pour ne pas nous enterrer vivans, pour donner des secours aux noyés, pour ne pas respirer l'odeur des morts, pour ne pas vivre dans l'ordure, etc., etc. ? Et cependant de tristes événemens ont dû provoquer des règlemens sur ces différens objets, et il a fallu rendre ces règlemens coercitifs, tant est grande l'insouciance de la multitude pour ce qui contribue à son bien-être réel, et plus encore pour le bien public. En veut-on un autre exemple plus récent ? On l'a dans l'indifférence avec laquelle est considéré dans plusieurs contrées le préservatif de la petite-vérole. On n'ignore pas les ravages affreux qu'occasione annuellement cette ma-

---

le désintéressement, dans le bon jugement des experts, que reposent encore ici la fortune, la tranquillité et le bien-être des citoyens, le succès d'une entreprise, l'admission ou le rejet d'un établissement qui souvent peut faire fleurir une contrée, etc.

ladie. L'on sait aussi actuellement que l'insertion de la
vaccine est autant innocente dans ses suites que sûre
dans le résultat désiré ; et cependant cette belle découverte sera perdue pour un grand nombre d'hommes,
s'il ne devient pas obligatoire d'y avoir recours !

Les anciens gouvernemens avaient déjà ien connu
cette faiblesse de la nature humaine , et la plupart de
leurs lois étaient un code de santé , revêtu , pour les
peuples les plus grossiers et les plus féroces , d'un
caractère religieux , et , pour ceux de mœurs plus
douces et d'un tact plus délicat, de la sanction de
ces législateurs universellement vénérés. Citerai - je
Confucius , Moïse , Lycurgue et les premiers rois de
Rome , et , dans des temps moins anciens , Mahomet ?
Mais l'esprit se plaît à se reporter vers ce peuple ai-
mable , gai, spirituel dont on raffole malgré soi , vers
les Athéniens. Les philosophes de cette nation faisaient une étude continuelle de l'art de conserver la
santé ; ils l'enseignaient aux peuples ; les magistrats
venaient l'apprendre sous les platanes de l'académie , et
ils en appliquaient les principes à toutes les institutions
particulières , à toutes les branches de l'administration
publique. Aussi, quelle n'a pas été la félicité de l'At-
tique , tant qu'elle s'est laissé conduire par les
philosophes ! La peste, qui y est actuellement si fréquente , parut à peine une seule fois au milieu de deux
siècles de prospérité et du commerce le plus étendu.
Cette circonstance me fait croire en même temps que
l'Egypte avec laquelle la Grèce commerçait , et où
les législateurs grecs avaient voyagé pour s'instruire,
était également régie par de bonnes lois sanitaires , et
n'était point dévorée par le terrible fléau qui l'assaillit
sous les Turcs ; sujet que nous essaierons de traiter
en faisant l'histoire de la peste. Marseille elle-même ,

colonie grecque, qui partageait avec la mère patrie le haut point de gloire auquel les arts et les sciences font parvenir une nation ; Marseille, dis-je, malgré son commerce, ne s'aperçut de la peste que quand la superstition et le despotisme eurent placé l'hypocrisie et l'ignorance sur le siége d'où la raison distribuait autrefois ses bienfaits. On vit alors les ministres de ces deux cruelles divinités prononcer gravement, tantôt que la peste était envoyée du ciel pour punir des péchés, tantôt qu'on la devait aux sortiléges des Juifs, tantôt enfin qu'elle était un effet du combat des étoiles et du soleil contre la mer.... Nulle précaution par conséquent contre un mal inévitable. Aussi, dans le quatorzième siècle, cette maladie parut-elle dix fois en cinquante ans. Dans le quinzième siècle elle affligea jusqu'à neuf fois la ville de Marseille et ses environs, et elle est restée en permanence dans les belles contrées de l'Orient.

Il serait curieux de présenter un état comparatif de la situation de l'espèce humaine depuis la chute des deux empires d'Orient et d'Occident jusqu'au seizième siècle, avec l'état actuel de l'Europe et d'une partie de l'Amérique. On y verrait des hommes, subjugués par la crainte des supplices de ce monde et de ceux de l'autre, se traîner dans la boue, couverts de haillons et de misère, disputant aux brutes une nourriture malsaine ; les grands comme les petits défigurés par des maladies hideuses ; les champs couverts de ronces, d'épines, d'eaux croupissantes, d'animaux immondes ; les maisons étouffées et pressées par des remparts aussi nécessaires contre les ennemis du dehors qu'utiles à la puissance du maître du château. Point de grandes routes, point de canaux de navigation ; des bois occupant tous les environs des lieux habités, et servant de repaire à une multitude d'hommes puissans, occupés uniquement en temps de paix à détrousser les passans !

Après plusieurs siècles d'une nuit obscure dont il est utile de conserver l'histoire pour rappeler sans cesse les dangers de l'ignorance et de la superstition, on vit luire un nouveau jour vers le milieu du seizième siècle. Quelques penseurs eurent le courage de faire apercevoir que les vaines cérémonies ne prévenaient pas les maux ; on établit des lazarets, on prescrivit des quarantaines ; et tandis que d'un côté la liberté civile sortait de dessous les décombres du régime féodal, que de l'autre les lettres s'échappaient de l'obscurité des cloîtres où on les avait renfermées, la philosophie, accueillie de temps en temps par les princes et leurs ministres, dicta successivement depuis lors jusqu'à nos jours un grand nombre d'arrêts et de règlemens de police de santé, dont la plupart honorent infiniment et ceux qui les ont donnés, et les médecins qui les ont suggérés.

En marchant toujours sur les mêmes traces nous sommes parvenus à un point où nous n'avons rien à envier aux peuples anciens, et auquel un homme du moyen âge ne reconnaîtrait plus la terre qu'il a habitée. Les progrès de l'agriculture, en assurant la subsistance d'une immense population, ont fait disparaître en très-grande partie ces lèpres et cet éléphantiasis qui avaient nécessité des établissemens publics dans chaque ville et bourgade de l'Europe ; maladies communes parmi les hommes sales et misérables, et que le capitaine Cook a trouvées endémiques à la Nouvelle-Zélande parmi les peuples non cultivateurs. La peste et autres maladies contagieuses ne nous affligent plus aussi souvent qu'autrefois. Les mêmes progrès de l'agriculture, du jardinage et des autres arts de la vie, en étendant leur influence jusqu'aux parties les plus éloignées de l'Europe, et jusqu'au plus bas peuple, ont diminué sensiblement le scorbut, même dans les climats où il était jadis plus répandu ; beaucoup de contrées d'une insalubrité marquée peuvent aujourd'hui être habitées sans danger.... Gardons-nous d'attribuer ces bienfaits à des causes merveilleuses extraordinaires ; mais voyons avec les yeux de la raison, dans cette amélioration de notre sort, l'effet puissant du progrès des arts et de l'esprit d'observation qui ont desséché les marais, construit des chemins, contenu des rivières, enrichi la culture et multiplié les moyens de subsistance ; qui ont porté le goût de la propreté, et même une certaine aisance, parmi toutes les classes des citoyens. Le nouveau Monde, assaini comme l'ancien par les moyens dont nous venons de parler, est une preuve frappante de leur efficacité. Ses campagnes couvertes de bois, de lianes et de débris de corps organisés que la main du temps avait accumulés, n'exhalaient qu'une vapeur mortelle pour les premiers Européens qui osèrent y pénétrer ; dépouillées de ces vêtemens anciens et ornées du cafetier, de la canne à sucre, du cocotier, etc., etc., elles ont cessé d'être insalubres. Leurs premiers habitans ont été dévorés, il est vrai, par de cruels et injustes usurpateurs ; mais ces crimes ont été comme expiés par l'acquisition des connaissances européennes et par l'assainissement du sol. Toujours le mal amène quelque bien ; la civilisation est comme le feu, qui détruit et qui assainit (1).

---

(1) Ce ne peut être que par un défaut absolu de connaissances cosmographiques que des hommes, d'ailleurs d'un génie supérieur, ont pu placer les avantages que nous retirons de la

Qu'on ne nous exalte plus les bains et les gymnases
des anciens , le brouet des Spartiates , les légumes de
Pythagore ; je pense que l'art de conserver les hommes
est plus parfait aujourd'hui qu'il ne l'a jamais été. Il

---

civilisation au-dessous de l'état d'abrutissement des peuples de
l'Asie, de l'Afrique et de l'Amérique. Si quelqu'un était encore
tenté d'envier leur sort, je le prierais de jeter les yeux sur le
tableau suivant de la situation des habitans d'un des plus beaux
pays de l'Asie et même du monde entier, mais qui, vivant
sous un gouvernement sans prévoyance comme sans lumières,
éprouvent quelquefois le plus grand des malheurs, malgré
leur sobriété et le peu de besoins qu'ils ont à satisfaire.

« On a remarqué plusieurs fois que dans les pays de la zone
« torride toute l'agriculture dépend des inondations annuelles
« qui humectent et engraissent la terre. Si la saison humide est
« plus sèche qu'à l'ordinaire, les terres qui portent le riz n'étant
« pas bien détrempées par le débordement des rivières, la
« récolte est médiocre ; et si le riz, qui est le pain des habitans,
« manque dans des pays si peuplés , il devient impossible d'y
« subsister sans le secours des autres régions. De là vient que
« dans les temps de nécessité les pauvres se trouvent réduits à
« vendre leurs enfans pour se conserver la vie , et que si cette
« ressource leur manque , ils meurent misérablement dans les
« rues. Cet usage d'acheter des vivres au prix de ce qu'on a de
« plus cher est ordinaire dans toutes les parties des Indes
« orientales, et particulièrement sur les côtes de Malabar et de
« Coromandel , où la famine est plus fréquente et cause quel-
« quefois de furieux ravages ; en général, ces deux contrées
« sont fort sèches. Elles n'ont pas de grandes rivières qui
« puissent engraisser la terre , et leur récolte dépend unique-
« ment des pluies. Si ce secours leur manque, comme il arrive
« quelquefois plusieurs années de suite, la désolation des habi-
« tans est incroyable : les voyageurs nous font d'affreuses pein-
« tures des extrémités dont ils ont été témoins. Ils ont vu
« périr des milliers d'Indiens, et leurs cadavres épars dans les
« campagnes. Les plus heureux sont ceux qui conservent la
« force de gagner quelques villes maritimes habitées par les

faut le suivre principalement dans les grands systèmes
d'hommes réunis sous la même discipline ; dans les
corps armés , dans les pensionnats nationaux , dans la
marine surtout où les règlemens suivent l'individu depuis le commencement du jour jusqu'à sa terminaison :
aucune institution ancienne ne peut supporter ce pa-
rallèle.

Le dix-huitième siècle fera époque dans l'histoire :
des efforts en tout genre pour la conservation et le
perfectionnement de la race humaine ; une grande découverte , unique dans les fastes de l'hygiène , est ve-
nue couronner ses travaux : celle du préservatif de la
petite-vérole , la vaccine. Mais je dois le dire , parce
que cela est vrai , le siècle actuel a commencé à cet
égard sous les plus heureux auspices. Que d'obligations
la France n'a-t-elle pas au prince qu'elle s'est donné ! Des
canaux de navigation creusés de toutes parts , qui uti-
lisent l'eau des marécages en même temps qu'ils les

« Européens, pour se vendre eux-mêmes après avoir vendu
« leurs femmes et leurs enfans, quoique sûrs d'être transportés
« à l'instant hors de leur patrie et de ne la revoir jamais. »
Abrégé de l'Histoire générale des Voyages , par La Harpe ,
t. 6 , *p.* 444 *et suiv.*

Or , je le demande , sommes-nous exposés en Europe à de
pareilles calamités, quelque dures que soient les saisons, quelque mauvaises que soient les récoltes ? Les progrès des arts nous
ont appris à suppléer à une nourriture par une autre, à ramasser tous les filets d'eau dans des réservoirs artificiels , pour s'en
servir au besoin, ainsi que je l'ai vu pratiquer dans des contrées où il pleut rarement , et comme le faisaient les anciens
Égyptiens dans le temps où ils étaient pour l'Europe sauvage
ce que l'Europe est aujourd'hui pour l'Égypte, etc. , etc. Sans
doute plusieurs maux accompagnent ce haut point de gloire
dont nous nous enorgueillissons ! Mais c'est qu'il n'est pas donné
à l'homme d'être parfaitement heureux sur la terre !....

dessèchent; des grandes routes multipliées sur tous les points de l'Empire; des ponts et des chaussées établis partout pour encaisser les rivières; les landes mises en culture, et l'agriculteur plus opulent qu'il ne l'a jamais été; des décrets impériaux sur plusieurs points sanitaires non prévus antécédemment, sont des bienfaits qui honorent singulièrement notre monarque, et qui prouvent que l'hygiène publique marche sur le même rayon de gloire que la législation civile et criminelle.

Je ne connais point de nation qui puisse se comparer à la française pour les efforts que les savans ont faits dans l'art de défendre et de protéger la santé de l'homme dans les différens climats. Les volumes de l'académie royale des sciences, depuis le commencement du dix-huitième siècle, renferment un grand nombre de mémoires hygiéniques, véritables monumens élevés à l'humanité par les membres de ce corps célèbre; mais une autre corporation plus particulièrement consacrée à ce noble objet, la société royale de médecine, créée en avril 1776 et dissoute en 1793, a véritablement marché dans cette carrière à pas de géant. Émule d'une autre compagnie (l'académie royale de chirurgie), non moins célèbre, et qui s'occupait d'étendre, autant que possible, au soulagement des maux le sens de sa devise *consilioque manuque*, elle fit des tentatives incroyables pour prévenir ces mêmes maux; instituée spécialement pour s'occuper des topographies et des constitutions médicales, elle a transmis aux siècles à venir, dans les dix tomes où sont consignés ses travaux, de véritables modèles à suivre dans des recherches de cette nature. Ces volumes sont encore riches en solides observations sur les maladies des blés (1); sur les grains et les substances farineuses propres à faire du pain, et sur la meilleure manière de le confectionner (2) ; sur les épizooties qui ont ravagé nos bestiaux pendant plusieurs années (3); sur les maladies des ouvriers (4) ; sur les inhumations, les exhumations, la translation des cimetières, le dessèchement des marais et la voirie (5); sur la nourriture la plus convenable aux gens de mer, en réponse à des questions de M. de Castries (6); sur les moyens de conserver la santé des troupes dans les diverses saisons de l'année (7) ; sur l'allaitement artificiel (8); enfin ce corps illustre termine pour ainsi dire ses glorieuses séances par un projet de constitution de la médecine (9), lequel, quoique entaché de l'esprit d'insurrection, médité depuis long-temps, n'en contient pas moins d'excellens conseils dictés par l'expérience; et c'est encore prévenir les maux de l'humanité que d'écarter d'elle ces pseudomédecins, plus propres à les multiplier qu'à les guérir !

Néanmoins les médecins ont encore plusieurs points litigieux à débrouiller, et les gouvernemens de grands encouragemens à donner. Il faut séparer parmi les maladies épidémiques celles qui sont contagieuses,

---

(1) Histoire et mémoires de la société royale de médecine, tomes 4 et 6.

(2) Tomes 4 et 10.

(3) Tomes 2, 3, 4 et 5.

(4) Tome 5, p. 327.

(5) Tome 6, pages 198 et suiv.

(6) Tome 6, pages 221 et suiv.

(7) Tome 10, trois mémoires.

(8) Tomes 7 et 8.

(9) Tome 9.

afin de leur appliquer le principe de l'isolement ;
il faut étudier la cause de plusieurs maladies endémiques , et chercher à les faire disparaître ; il faut
mettre un terme à tant de maladies héréditaires qui se
multiplient de plus en plus et qui abrègent singulièrement la durée de l'existence d'un très-grand nombre
d'hommes ; il faut analyser l'influence de l'état actuel
de la civilisation, pour la production des névroses, et
particulièrement pour celle de l'apoplexie , de la manie , du suicide , etc., et voir si c'est le cas de leur appliquer la maxime, *que tous les trops sont nuisibles...*

Il reste encore dans différentes contrées de l'empire
français des familles entachées de lèpre et d'autres maladies de la peau ; des arrondissemens entiers où
l'homme est abruti , engourdi par l'humidité qui s'exhale
des marais et des étangs, où il vit dans la malpropreté
et le dénûment des moyens qui serviraient à le relever
de sa pénible situation , et où il est déjà caduque avant
d'avoir parcouru la moitié de son existence (1) : on n'a
pas exercé encore envers cette multitude d'ouvriers qui
alimentent le luxe et le commerce cette providence
philanthropique qui les éclaire sur les dangers de leurs
travaux, qui prévient la fâcheuse influence de certaines
substances ouvrées, qui leur assure , en récompense de
leur dévouement aux jouissances des riches , un asile
dans la maladie et dans la vieillesse. De bonnes lois
sanitaires ont été faites , mais il faut en assurer l'exécution, et c'est ce qui manque encore dans les petites villes
et dans les campagnes. Un code de santé obligatoire est
tout aussi nécessaire qu'un code rural, qu'un code de
commerce , etc. Enfin les médecins et les moralistes ne

______

(1) Tous ceux où la culture est en étangs. J'en donnerai des
exemples.

Tome I.   e

doivent pas se lasser d'instruire les peuples, et les gouvernemens d'exercer leur influence, pour les garantir
des maux à venir, et les obliger aux mesures de précaution propres à dissiper les maux présens. Cette
tâche, il est vrai, n'est pas accompagnée d'abord d'un
grand éclat, et néanmoins elle a conduit à l'immortalité
plusieurs hommes, importans si l'on veut, aux yeux de
leurs contemporains, mais qui eussent été oubliés sans
le glorieux titre de bienfaiteurs du genre humain (1).

Que dis-je, l'on a droit d'attendre des bienfaits encore
plus étendus de la part de la philosophie morale et
expérimentale, si la tendance de l'esprit humain vers
les vues grandes et utiles n'éprouve pas de nouveaux
obstacles. Après avoir enseigné les moyens de couvrir
la surface des empires d'une population vigoureuse
et active, elle peut en assurer l'existence en multi-
pliant les substances alimentaires qui la font subsister,
et surtout en prévenant les maladies des grains qui
font la base de notre nourriture. C'est ainsi que la
physiologie végétale ne sera plus une science de pure
curiosité ; et c'est ainsi que toutes les directions de
l'intellect, concourant au perfectionnement de l'hygiène, rendront réellement la médecine, qui déjà embrasse en spéculation l'univers entier, l'art d'appliquer
au bonheur de l'homme la connaissance de tous les
phénomènes de la nature (2).

L'on voit que cette troisième partie de la médecine
légale n'est pas moins importante que les deux premières, et qu'elle n'exige pas moins de talens naturels

---

(1) *Deus est mortali juvare mortalem, et hæc ad æternam gloriam via. C. Plinii secundi. Histor. nat. lib.* 11, *p.* 20.

(2) Voyez la deuxième sect. du chap. 3 de la troisième partie de cet ouvrage.

et de connaissances acquises pour être exercée avec fruit ; ainsi, pour le dire avec M. *Gilbert*, qui a succédé à M. *Mahon* dans la chaire de médecine légale : « Les bienfaits de cette science sont sans « bornes. Il n'est pas une action, un mouvement de « l'homme dans l'état de société qui n'en puisse ré-« clamer l'usage. Elle est de tous les temps, de tous « les lieux : c'est la première, la plus sacrée des « magistratures ; car elle a toujours et uniquement « pour objet le bonheur de l'humanité, le repos et « la sécurité des citoyens (1). »

____

(1) Séance publique de la société de médecine de Paris, 22 pluviose an 9.

SOMMAIRES

DES

CHAPITRES ET SECTIONS

COMPOSANT CE TRAITÉ DE MÉDECINE LÉGALE
ET D'HYGIÈNE PUBLIQUE. *

TOME PREMIER.

PREMIÈRE PARTIE.

MÉDECINE LÉGALE MIXTE , OU APPLICABLE AU CIVIL ,
AU CRIMINEL ET A LA POLICE DE SANTÉ.

CHAPITRE Ier.

* En réunissant les matières contenues dans chaque section avec celles
indiquées à la table alphabétique sur le même sujet, le lecteur pourra
obtenir une doctrine complète sur chaque question médico-légale qui
fait l'objet de ses recherches.

CHAPITRE V.

CHAPITRE VI.

TOME SECOND.

CONTINUATION DE LA PREMIÈRE PARTIE.

CHAPITRE VII.

CHAPITRE VIII.

CHAPITRE IX.

TOME TROISIEME.

SECONDE PARTIE.

MÉDECINE-LÉGALE CRIMINELLE.

CHAPITRE Ier.

CHAPITRE II.

CHAPITRE III.

TOME QUATRIÈME.

MÉDECINE LÉGALE CRIMINELLE.

SUITE DU CHAPITRE III.

DES POISONS ET DE L'EMPOISONNEMENT.

CHAPITRE IV.

CHAPITRE V.

TOME CINQUIÈME.

TROISIÈME PARTIE.

MÉDECINE LÉGALE SANITAIRE, SOIT POLICE MÉDICALE ET HYGIÈNE PUBLIQUE.

CHAPITRE Ier.

Conservation des hommes en général. — Dégénération physique ; grands moyens d'y remédier, dans l'éducation, l'amélioration des lieux, et l'éloignement des maladies endémiques, épidémiques et contagieuses. — Vues générales sur les objets de ce chapitre. Pag. 1

CHAPITRE II.

TOME SIXIÈME.

MÉDECINE LÉGALE SANITAIRE.

SUITE DU CHAPITRE II.

CHAPITRE III.

CHAPITRE IV.

De la police de santé des camps et des vaisseaux , ou de l'hygiène militaire, et de l'hygiène navale. 433

CHAPITRE V ET DERNIER.

De la police de santé des hôpitaux et des prisons. 520

TRAITÉ

DE

MÉDECINE LÉGALE

ET

D'HYGIÈNE PUBLIQUE.

PREMIÈRE PARTIE.

MÉDECINE LÉGALE–MIXTE, CIVILE, CRIMINELLE
ET SANITAIRE.

CHAPITRE PREMIER.

Des différens Ages de la vie humaine, et des moyens de les prouver, à défaut de titres. — De l'Age de la puberté. — Du développement graduel de la raison, et autres questions relatives à la Minorité *et à la* Majorité.

§. Ier. L'AGE n'est pour le jurisconsulte qu'une certaine mesure, une mesure souvent arbitraire du temps qui s'écoule depuis la nais-

AGE; sa définition.

sance jusqu'à la mort ; il est pour le médecin un certain espace de la vie , durant lequel , suivant les changemens et les modifications que subit notre constitution , le corps et l'esprit développent des propriétés particulières. *Ætas est certum vitæ spatium in quo , pro temperamenti mutatione , corporis et animi peculiares vigent actiones* (1).

§. II. Notre vie , en effet, s'écoule comme un fleuve, et nous ne sommes jamais proprement le lendemain ce que nous étions la veille. Chaque époque de nôtre durée est marquée par de grands changemens qui nous rendent dissemblables de ce que nous étions. Les différens systèmes d'organes dont nous sommes composés acquièrent , les uns après les autres , une dominance particulière à laquelle nous obéissons , même lorsque la raison est dans toute sa maturité. Dans l'enfance, par exemple, et jusques à la puberté , dominance des systèmes nerveux et lymphatique , qui dispose aux convulsions , aux engorgemens glanduleux , aux vers , etc...., et qui est accompagnée de la plus grande mobilité au physique comme au moral.

Depuis la puberté jusqu'à vingt et vingt-cinq ans , puissance du système artériel , transport du sang à la tête ; fréquence des hémorragies du nez , maux de gorge , etc.... ; en même temps , tyrannie des organes générateurs , passions tumultueuses , inconséquences répétées.

---

(1) *Paul. Zacchiæ Quæst. med. leg. quæst.* 1.

Depuis vingt à vingt-cinq jusqu'à trente-cinq à quarante ans, même puissance des artères, mais à un degré moindre ; disposition aux maladies de poitrine ; passions moins fougueuses ; désir de la gloire ; stabilité plus grande dans les projets.

Depuis trente-cinq ans plus ou moins, dominance du système veineux ; maladies du bas-ventre et des articulations ; hémorroïdes ; affections gastriques qui influent plus ou moins sur la manière de voir les objets ; soupçons ; défiance ; penchant à l'avarice, etc. Ainsi les affections du corps suivent les modifications successives des organes ; et la force de l'intelligence ou de la raison, dont le perfectionnement est néanmoins entièrement le fruit de l'éducation morale, suit pas à pas les degrés de force ou d'affaiblissement que le corps parcourt avec l'âge.

§. III. Mais le contrat social ne pouvant être obligatoire que pour ceux qui sont capables d'y consentir, la loi de tous les peuples civilisés a établi des époques où le développement de la raison est censé suffisant pour ce consentement ; des époques pour la réunion des sexes ; des époques pour la gestion des biens appartenans à l'individu ; et des époques plus avancées pour gérer les affaires publiques et pour certaines fonctions publiques. Jusqu'au moment de ces époques la loi exempte l'individu de ses rigueurs, elle l'excuse, elle le protége, comme elle excuse et protége les insensés.

§. IV. *La Majorité* est une institution sociale

qui, comme toutes les autres, varie suivant les gouvernemens, les mœurs, les climats.

Le Droit romain, que l'on suivait en grande partie dans le Piémont et dans la Savoie, distinguait trois âges :

La Pupillarité; elle commençait avec la vie, et finissait, pour les garçons, à quatorze ans, et pour les filles à douze ans accomplis. Le pupille ou l'impubère n'avait aucune volonté ; il ne pouvait ni contracter ni administrer.

La Puberté ou *la Minorité;* elle commençait, pour les garçons, à quatorze ans, pour les filles à douze ans accomplis, et durait jusqu'à la majorité, fixée, pour les deux sexes, à vingt-cinq ans dans certains pays, et à vingt-un ans dans d'autres contrées. Le mineur, assisté d'un curateur, était capable de contracter et d'administrer ; mais il était relevé en cas de lésion, qu'il pouvait faire valoir pendant dix ans, depuis sa majorité.

La Majorité; l'individu de tout sexe, ayant accompli sa vingt-cinquième année, était majeur, et pouvait agir comme un père de famille, à moins qu'il ne fût encore sous les liens de la puissance paternelle.

En Turquie, la majorité a lieu à quinze ans. Elle commençait de même chez les Francs, peuple guerrier qui pensait, ainsi que les Turcs, que l'on est homme quand on est soldat. Cet ordre de choses changea chez les Francs, lorsque leurs armes, devenues plus pesantes, se trouvèrent excéder les forces physiques dans un âge si tendre. La minorité fut alors prolongée jusqu'à vingt-un ans.

Par les lois de l'ancien empire germanique

la majorité était fixée à vingt-quatre ans. En France, avant la loi du 20 septembre 1792, la majorité ne commençait, presque dans toutes les provinces, qu'à vingt-cinq ans. Depuis cette époque elle a commencé à vingt-un ans, excepté pour le mariage.

§. V. Dans les débats qui eurent lieu lors de la rédaction du Code civil actuel, ou Code Napoléon, il fut discuté si on fixerait la majorité à vingt-cinq ans, ou à vingt-un ans ; mais enfin, estimant que la capacité naturelle est la vraie mesure de la capacité légale, et croyant reconnaître que cette capacité existe, sinon chez tous les individus, du moins chez le plus grand nombre, à vingt-un ans ; et considérant aussi que ce serait une perte pour la société que de porter l'incapacité civile résultant de la minorité au-delà du vrai, on se détermina à fixer à vingt-un ans le terme de la majorité, excepté pour le mariage et pour quelques fonctions publiques (1).

Jusqu'à cet âge de vingt-un ans accomplis, les individus de l'un et l'autre sexe sont déclarés mineurs (2), et par conséquent le Code ne connaît plus de pupilles, ou pour mieux dire d'impubères. Le mineur est aujourd'hui un vrai pupille, puisqu'il est en tutelle jusqu'à sa majorité.

§. VI. Néanmoins le mineur est émancipé

____

(1) Code Napoléon, §. 482.
(2) *Ibid.* §. 382.

de plein droit par le mariage (1), et, quoique
non marié, il peut être émancipé par son père,
ou, à défaut de père, par sa mère, lorsqu'il a
atteint l'âge de *quinze ans révolus* (2) ; et à
dix-huit ans révolus, par le conseil de famille,
à défaut de père et de mère (3). Il peut, étant
émancipé, administrer ses biens et ses revenus (4) ; et s'il fait un commerce, il est réputé
majeur pour les faits relatifs à ce commerce (5).

Le mineur (sans doute non émancipé, ce
que la loi n'explique pas), âgé de moins de
seize ans, ne peut aucunement disposer (6),
sauf par contrat de mariage ; auquel cas, avec
le consentement et l'assistance de qui de droit,
il peut donner tout ce que la loi permet à
l'époux majeur de donner à l'autre conjoint (7).
Parvenu à l'âge de seize ans, il peut disposer
par testament de la moitié des biens dont la
loi permet au majeur de disposer (8).

§. VII. En matière criminelle, le mineur
paraît être assimilé au mineur émancipé ; et
parvenu à l'âge de seize ans révolus, il est censé
avoir la conscience du bien et du mal moral,
et passible de toutes les peines dont l'applica-

---

(1) Code Napoléon, §. 476.
(2) *Ibid.* §. 477.
(3) *Ibid.* §. 478.
(4) *Ibid.* §. 481.
(5) *Ibid.* §. 487.
(6) *Ibid.* §. 905.
(7) *Ibid.* §. 1096.
(8) *Ibid.* §. 904.

tion peut lui être faite (1). Les enfans de l'un et de l'autre sexe, au-dessous de l'âge de quinze ans, peuvent être entendus par forme de déclaration et sans prestation de serment (2). Si un accusé a moins de seize ans, le président de la cour pose aux jurés la question : s'il a agi avec discernement (3) ; et, passé cet âge, une semblable question n'est plus admise. Jusqu'à cet âge les peines sont graduées suivant le plus ou le moins de discernement, et suivant que l'individu se rapproche plus ou moins de l'âge de seize ans accomplis (4).

§. VIII. L'âge nubile est déclaré pour l'homme à dix-huit ans révolus, et à quinze ans révolus pour la femme (5). Jusqu'alors ils ne peuvent contracter mariage que par des dispenses d'âge, accordées par le Gouvernement pour des motifs graves (6). Toutefois le fils qui n'a pas atteint l'âge de vingt-cinq ans accomplis, et la fille celui de vingt-un ans accomplis, ne peuvent contracter mariage qu'avec le consentement des père et mère ou autres ayant droit (7).

§. IX. Ces dispositions positives de la loi ne seraient susceptibles d'aucun recours aux

---

(1) Code pénal, §. 66.
(2) Code d'instruction criminelle, §. 79.
(3) *Ibid.* §. 340.
(4) Code pénal, §. 66 et 67.
(5) Code Napoléon, §. 144.
(6) *Ibid.* §. 145.
(7) *Ibid.* §. 148.

données de la science de l'homme , si tous les cas avaient pu être prévus , et si les suppositions qui forment nécessairement les élémens de chaque législation étaient en harmonie parfaite avec les lois naturelles.

Mais il peut arriver des cas où l'âge d'un individu ne peut être prouvé ni par titre , ni par possession d'état , ni par témoins , et où il est cependant indispensable de le déterminer , surtout dans les questions importantes d'identité au civil ou au criminel. Il peut arriver des cas où le discernement attribué par la loi à tel ou tel âge n'existe pas encore ; où les menaces , la frayeur et plusieurs autres incidens ont pu arracher un consentement ; et quoique les jurisconsultes aient voulu excuser les rigueurs absolues des lois par l'adage : *Leges fiunt de his quæ vulgò , non de his quæ rarò eveniunt* , cela ne dispense pas les juges d'être équitables , et ne leur ordonne point d'être barbares , lorsque des faits , puisés dans la nature des choses , les autorisent à user de la latitude que leur accordent les idées libérales et la philantropie de nos Codes actuels.

Je diviserai ce chapitre en trois sections.

La première traitera de la marche ordinaire de la nature dans les différens âges de la vie humaine ;

La seconde , des exceptions à cette marche ordinaire ;

La troisième , de l'application qu'on peut faire en médecine légale des principes posés dans ce chapitre.

SECTION PREMIÈRE.

De la marche ordinaire de la nature dans les différens Ages de la vie humaine.

§. X. Aristote, dans son livre *de la vie et de la mort en général*, a établi avec assez de fondement trois gradations générales dans la durée de notre existence : CROISSANCE , CONSISTANCE , DÉCLIN.

Ces gradations , confirmées d'ailleurs par l'observation des maladies et de tous les phénomènes de la vie organique , ont été subdivisées en plusieurs autres parties pour la commodité et l'avantage de l'ordre social. Ainsi la première gradation (croissance) comprend *l'enfance* , la *seconde enfance* et *l'adolescence.* La seconde gradation (consistance) comprend la *jeunesse* et *l'âge viril*; et la troisième gradation (déclin) comprend la *vieillesse* et la *décrépitude.* On a observé , généralement parlant, que chacune de ces subdivisions correspond assez à chaque révolution septénaire , quoique cette règle ait un grand nombre d'exceptions.

§. XI. L'enfance, *infantia*, dont l'étymologie est le mot *infari*, qui ne sait pas parler , est cette période de la vie commençant à la naissance et finissant ordinairement à la septième année bien complète. C'est à cette époque que tombent communément les dents de lait , pour être remplacées par les dents appelées secondaires. L'homme depuis sa naissance jusqu'à l'âge de sept ans n'est pas encore censé avoir aucune idée du bien ou du mal moral : les sensations qu'il éprouve au-delà de ses besoins physiques sont encore confuses et inexactes; les sens de l'ouïe, de la vue et du toucher, privés de l'éducation que l'expérience leur donnera, ne produisent encore rien de distinct ni de correct dans l'intelligence. On a dit de temps immémorial, *que la vérité est dans la bouche des enfans :* cela est .vrai jusqu'à un certain point; car les enfans ne savent pas encore dissimuler, et ils racontent avec naïveté ce qu'ils ont vu, ce qu'ils ont entendu à leur manière, ce qui les a frappés, que ce soit à leur préjudice ou non. Ils sont même ordinairement curieux; mais il faut que la chose soit récente, autrement ils l'ont bientôt oubliée.

Remarquons qu'il existe déjà à cette époque une différence tranchante entre les deux sexes : les filles paraissent plus tôt développées; elles parlent en général plus vite; elles apprennent plus tôt à lire, et ont plus tôt une certaine finesse et une réserve dans les manières; tandis que les garçons, plus passionnés pour les jeux et les amusemens, ne font attention à rien, et sont plus long-temps dissipés. Du reste, le sens du goût, le principal sens qui domine à cet âge, entraîne particulièrement les enfans des deux sexes, subjugue toutes leurs affections, et place toujours à volonté dans leur bouche le mensonge pour la vérité.

MOYENS de prouver l'âge d'un enfant. §. XII. On trouve un enfant qui s'est égaré ou qui a été exposé; il importe à son bonheur futur d'établir son âge, à quelque différence près. La faiblesse et la petitesse de l'enfant, sa peau encore rougeâtre, sa tête molle, les fontanelles fort étendues, ses yeux peu sensibles à la lumière, la saillie du nombril, la mollesse de ses chairs, l'inarticulation et le peu d'étendue de ses cris peuvent faire conclure qu'il est encore dans l'intervalle des quarante jours depuis sa naissance : ses pleurs, sa tête redressée, ses traits formés, son coloris, ses yeux cherchant la lumière ou les objets brillans, son agitation à l'occasion d'un bruit très-fort, et les autres considérations résultant de l'ensemble de sa stature, de la durée de ses sommeils, de ses besoins de téter, etc., pourront le faire placer plus ou moins près du deuxième, troisième, quatrième ou cinquième mois. Le plaisir qu'il témoigne déjà à voir sa nourrice et d'autres personnes, l'habitude de porter ses doigts et tous les corps durs à sa bouche, la facilité avec laquelle il mâche déjà le pain, etc., annoncent l'approche de la dentition, et par conséquent celle du septième mois. La sortie des premières dents, l'apparition successive des autres, des sons qui commencent à s'articuler dans la bouche, la jalousie pour sa nourrice, les autres petites passions qui commencent à naître, et le développement rapide des forces physiques, rapprochent le petit être du terme des enfans d'un an. A cet âge le nourrisson n'éprouve plus ce mouvement fréquent qui ressemble au hoquet, qu'il avait souvent dans les premiers mois ; il commence à pouvoir retenir ses excrémens ; il balbutie des mots ; il se soutient sur ses jambes ; il préfère souvent des alimens au sein , et il fait tous les jours de nouveaux progrès vers le développement de ses facultés. Cependant les enfans sont plus ou moins retardés dans la marche et dans le parler , en raison de la vigueur et de la santé ; et pour fixer l'âge d'un enfant depuis qu'il a été sevré , jusqu'à sa septième , huitième et même dixième année , il faut avoir égard aux maladies auxquelles il a pu être sujet , et qui auront retardé son accroissement. Un enfant peut paraître très-jeune d'âge , relativement à sa stature , et être déjà âgé ; mais il faut faire attention que ces enfans ont ordinairement sur le visage un air vieux , air que j'ai observé quelquefois , même dès la naissance , et qui pronostique , ou qui décèle le rachitisme , le carreau ou les écrouelles. Ces enfans ont aussi beaucoup plus de connaissances que leur âge apparent ne semblerait encore le permettre.

§. XIII. La seconde enfance , *pueritia* , commence avec la huitième année , et se termine à l'âge de puberté , c'est-à-dire , dans toutes les régions tempérées , à l'âge de quatorze à quinze ans pour les garçons , et à douze à treize ans pour les filles. Les individus de cet âge se nomment *pueri* , c'est-à-dire purs ou impubères ; ils sont censés ne pas jouir encore de l'usage complet de la raison.

Ici le corps prend son accroissement en longueur ; le tronc et les membres sont effilés , la voix est grêle , et l'individu commence à aimer un peu moins le mouvement. Sans dire que la raison existe déjà , il est certain qu'il commence à y avoir un certain discernement de ce qui est devoir et de ce qui ne l'est pas dans l'usage de la vie domestique. La preuve en est, que tel enfant qui se fesait idolâtrer par ses tours de gentillesse, est à présent timide, sournois et paraît avoir dégénéré, quoiqu'il soit toujours le même avec ses camarades. On peut regarder cette sorte de morosité comme un caractère distinctif de cette période de la vie, qui continue jusqu'à la puberté, époque où elle cesse chez les garçons, et où elle est remplacée par l'audace, la hardiesse, et même la témérité.

§. XIV. L'adolescence ou la puberté com- *ADOLESCENCE*
mence, comme nous venons de le dire, à qua- *OU PUBERTÉ.*
torze ans environ pour les garçons, à douze ans pour les filles, et finit à vingt-un, vingt-deux, vingt-trois, ou vingt-quatre ans, suivant les constitutions et les climats. C'est l'âge où le corps achève de prendre son accroissement en longueur, où il reçoit les formes que l'individu conservera jusque vers le milieu de la virilité, où les sucs nourriciers qui ne servent plus à la perfection des organes produisent la barbe chez l'homme, et le corps graisseux qui embellit sa compagne, où enfin, et ce qui est le principal, l'homme est devenu capable de perpétuer son espèce.

§. XV. Les changemens qui s'opèrent dans l'âge nubile sont un bel exemple de la grada-tion du développement des fonctions des orga-nes : jusqu'ici l'appareil générateur était resté comme inutile et ignoré du jeune adolescent, et le sang des artères spermatiques, qui va aujourd'hui donner une nouvelle vie à cet appareil, avait paru jusqu'à présent se dévier pour la nutrition d'autres parties. Enfin l'époque est arrivée, elle se signale, dans toutes les classes d'animaux, par une audace qu'ils n'avaient pas montrée jusqu'ici. Le jeune garçon commence par éprouver à la verge un gonflement et des titillations qu'il ne connaissait pas; le scrotum et les testicules paraissent plus développés; l'humeur spermatique commence à se séparer. Ce n'est d'abord qu'une liqueur claire et sans propriété fécondante : mais bientôt elle s'épaissit; elle acquiert une odeur forte, et cette couleur jaunâtre qu'elle a toujours lorsqu'elle n'est pas mélangée avec l'humeur de la prostate. Alors les organes ont atteint leur perfection; alors poussent les poils du pubis, des aines, et des aisselles; la glotte se dilate, et la voix passe de l'aigre au grave; le caractère pétulant de l'individu est, pendant quelque temps, eu égard à nos institutions morales, plus calme et plus réservé; les maladies chroniques stationnaires disparaissent tout-à-fait, ou prennent de l'intensité; le corps entier acquiert même quelquefois un accroissement rapide.

Eunuques. §. XVI. Ces grands changemens paraissent être entièrement l'effet de la sécrétion de la liqueur séminale, de son accumulation et de sa réabsorption. Le jeune garçon en acquiert plus de vigueur, plus de courage ; ses muscles deviennent plus forts et plus prononcés; propriétés que l'homme partage avec tous les animaux, et dont ne jouissent pas ceux qui ont été privés de bonne heure, par la castration, des parties génitales, ainsi que ceux qui, épuisés par la masturbation ou par la débauche, ont vieilli avant le temps. Ces signes de puberté sont donc très-évidens ; mais à quoi reconnaîtra-t-on, à pareille époque, l'âge des eunuques ?

Il est à remarquer que les eunuques ont un caractère particulier qui les distingue au physique et au moral de l'homme et de la femme. 1° Il est démontré chez l'homme qu'à l'époque de la puberté l'ouverture de la glotte s'agrandit rapidement dans tous les sens, **et** souvent dans la proportion de 5 à 10. Dans les sujets qui ont subi la castration, le larynx au contraire ne se développe point, il ne forme pas la protubérance, dite *pomme d'Adam*, plus que chez les femmes et les enfans, et la glotte reste étroite comme chez ces derniers individus. 2° Comme les muscles et les os restent long-temps mous, le corps a déjà acquis une grande masse au même âge où un autre adolescent n'est encore qu'élancé, tandis qu'au contraire la tête qui n'a pas cru en proportion est ordinairement petite relativement au volume du corps. 3° Le sternum est court comme chez les femmes, et le thorax conserve un diamètre presque égal, tant dans les parties antérieures et postérieures que dans les latérales, ce qui rend la respiration plus libre et plus aisée, et favorise singulièrement les *castrati* dans les fonctions auxquelles on les destine. 4° On sait qu'ils conservent toute leur vie la voix grêle, qu'ils n'ont jamais de barbe, et qu'ils sont rarement chauves. 5° Ils sont ordinairement très-disproportionnés dans les membres abdominaux. 6° Ils sont dès leur enfance, et durant toute leur vie, timides et cruels, fourbes et dissimulés. Dès l'âge de dix à douze ans ils commencent à grossir, et conservent toute leur vie un embonpoint qui cache le nombre de leurs années, de sorte qu'à défaut de titres, je doute qu'on puisse déterminer, depuis l'âge de douze ans jusqu'à celui de soixante, la véritable époque de la vie d'un eunuque.

ORGANES SEXUELS; leur développement.

§. XVII. La même crise s'opère également dans les organes générateurs de l'autre sexe. Peu auparavant les parties sexuelles de la jeune fille étaient peu développées, et leur silence répondait à l'innocence de ses pensées ; les ovaires n'avaient rien de bien distinct ; les sinus utérins, peu saillans, ne contenaient qu'une humeur séreuse ; les seins ne différaient guère de ceux des garçons du même âge ; une confiance réciproque et sans réserve présidait aux jeux et aux amusemens des filles et des garçons. Arrive l'âge du développement des organes utérins, et tout à coup les vaisseaux spermatiques et hypogastriques augmentent d'action, s'agrandissent, s'allongent, et déterminent l'afflux du sang vers des parties à peine soupçonnées auparavant. Le pubis se recouvre de poils, les mamelles grossissent, les règles commencent à couler, et la pudeur, cette arme si puissante de l'amour, vient, pour la première fois, établir une distinction morale entre les deux sexes. J'ai vu la chose se passer ainsi, sans préludes et sans douleurs, chez plusieurs filles, étonnées, le matin en se levant du lit, d'apercevoir du sang. D'autres fois l'écoulement des premières règles est précédé de douleurs sourdes, et souvent même très-aiguës, de pesanteur dans les lombes, de pustules cutanées, quelquefois d'un écoulement en blanc, avec fréquence du pouls, douleur de tête, cercle noirâtre autour des yeux, abattement, mélancolie et difficulté de se mouvoir; incommodités qui cessent enfin lorsque la détermination vers l'utérus est bien établie, et que la menstruation est devenue régulière. Quelquefois cette crise ne peut pas s'établir, et l'état d'indécision qui subsiste amène diverses altérations dans les fonctions, surtout dans celles du cerveau, qui produisent une sorte de démence temporaire dont l'existence ou la possibilité pourra, dans quelques circonstances, fixer l'attention du médecin légiste.

§. XVIII. Les anciens ont disserté longuement sur les causes qui déterminent plus tôt la puberté chez les filles que chez les garçons ; et quoique cette question paraisse oiseuse dans le barreau, je crois pourtant que son exposition pourra avoir quelque part son utilité.

La puberté ne doit pas s'entendre seulement par rapport aux qualités physiques, à la propriété génératrice, mais encore par rapport au degré de discernement : or il était déjà connu d'Hippocrate que sur ce point les filles étaient aussi plus précoces que les garçons : *propter corporis imbecillitatem id evenit puellis,* disait le divin vieillard, *ut citiùs quàm mares pubescant, sapiant, et consenescant* (1). Aristote pensait de même (2). L'expérience d'ailleurs le prouve davantage que toutes les autorités.

Galien, adoptant le sentiment d'Hippocrate et d'Aristote, a trouvé cette raison dans le degré moindre de perfection de la femme, et dans sa constitution naturellement humide ; d'où il suit qu'il lui faut moins de temps pour atteindre le degré de perfection qui lui est propre qu'il n'en faut à l'homme, considéré à juste titre comme plus parfait que la femme, tant pour les qualités du corps que pour celles de l'esprit. Mais, ainsi qu'en toutes choses, ce qui est plus parfait est achevé plus tard que ce qui l'est moins, de même la femme a-t-elle plus tôt pris son accroissement, est-elle plus tôt prête à féconder ; et, par la même raison, est-elle plus tôt stérile, vieillit-elle plus vite (3). Ainsi, en considérant les deux substances qui composent l'homme, l'âme et le corps, voit-on que ce sont d'abord les fonctions qui appartiennent au corps qui se perfectionnent ; viennent ensuite celles de l'intelligence, comme supérieures à tous les objets corporels.

Relativement à la constitution humide de la femme, il n'est pas douteux que cette manière d'être ne favorise singulièrement l'extension des parties dans tous les sens, d'autant plus que chez elle les muscles ont moins de

------

(1) *Lib. de sept. part. in fin. et in lib. de nat. puer.*
(2) *De gener. anim. cap.* 6.
(3) *Galen. de usu. part. corp. hum.*

volume; que ses os sont moins durs et moins tubéreux ; que son crâne est plus petit et a moins de saillie ; que les vaisseaux de sa tête ont un moindre diamètre que chez l'homme ; et que son tissu cellulaire, plus lâche , est plus rempli de graisse que de sang.

Mais le fait est que le but de la nature en formant la femme a été particulièrement la propagation de l'espèce , et l'on ne peut méconnaître cette cause finale en voyant la disposition des parties , même dès les commence mens de la formation du fœtus humain : tête plus petite, poitrine moins longue, ventre plus proéminent, bassin très-évasé, extrémités inférieures plus amples que les supérieures; successivement, artères hypogastriques et autres du bas-ventre très-amples et plus amples que chez les hommes; ce qui va toujours en croissant, et produit sans cesse dans les parties correspondantes une sorte de pléthore qui en accélère le développement. Au contraire, dans les fœtus mâles, tête, poitrine, extrémités supérieures plus saillantes , plus manifestées; organes de la génération ne se développant que très-lentement ; artères spermatiques très-petites et contenant peu de sang ; direction de la nutrition pendant longues années vers les os et les muscles pour la force et la solidité , vers la tête, dont les artères sont plus amples pour la perfection de l'organe encéphalique, etc. (1).

La femme est donc constituée pour parvenir plus tôt à la puberté , pour acquérir plus tôt

---

(1) Voyez là-dessus mon Essai de Physiologie positive, tome. III, §. 772 jusqu'à 778.

un certain degré d'accroissement ; et , ainsi que nous l'avons dit , la raison ne se perfectionnant qu'après l'accroissement, il en résulte que la raison de la femme est plus tôt perfectionnée ; j'entends cette raison commune suffisante dans les choses ordinaires de la vie, et dont l'abus est compris dans l'acception de *malitia*.

GRADATIONS dans l'âge d'adolescence.

§. XIX. Zacchias (1) établit avec raison trois gradations dans l'âge d'adolescence ou de puberté : puberté commençante, qui a lieu plus ou moins à l'âge de quatorze ans ; puberté entière , de dix-sept à vingt ans, et puberté ou adolescence , achevée et parfaite de vingt à vingt-cinq ans. Ces nuances doivent en effet être distinguées , soit relativement à la capacité de la génération , soit relativement à la maturité du discernement. Il est évident que quelque apparentes que soient les fleurs de l'âge nubile , elles ne sont pas tout de suite propres à produire des fruits. Il est évident aussi que , tandis que s'opère encore le travail de l'accroissement , il doit n'y avoir que très-peu de force dans le discernement. Pour déterminer, à défaut de titres, l'une de ces trois gradations, on peut tirer des inductions de la barbe , de la stature et des traits plus ou moins formés du visage.

Le pubère n'a pas de suite de la barbe , car elle n'est que le produit du superflu de la nutrition. Les deux sexes , parvenus à l'âge nubile, ont le bas du visage revêtu d'un léger

---

(1) *Quest. med. leg. quest.* 6.

duvet, qui tombe chez la jeune fille vers l'âge de vingt ans environ, et qui est remplacé par la barbe chez les garçons. Il est rare qu'on ait une véritable barbe avant l'âge de vingt à vingt-un ans, à moins qu'on ne se soit fait raser avant le temps. Elle ne pousse même, chez quelques individus, que beaucoup plus tard, et quelquefois elle ne pousse jamais ; mais ces personnes ont une physionomie et une voix féminine, et se rapprochent beaucoup de la constitution des eunuques.

C'est principalement par le son grave et net de la voix, et par l'achèvement de la croissance, qu'on peut estimer que l'individu est dans un état entier et parfait de puberté. Il est de fait qu'à cet âge le corps se développe en tous sens beaucoup plus vite que dans tout autre temps égal de la vie. Les mœurs deviennent beaucoup plus graves, et l'esprit commence à acquérir une solidité qu'il n'avait pas auparavant.

Un tempérament particulier commence aussi à se former ; car, jusqu'alors, il n'y avait guère que le tempérament, commun à l'enfance, lymphatique et nerveux. Le visage prend une physionomie, et l'on peut commencer à lire dans ses traits quelles sont les passions naissantes qui domineront un jour l'individu.

Sans doute, dès l'apparition des signes de la première puberté, il y a faculté de discerner le bien d'avec le mal ; mais les premiers pas de l'adolescent sont entraînés vers le plaisir, d'autant plus puissant qu'il est nouveau ; il s'établit en lui différens combats où la raison n'a

pas toujours le dessus. Une éducation soignée
parvient bien à comprimer cette effervescence
de la nature, mais le raisonnement et la prudence, qui sont le complément des facultés
intellectuelles, ne s'acquièrent que par la maturité de l'âge; et ce n'était pas sans raison
que l'ancienne loi donnait un curateur au pubère jusqu'à la majorité et qu'elle ne regardait pas tant au civil qu'au criminel les actions
qu'il faisait comme le produit d'un plein et
entier discernement.

§. XX. La division en trois gradations de
l'âge de puberté est utile non-seulement pour
les questions relatives au discernement, mais
encore pour celles qui ont rapport à la génération. Tous les anciens médecins ont observé
avec raison que la puissance du congrès n'é-
tait pas la puissance d'engendrer. On voit en
effet des impubères, déjà capables d'érection,
s'unir intimement avec leurs compagnes sans
qu'il résulte rien de cette anticipation vicieuse. Il est probable, dans la plupart des
cas, que la première gradation n'est pas encore propre à engendrer, quand bien même
la volupté accompagnerait l'acte ; car il n'est
point d'organe sécrétoire aussi lent que celui
de la liqueur prolifique, et il faut au moins
six mois depuis l'apparition des premiers signes
de la puberté pour que la liqueur du mâle,
de séreuse, claire et inféconde qu'elle était,
devienne épaisse, jaunâtre, odorante et propre à féconder. Il en est autrement des femmes;
l'expérience prouve qu'en général elles peuvent
concevoir dès l'instant qu'elles commencent à

être réglées, et que quelques-unes même sont devenues mères dès les premiers avant-coureurs d'une puberté naissante.

§. XXI. La jeunesse succède à l'adolescence, pour être remplacée par la virilité, vers la trente-cinquième ou quarantième année de la vie : et quoique les jurisconsultes ne parlent pas de cette division, elle n'en existe pas moins dans la nature. La loi l'admet tacitement, puisqu'elle exige l'âge de trente ans, comme âge plus prudent, pour certaines fonctions publiques. C'est l'âge de consistance qui succède à l'accroissement, âge où les forces vitales n'étant plus employées à pousser au dehors, se concentrent intérieurement, se ramassent pour se fortifier encore, et centupler la vigueur du corps et celle de l'esprit; âge robuste, âge des guerriers, des héros, des entreprises, des découvertes, et de tous les genres de prodiges dans les beaux-arts. A cet âge tout est vivace; l'action du cœur et des artères domine sur tous les autres systèmes, ainsi que le prouvent l'anatomie et les maladies qui sont généralement inflammatoires. Il n'est pas aisé, au surplus, de dire au juste l'âge d'un individu, depuis vingt-cinq jusqu'à trente-cinq ans, parce que, durant ce laps de temps, le corps éprouve peu de changemens, à moins que l'on n'en juge par la force et la roideur de la barbe, par la justesse du raisonnement, et par le degré de prudence qui éclate dans les actions et dans les discours. Il est encore moins aisé de l'établir pour les femmes, qui, par leur destinée particulière, ont acquis en général leur degré de consistance dès qu'elles peuvent devenir mères, et qui ne sont plus susceptibles, jusqu'à l'âge de cinquante ans, des gradations qui s'observent dans le sexe masculin.

§. XXII. Hippocrate et son commentateur Galien comparaient la jeunesse à l'été, et l'âge viril à l'automne, voulant dire par-là, qu'ainsi que l'automne est moins chaud que l'été, de même l'âge viril avait moins de chaleur que la jeunesse. Quoiqu'il ne paraisse effectivement qu'une continuation de celui qui le précédait, l'âge viril est le commencement du décroissement; c'est le premier terme de la vieillesse. A trente-cinq ou quarante ans, le domaine du système artériel commence à décroître. Il s'établit pendant quelque temps un équilibre entre ce système et le système veineux, qui finit enfin par dominer à son tour. L'habitude générale de l'homme prouve qu'il s'est opéré chez lui une révolution. Il n'a plus ce même feu, cette même vigueur; il grossit, son ventre prend de l'embonpoint, tous ses mouvemens et toutes ses manières participent de la gravité dont sa personne est entourée. Au lieu de maladies actives, il devient plus particulièrement sujet à la polysarcie, aux amas d'humeurs, aux embarras des viscères, aux hémorrhoïdes, aux douleurs articulaires, enfin à toutes les maladies chroniques et passives. Quel changement ne s'est-il pas opéré dans ses mœurs!.... Pendant sa jeunesse il formait mille projets; son imagination jetait du charme partout; elle créait la peinture, la poésie, la déclamation ; elle faisait cent fois plus grand ce qui était grand, et cent fois plus petit ce qui était petit ; aujourd'hui, débarrassé de ces aimables chimères, l'homme est seul avec lui-même, avec son jugement, avec les choses telles qu'elles sont ; il craint davantage, il espère moins !.... Aussi tous les gouvernemens anciens et modernes qui ont montré le plus de sagacité ne livrent-ils à la jeunesse que les emplois où il ne faut que de l'audace et du courage, pour confier à un âge plus mûr ceux où il faut de la prudence, du calme et de la réflexion.

On peut ajouter à ces caractères généraux, que la barbe est devenue plus touffue et plus rude ; que les poils, sorte d'excrément du corps, se sont multipliés partout ; que les sourcils sont devenus plus fournis et plus rapprochés ; que le front commence à avoir des rides ; que la physionomie, indiquant telle ou telle passion dominante, est plus prononcée ; qu'enfin le visage est plus ou moins raccourci, et ses traits plus ou moins changés, suivant que l'individu s'éloigne ou se rapproche davantage du terme de la vieillesse.

§. XXIII. Dans tous les temps on a eu des égards ou de la pitié pour la vieillesse : elle a été honorée au civil, et elle a été traitée avec plus de douceur au criminel ; déjà les lois anciennes l'exemptaient des horreurs de la question. Il peut donc devenir très-utile d'établir cet âge par des preuves physiques, à défaut de preuves morales.

Les lois des différens pays ne sont pas absolument d'accord sur le temps où commence la vieillesse; les unes l'ont fait commencer à cinquante ans, les autres à soixante, les autres à soixante-quinze, et le Code pénal actuel des Français paraît la faire commencer à soixante-dix ans (1). C'est que cette gradation de la vie humaine, caractérisée par le décroissement apparent des forces du corps, n'est pas généralement facile à fixer, comme nous le verrons à la section suivante. Il est des individus si heureux, qu'ils conservent les attributs de la virilité jusqu'aux derniers instans d'une longue carrière; et d'autres si malheureux, qu'ils les perdent de très bonne heure.

A proprement parler, nous vieillissons dès l'instant que nous commençons à cesser d'être jeunes; ou plutôt les mêmes causes qui amènent notre développement préparent notre destruction dès l'instant même de la naissance. Peu à peu la charpente osseuse augmente en solidité; plusieurs vaisseaux s'oblitèrent; le tissu muqueux s'affaisse; la peau, les tendons, les glandes conglobées, les viscères, le cerveau même, acquièrent plus de densité; les muscles, devenus moins irritables, se changent en tendons; les nerfs diminuent de sensibilité; tous les sens s'affaiblissent, excepté celui du goût; la force du cœur diminue, et le pouls offre moins de pulsations; les humeurs excrémentitielles ne sont plus aussi abondantes; les larmes sont plus rares; l'humeur aqueuse diminue de volume, et la cornée perd de son éclat; les yeux n'ont

---

(1) Code pénal, art. 70 et 72.

plus la même expression ; la liqueur prolifique
devient plus claire et moins abondante ; et
quoique les désirs existent encore, les muscles
érecteurs obéissent moins à la volonté : successivement, les jambes faiblissent sous le poids
du corps, devenu courbé et un peu raccourci
par l'affaissement des cartilages interverté-
braux ; les os sont plus fragiles ; les poumons
plus sujets à s'engorger ; les sinus frontaux sont
plus saillans, et les yeux en paraissent plus enfoncés ; les joues s'affaissent ; la partie inférieure de la face se raccourcit par la chute des
dents et le resserrement des gencives ; le nez
s'allonge, et le menton se recourbe ; la barbe,
les poils, les cheveux blanchissent, et quelquefois ceux-ci tombent ; la peau, devenue
dense et coriace, présente partout des rides :
elle a perdu son éclat ; elle est rude, sèche,
terne, d'une couleur terreuse.

§. XXIV. Tels sont les signes généraux qui
annoncent l'arrivée ou la présence de la vieillesse amenée par le nombre des années ; car
il y en a une autre qui dépend des maladies.
Ainsi, lorsqu'on sera appelé pour prononcer
sur cet âge, on aura égard :

1° A la blancheur des cheveux, de la barbe
et des poils, si cependant cette blancheur n'est
pas naturelle à l'individu, comme il arrive
quelquefois ;

2° A la forme du visage, à ses rides, à la
couleur mate et cendrée de la peau ;

3° A la diminution de la vigueur du corps
et de l'activité des sens ;

4° A l'état de roideur des articulations ; et,

chez les ouvriers, au cal qui se trouve à la paume des mains ou à la plante des pieds, à l'allongement du calcanéum pour les voya-geurs à pied ; aux bosses, à l'augmentation d'un membre aux dépens d'un autre, ainsi qu'il arrive dans quelques professions, etc. ;

5° Au commencement de courbure de l'é-pine du dos;

6° A l'état des mâchoires, du pouls, etc. on jugera que l'individu est plus ou moins éloi-gné, plus ou moins rapproché de la virilité ou de la décrépitude, d'après ces différens carac-tères plus ou moins saillans.

§. XXV. Chez les femmes, l'époque de la vieillesse légale est beaucoup plus avancée ; on les juge vieilles à l'âge de quarante-cinq à cinquante ans. Alors l'utérus et ses dépendan-ces qui avaient anticipé sur les autres parties, ayant acquis une densité qui ne peut plus être surmontée aussi facilement par les forces du cœur, les mois cessent entièrement de couler, et la femme (à part quelques excep-tions qui ne font pas règle) perd la faculté d'être mère. Mais, à cette époque, le sang, qui ne peut plus se distribuer dans les lieux accoutumés, prend une autre route ; et cette révolution, qui se fait dans un ordre inverse, soustrayant la femme à l'influence utérine, pro-duit un changement notable dans ses mœurs, dans ses affections et dans sa constitution phy-sique. Elle est vieille sans doute relativement à la fécondation ; souvent les incommodités qui naissent de l'âge critique hâtent le terme de la vieillesse absolue ; mais, lorsque cet âge se passe sans accidens, la femme n'en devient pas plus vieille que l'homme, absolument parlant ; elle paraît au contraire souvent se conserver plus long-temps, à cause de la mollesse de ses chairs, de la moindre densité de ses os, et de la vie paisible et retirée qu'elle mène. Du reste, si elle a perdu du côté des agrémens et de la fécondation, elle a gagné du côté de l'esprit. L'âge de quarante-cinq à cinquante ans est, en général, chez le beau sexe, celui de la maturité de la raison ; celui où la légèreté, qui d'ailleurs en faisait le charme, est remplacée par des goûts plus solides et plus rapprochés de la raison humaine.

§. XXVI. Le dernier terme de la vieillesse DÉCRÉPITUDE. est appelé la décrépitude. Il n'est pas moins essentiel de caractériser cet état, puisqu'il fait rétrograder l'homme alors placé, par la faiblesse de son esprit, au nombre des malades, des enfans et des imbécilles ; puisqu'enfin il s'en faut beaucoup que tous les vieillards meurent décrépits.

Cet état est caractérisé par la presqu'entière abolition de la sensation, par la perte du jugement, de la réflexion et de la mémoire, par la débilité extraordinaire des muscles, par le froid presque continuel des extrémités, l'insensibilité des organes générateurs, la constipation opiniâtre, ou l'excrétion alvine involontaire ; par la rareté des pulsations, et souvent même par leur intermittence ; de manière que le mouvement du cœur et des artères s'affaiblissant de plus en plus, le vieillard décrépit, déjà mort en détail, finit enfin par mourir tout-à-fait. Chacun aura fait la remarque que les vieillards deviennent insensibles aux affections qui les avaient le plus touchés, et que cette insensibilité augmente à mesure qu'ils approchent de la décrépitude. Il semble qu'étant prête à s'éteindre, la vie se concentre. En effet, nous commençons par perdre l'usage des sens et des muscles volontaires, et par devenir étrangers à ce qui nous environne ; mais le sentiment du *moi* est sans cesse éveillé par le sens du goût, le dernier à s'éteindre, et par la vigueur soutenue des organes digestifs. Le vieillard décrépit conserve jusqu'à la fin un grand appétit, et souvent il expire peu après avoir fait un bon repas.

Les facultés de l'âme suivent-elles toujours à proportion le dépérissement de celles du corps ? c'est ce que nous aurons lieu d'examiner dans la section suivante.

SECTION II.

Exceptions à la marche ordinaire de la nature dans le développement et le décroissement des facultés du corps et de celles de l'esprit.

Développement hâtif ou retardé.

§. XXVII. L'exposé qui vient d'être fait des grandes divisions des différens âges de la vie, et des progrès des forces du corps et de de l'esprit à ces diverses époques, n'est pas si rigoureusement vrai qu'il ne puisse donner lieu à aucune exception, et qu'il commande dans tous les cas une application exclusive des principes énoncés. Rien n'est moins stable que ce qui appartient à l'homme ; rien n'est plus impressionnel que la faible humanité. Des jeux de nature, le climat, la situation et l'exposition des pays qu'on habite, l'éducation, le genre de vie, la nourriture, les maladies et la constitution héréditaire, occasionent une si grande variation dans notre manière d'être dans toutes les périodes de notre vie, qu'on s'exposerait souvent à être injuste, si l'on voulait s'en tenir invariablement à une règle positive.

§. XXVIII. Ainsi, pour commencer par l'enfance, il n'est aucune loi fixe pour l'époque de la sortie des dents. Des enfans en ont de très-bonne heure, et d'autres très-tard; des enfans marchent et jargonnent à un an; d'autres sont beaucoup plus tardifs. Il faut qu'on fasse bien attention que notre état moral influe déjà sur l'enfance, et que si les anciens ont parlé d'époques fixes pour tel ou tel événement de la vie humaine, ils ont parlé dans un temps où l'on était plus près de la nature, dans ce temps qui a été chanté par Homère, et dont on trouverait à peine aujourd'hui l'analogue dans nos campagnes.

Il est généralement vrai que l'enfant grandit toujours plus lentement à mesure qu'il s'éloigne de l'époque de sa naissance. Il grandissait chaque mois de plus d'un pouce et demi dans le sein maternel; dès qu'il est né cette proportion de croissance va chaque année en diminuant, et elle n'est bientôt plus par année, jusqu'à la puberté, que ce qu'elle était par mois; néanmoins il est quelques exemples de développemens rapides dans les premières années de la vie qui donnent à l'enfant de sept à huit ans la stature d'un adolescent ; mais remarquons que ces individus vivent peu, et que la force impulsive, trop tôt épuisée, les fait périr de vieillesse anticipée ordinairement, avant l'époque la plus commune de la puberté. L'autopsie cadavérique d'un enfant de neuf ans, grand comme s'il en avait dix-huit, m'a fait voir un anévrisme au cœur et à la crosse de l'aorte.

§. XXIX. Il est vrai aussi généralement que la croissance du discernement suit pas à pas celle des forces du corps ; et cependant il y a eu de temps à autre des enfans célèbres par le développement prématuré des facultés intellectuelles, tels que *Barratier*, *Postel*, *Bignon*, *Pic de La Mirandole*, et autres, dont les dictionnaires historiques nous ont conservé les noms et les actions vraies ou supposées ; véritables prodiges, montrant à l'âge de sept à huit ans une érudition que beaucoup d'adultes auraient de la peine à posséder à l'âge de vingt-cinq à trente ans. Cela prouve que l'esprit peut, ainsi que le corps, être également très-hâtif ; mais il est arrivé à ces savans prématurés ce que nous avons dit arriver dans l'accroissement rapide : l'âge de la décrépitude s'est montré beaucoup plus tôt que dans les sujets ordinaires. Ainsi, dans ces temps de forfanterie où les instituteurs flattent les parens par des représentations théâtrales, et dont les élèves font preuve de très-grands efforts de mémoire, j'ai vu de ces enfans qui, à l'âge de dix ans, avaient surpris les spectateurs par leur allure de comédiens consommés, être totalement usés et presque idiots à l'âge de quinze à dix-huit ans. Il en est de l'homme comme des fruits ; ceux dont l'on hâte la maturité sont les plus tôt corrompus.

§. XXX. Quoique innée, l'intelligence dans l'homme se nourrit cependant et s'accroît des exemples et des leçons des institutions sociales ; autrement, elle reste brute. Aussi observe-t-on en tout une grande différence entre l'habitant des villes et celui des campagnes ; entre ceux des pays qui cultivent les arts et le commerce, qui sont parcourus par les voyageurs, et ceux qui sont confinés dans des lieux reculés, loin des grandes routes ou dans des villages et sur des montagnes. On voit les enfans des premiers beaucoup plus précoces que ceux des derniers ; l'on sait aussi que, tout étant égal d'ailleurs, l'enfant qui est élevé parmi d'autres enfans est plus tôt développé que celui qui est élevé seul.

Le climat a certainement beaucoup d'influence, comme nous le verrons plus bas, sur l'accélération ou le retardement de l'accroissement de l'esprit et du corps ; mais l'esprit a besoin particulièrement du concours des circonstances morales. Lorsque je voyageais dans les différentes communes du département des Alpes-Maritimes pour en faire la statistique (1),

____

(1) Comme j'aurai souvent occasion de parler de ce travail statistique dans le courant de ce traité, pour lequel m'ont beaucoup servi les recherches que je fis

partout, dans la partie méridionale du départ-
tement, l'on me fesait faire l'observation que,
depuis le changement de gouvernement, les
enfans étaient beaucoup plus vite développés,
soit pour le parler, soit pour le marcher. Je ne
pus alors (1801 et 1802) regarder cette amélioration que comme un effet de la révolution
qui s'était opérée autant dans les esprits que dans

---

alors en population, en médecine, physique, histoire
naturelle, etc. , et qu'il n'est pas encore publié, je demande au lecteur la permission de lui exposer le jugement que M. lesénateur Chaptal, alors ministre de l'intérieur, en a porté dans le temps, et qu'il exprima
d'ailleurs dans un des Moniteurs de l'an XI, antécé-
dent à la lettre ci après : ce que je fais, non pour en
tirer vanité, ou pour tout autre motif, mais seulement
pour nourrir la confiance en ce que j'aurai occasion de
rapporter.

Paris le 26 floréal an XI.

Le Ministre de l'intérieur, au citoyen Foderé, médecin.

« J'ai chargé le préfet des Alpes-Maritimes de vous
remercier, citoyen, de l'excellent travail qu'il m'a fait
parvenir : mais je veux vous témoigner encore particulièrement ma reconnaissance et mon estime. Votre
mémoire est très-bien fait, je vous le dis avec plaisir. Il
est dans le nombre de ceux dont je crois que la publication sera la plus utile. J'ai regret seulement que vous
n'y ayez pas joint les tableaux dont j'avais envoyé le
cadre au préfet. Je désire qu'il vous soit possible de vous
en occuper. J'en serai reconnaissant. Vous voyez que
je me fais de votre zèle et de votre bon esprit un titre
pour vous en demander une nouvelle preuve ; mais je
vous honore d'une manière digne de vous, et je désire
pouvoir vous donner des preuves de mon estime et de
mon attachement. Je vous salue.

Signé CHAPTAL. »

les choses. Ces hommes, aujourd'hui Français, quoique sujets d'un gouvernement sage, éclairé et paternel , étaient néanmoins abrutis par de vieilles habitudes qui les empêchaient souvent de savoir penser par eux-mêmes. Les Français, venus dans leur pays plutôt en amis qu'en guerriers , ont ouvert une nouvelle carrière aux inquiétudes de l'esprit, en répandant partout leur vivacité et leur loquacité naturelles. Ainsi ce peuple s'est trouvé forcé à sortir de son apathie ordinaire ; cette vivacité s'est communiquée aux enfans, imitateurs de nos gestes ; ils n'ont plus été abandonnés au maillot, et livrés pendant les travaux du jour à la malpropreté ; leur éducation physique est devenue plus soignée. Leurs parens, moins silencieux, plus ouverts, se sont mis à converser plus souvent avec eux ; le sentiment de paternité enfin, qui augmente toujours en raison de la civilisation, étant devenu plus vif, les enfans se sont développés bien plus tôt au physique comme au moral ! .....

Je n'ai pas trouvé les mêmes progrès dans les communes de la partie nord, où les enfans étaient au contraire très-mal soignés et très-retardés sous tous les rapports. Les Français y avaient pourtant aussi pénétré, et y avaient même séjourné plus long-temps ; mais en guerriers ; la guerre y avait été très-opiniâtre, et ses résultats, loin d'adoucir les mœurs, les avaient rendus plus féroces.

La même observation avait été faite par tous ceux qui furent chargés de la statistique des différens départemens ; ce qui détermina sans doute, comme je l'ai déjà dit, le législateur à

fixer l'époque de la majorité à vingt-un ans,
au lieu de vingt-cinq ans.

§. XXXI. Il est nécessaire de remarquer :
1º Que ce développement prématuré que
nous avons observé et que nous observons encore depuis une vingtaine d'années, ne doit
pas servir de règle, parce qu'il peut dépendre
entièrement de la grande excitation où nous
avons été, phénomène rare et qui a toujours
été suivi d'un relâchement proportionné;

2º Qu'en observant avec attention tous ces
enfans, même les plus privilégiés, on découvre
que dans le fait tout leur esprit consiste en un
jargon, en un jeu de mémoire et d'imagination plus précoce, mais qu'ils sont dépourvus
de l'art de modérer leurs petites passions, de
jugement et de prudence, en quoi consiste spécialement la raison, qui ne s'acquiert que par
l'expérience, et par conséquent par la maturité de l'âge. On les voit en effet, comme le
disait *Platon*, et *Galien*, après lui, obéir à leurs
penchans comme les bêtes, et aussi incapables
qu'elles de mettre un frein à leur colère et à
l'instinct qui détermine leurs volontés.

§. XXXII. Les différentes causes mentionnées (§. XXVI) influent plus particulièrement
encore sur l'âge de la puberté, de manière
que tantôt il est très-avancé, tantôt il est très-
retardé, même sous le même ciel et sous le
même gouvernement ; de sorte qu'il est rare
que les lois positives à cet égard aient jamais
pu être d'une application bien exacte à tous
les individus pour qui elles ont été faites.

Ainsi, sous la législation de Rome ancienne et de Rome moderne, qui déclarait la puberté pour les filles à douze ans, et pour les garçons à quatorze ans, Zacchias avouait qu'à peine la douzième partie des vierges romaines était réglée à douze ans, et que même, parmi celles d'un tempérament chaud, beaucoup ne l'étaient pas à la quatorzième année ; que le nombre de celles qui l'étaient à douze ans était fort petit, quoiqu'il y en eût aussi qui l étaient même plus tôt, parmi lesquelles il en avait connu une jouissant d'une excellente santé, et réglée, dans l'ordre conforme à la nature, avant sa neuvième année révolue. Ce grand médecin légiste concluait de tous ces faits que la fixation légale de l'âge nubile pour les filles était plutôt une présomption arbitraire qu'une disposition fondée sur la nature (1). Il en est de même des garçon.

Mais comme, ainsi que nous avons déjà cherché à le développer, le discernement, qu'on suppose exister à cette époque de la vie, n'a réellement lieu qu'après que se sont opérés les grands changemens dans la constitution, ne doit-on pas avoir égard, pour établir la réalité de ce discernement, à la réalité naturelle et non fictive des preuves de la puberté ?

§. XXXIII. On sait que, tout étant égal d'ailleurs, la puberté est très-précoce chez les orientaux et dans les pays situés au midi : la menstruation s'y fait à douze ans, même à onze et à dix,

____

(1) *Quæst med. leg. VI.*

suivant les tempéramens. Il n'est pas rare d'y voir des femmes déjà mères à cet âge ; on y observe pareillement des garçons déjà propres à engendrer à treize, à quatorze ans. En général, dans l'un et l'autre sexe, les désirs allumés de bonne heure par la chaleur du climat et par le développement des parties sexuelles y donnent naissance à des passions véhémentes, à peine connues beaucoup plus tard parmi les habitans des autres contrées. Au contraire, dans les pays froids, la puberté s'annonce beaucoup plus tard; on y voit communément des filles qui ne sont pas encore réglées à dix-sept et dix-huit ans, et des garçons du même âge qui ne connaissent pas encore leur sexe. Je puis assurer qu'il en était ainsi de mon temps dans la haute Savoie et le Valais, quoique ces vallées ne soient pas très-septentrionales. Les voyageurs nous apprennent que les récoltes restent neuf mois en terre dans les pays froids, et seulement deux à trois mois dans les pays chauds et suffisamment arrosés ; n'en est-il pas de même pour l'accroissement des animaux comme pour celui des plantes ?

§. XXXIV. J'ai déjà dit dans un autre ouvrage (1) qu'il n'est pas besoin de se transporter à des distances considérables pour reconnaître l'influence du chaud et du froid sur les progrès de l'économie animale. Chacun peut observer dans sa province, si ses sites sont un peu variés, que la chaleur qui vivifie

____

(1) Essai de physiol. posit. §. 767.

tout, qui hâte le développement des fleurs et la maturité des fruits, rend aussi l'espèce humaine plus précoce dans la faculté de se reproduire ; il ne faut souvent qu'une montagne peu élevée pour établir dans la même contrée une différence très-grande en ces sortes de résultats. Le département des Alpes-Maritimes, pays que j'ai le mieux observé (*note du* §. XXX), nous fournit la preuve la plus complète de ce que nous venons de dire. Ce département, un des plus, méridionaux de la France (latitude 43 degrés 41 minutes 47 secondes), situé du sud-est au nord-ouest, de 12 lieues et demie (25 au degré) de largeur perpendiculaire, depuis les Hautes-Alpes jusqu'à la Méditerranée ; ce département, dis-je, est entièrement composé de bandes alpines concentriques, qui coupent toute sa largeur depuis les grandes Alpes jusqu'à la mer, et qui font de toutes ces vallées intermédiaires presque tout autant de climats différens, où l'on trouve les productions du nord et celles du midi. Or j'ai observé, relativement à la population, les faits suivans et autres que j'aurai occasion de rapporter.

1º Dans toute la partie orientale et méridionale, où la surface du sol, n'étant pas abritée par les montagnes, se trouve sous l'action directe des rayons du soleil et sous l'influence des vents du sud et de l'est, la puberté a lieu pour les garçons à l'âge de quatorze à quinze ans, et pour les filles à celui de douze à treize ans. C'était aussi à cet âge l'époque des mariages à Nice et dans les autres communes méridionales, dans une surface de deux lieues de profondeur jusqu'au village de *l'Escaréna*. Cependant l'âge de vigueur n'y est qu'à vingt ans pour les garçons , à seize ou dix-sept ans pour les filles ; les familles laborieuses et qui ont plus de mœurs ne marient leurs enfans qu'à cet âge.

2° J'ai dit : *Dans ces lieux où la terre n'est point ombragée par des montagnes ;* car tandis qu'à *l'Escaréna* les choses se passent encore ainsi que nous venons de le voir , il y a déjà du retard à *Luceram* , village éloigné de celui-ci de deux heures de chemin à pied , et privé du soleil levant par une haute montagne qui le recouvre. A *Luceram*, les garçons ne sont nubiles qu'à dix-sept ou dix-huit ans, et les filles à quatorze ou quinze ans. Les premiers ne se marient que de vingt à vingt-cinq ans et les filles de dix-huit à vingt-cinq ; l'entière vigueur ne s'y manifeste en ce lieu qu'à vingt-cinq à trente ans.

3° Passant de nouvelles zones , et arrivant à *Lantosca* , après avoir fait trois lieues , on trouve qu'à ce village et dans toute la vallée de la *Visubie* (rivière), l'âge de puberté n'est pour les garçons que de dix-huit à vingt ans , et pour les filles de quinze à dix-huit. Ces dernières se marient de dix-huit à vingt ans , et les garçons de vingt-cinq à trente , époque de la vigueur. On est étonné , dans ces contrées , du peu de discernement dans les deux sexes jusqu'à l'âge de dix-huit à vingt ans.

4° Avançant dans le nord , au pied des grandes Alpes, nous trouvons à *Saint-Étienne,* à *Saint-Dalmas-le-Sauvage* , et dans la vallée d'*Entraunes* , où il fait froid , que la puberté dans les deux sexes n'a pas lieu avant dix-huit ans. J'y ai vu des garçons et des filles de cet âge d'une innocence et d'une ingénuité parfaites. L'époque des mariages est de vingt à trente ans, et ce dernier âge est celui de la vigueur complète.

A Marseille et sur toute la côte, les filles commencent assez généralement à être réglées dès l'âge de onze, douze à treize ans ; et les garçons ne donnent que trop souvent des preuves de puberté à quatorze et quinze ans : cependant j'ai trouvé au cap *Couronne*, plateau demi - circulaire élevé sur la mer Méditerranée, entre les villes de Marseille et de Martigues, terroir sec, aride, découvert, exposé à tous les vents, surtout au terrible nord-ouest, peuplé d'extracteurs de pierres, dont les familles mènent la vie la plus frugale et la plus laborieuse ; j'ai trouvé, dis-je, que la première menstruation, ordinairement difficile, ne s'y faisait guère que de quinze à dix-sept ans, et que les garçons ne commençaient à donner des signes de puberté qu'à l'âge de dix-huit à vingt ans. J'y ai reconnu pareillement dans les deux sexes, jusqu'à cet âge, et même plus loin, très-peu de discernement et des mœurs fort innocentes. J'ai fait les mêmes observations au *Rove*, pays élevé à deux lieues de Marseille. Celui qui rencontrerait des jeunes gens du même âge en pays étranger, les uns de Marseille et les autres des lieux dont j'ai parlé, ne les croirait sûrement pas avoir pris naissance si près les uns des autres, s'il en jugeait par la malice et le discernement ; différence que j'attribue à l'action du vent qui resserre les fibres, et à la pauvreté de la nourriture, ainsi qu'au travail excessif des habitans du *Rove* et du cap *Couronne*.

Loin de la Méditerranée, dans le département de l'Ain (composé de la Bresse, les Dombes et le Bugey), j'observe les mêmes différences. L'habitant des bords des étangs n'est pubère que fort tard ; je vois chaque jour, à l'hôpital, des individus des deux sexes qui ne le sont pas encore à dix-huit et vingt ans ; au contraire, sur les bords de la Saône et dans la position méridionale où se trouve la ville de Trévoux, les jeunes gens sont aussi précoces qu'à Marseille : un garçon de treize ans, natif de Trévoux, ouvrier en plâtre, a rendu enceinte, dans une commune du département de la Meurthe, une fille plus âgée. Le maire de cette commune, demandant des renseignemens sur l'âge du séducteur (mars 1812), ne pouvait croire qu'il n'eût que treize ans, parce qu'il avait déjà un air vieux, de la barbe ; et cependant les registres de l'état civil attestèrent qu'il disait vrai ; et l'on apprit aussi de sa mère, encore vivante, qu'elle avait déjà été féconde à l'âge de douze ans (1).

§. XXXV. Que ne peuvent point pour hâter ou retarder la puberté le genre de vie et l'éducation, qui ont été appelés à juste titre une seconde naissance ! Les alimens succulens, les liqueurs fortes, l'abondance entière, les loisirs, les lits mollets, déterminent très-vite

____

(1) J'ai ajouté cet article, et plusieurs autres, étant médecin en chef de l'hôpital de Trévoux, ce qui fait que je parle souvent au présent.

cette révolution, parce qu'ils favorisent la pléthore. Au contraire, tout ce qui diminue la pléthore, comme la pauvreté, les chagrins, l'abstinence, les alimens peu succulens, une vie trop laborieuse, un lit dur, retardent les approches de la puberté, puisqu'en ce cas la nutrition peut à peine se faire.

Le discernement est bien plus rapide, à âge égal, chez l'enfant de l'homme aisé, à qui on a donné de l'instruction, que chez celui de l'ouvrier toujours réduit pour sa subsistance au strict nécessaire. Observons les passions, nous verrons ce que peuvent, pour les allumer de bonne heure, les exemples domestiques, les discours, les lectures de romans, la musique, etc. ; tout cela fait naître dans les jeunes cœurs le désir ardent de la possession de choses encore inconnues, mais qui ne le seront pas long-temps. Tout ce qui met le sang en mouvement, tout ce qui l'enflamme, les jeux, les ris, les danses, la gaieté, hâtent la puberté ; le silence, le calme, l'ignorance, la tristesse, la monotonie, la retardent.

§. XXXVI. Disons aussi que la constitution héréditaire fait beaucoup pour le développement des caractères de l'âge nubile. Nous voyons tous les jours que l'ardeur des pères pour les plaisirs de l'amour passe à leurs enfans, et qu'il est des générations d'hommes très-vite développés, et d'autres très-retardés (§. XXXIV.) Les tempéramens sanguins et bilioso-sanguins sont plus hâtifs que les tempéramens lymphatiques et *fibrineux* ou musculeux. Les fils de pères jeunes, vigoureux et bien portans, parviennent plus tôt à la puberté que ceux des vieillards, des valétudinaires, des cacochymes, des hommes épuisés par la débauche, les soucis, la fatigue, la mauvaise nourriture.

§. XXXVII. L'enfance est sujette à diverses maladies chroniques, héréditaires ou accidentelles, qui, étant d'une longue durée, retardent beaucoup l'époque de la puberté ; telles sont, entre autres, le rachitisme, les écrouelles, le carreau, et le trop prompt accroissement en longueur : la diète, les médicamens, le repos et la tristesse, dont ces maladies sont accompagnées, détruisent l'énergie des vaisseaux, et préviennent l'état de pléthore nécessaire à la révolution critique ; et cet état, ne permettant pas l'instruction, nuit aussi singulièrement au développement des facultés intellectuelles. Il est vrai que, par l'effet d'une compensation particulière, ces petits malades paraissent avoir l'esprit généralement plus délié ; mais faites attention que leur babil et leur souvenance ne sont pas de la raison, qui ne peut naître que de la propagation des idées produite par une instruction soignée. Loin des jeux et des exercices de l'enfance, peu distraits et continuellement souffrans ; voyant d'ailleurs sans cesse les mêmes choses et les mêmes personnes, entendant toujours les mêmes discours, ces petits malheureux se modèlent nécessairement ; l'imitation se perfectionne, la sensibilité naît ; mais il y a loin de ces modifications accidentelles à ce que nous entendons par la raison.

§. XXXVIII. Les signes de puberté sont

singulièrement hâtés par la débauche ; car il
n'est aucun de nos organes dont les fonctions
ne puissent devancer celles des autres par le
stimulus d'un très-grand exercice : témoins
ces infâmes prostituées qui ont connu le vice
depuis l'âge de neuf à dix ans, et que les voyageurs ont rencontrées autant chez les nations
sauvages que chez les peuples civilisés ; témoins
ces tristes victimes de l'*onanisme*, qui paient
cher, à la fleur de leur âge, leur puberté anticipée. Mais je n'en parle ici que pour faire
remarquer que le discernement est loin d'être
en proportion avec les caractères physiques
(§. XV, XVI, et suiv.), et que l'épuisement
produit au contraire un affaissement du sensorium commun, qui donne à ces êtres un
caractère hébété, et les rend impropres aux
fonctions les plus communes de la vie.

§. XXXIX. Nous avons donc déjà vu qu'il
est une infinité de dispositions individuelles
qui modifient tellement l'homme dans les différens âges qui le conduisent à la jeunesse et à
la virilité, qu'ici il devance ses contemporains
par le développement de ses forces physiques
et morales, tandis que là il reste extrêmement
en arrière. Nous avons vu aussi (§. XXXIV)
que l'âge de la vigueur complète varie beaucoup ; nous allons poursuivre cet examen, et
nous trouverons que les mêmes causes, le climat, la nourriture et l'éducation, continuent
à influer sur tous les autres âges, et que les
changemens qui peuvent survenir dans ces trois
causes produisent également des variations
dans l'individu ; ce qu'il est très-essentiel de

remarquer quand il s'agit de prononcer sur les questions relatives à *l'identité*.

§. XL. Il faut avoir égard, dans ces questions, au tempérament, au lieu de naissance, à la fortune de la personne, et à sa profession.

§. XLI. Nous avons vu (§. XIX) que c'est dans la troisième gradation de la puberté, ou dans la première jeunesse, que commence à se former un tempérament ou du moins où il commence à devenir reconnaissable. L'on peut voir dans mon Essai de physiologie positive (1) quels sont les traits qui caractérisent les principaux tempéramens, et qu'il serait trop long de reproduire ici. Il est certain que, quelque profond que soit l'art de dissimuler, premier art que les hommes apprennent en société, certains tempéramens, tels que le sanguin, le bilieux et le mélancolique, laissent toujours une empreinte sur le visage, dans les discours et dans les actions. Il est certain aussi que l'on porte toujours le type du pays où l'on est né, soit dans la personne, soit dans les gestes, soit dans la prononciation. L'angle facial est plus ou moins ouvert dans les différentes nations, et cela ne peut pas changer; la stature plus élevée et mieux fournie des enfans du nord, la blancheur de leur teint, la longueur, la finesse et la couleur blonde de leur chevelure, l'azur de leur prunelle, le calme et la décence de leur maintien, etc. , ne seront jamais confondus avec la stature grêle

Tempéra-
mens, leur
caractère.

---

(1) Dernier chapitre du tome III.

et plus que médiocre en général des peuples des régions sèches du midi, avec leur teint hâlé, leurs cheveux noirs et rudes, leurs yeux bruns, leur ton brusque, emporté, et souvent ridiculement maniéré, etc. On ne peut, sans encourir l'accusation de n'avoir jamais vu la nature, mettre en doute l'influence du climat sur le physique et le moral de l'homme, puisque, même en ne quittant pas sa province, on voit une si grande variation, suivant les localités des communes où l'on a pris naissance.

Ainsi j'observai dans les Alpes-Maritimes que l'habitant des lieux élevés, chauds et secs, est d'une petite stature, qui ne passe guère cinq pieds; que ses cheveux sont noirs, forts et épais; que son teint est pâle et hâlé; que ses yeux, doués d'une vue perçante, sont petits et ont quelque chose de farouche et de rude; que le visage est plat, et l'angle facial resserré; que le corps est bien proportionné et poileux; que les muscles sont maigres, mais distincts, prononcés, doués de beaucoup de ton et d'irritabilité. Ayant disséqué quelques-uns de ces hommes suppliciés, dans mes cours d'anatomie, j'ai été particulièrement frappé de la beauté et de la force des muscles, de la jambe et du pied, tous bien distincts, jusqu'aux muscles interosseux. Si nous en croyons ceux qui ont fréquenté les déserts de l'Arabie, cette description conviendrait également aux habitans de ces contrées sèches et brûlantes. Les peuplades des bas-fonds des vallées sont d'une taille encore plus rabougrie; on n'y découvre ni grâce ni beauté; partout on rencontre un aspect sombre et hideux, pareil aux idées tristes

qu'inspire au voyageur la vue seule de ces vallées étroites, profondes, et peu visitées de
l'astre du jour.

On trouve un sang plus beau dans les régions
élevées et froides, une peau plus blanche, des
joues plus vermeilles, une stature plus élevée :
les yeux s'agrandissent, et ont quelque chose
de moins farouche.

A *Nice* et à *Menton*, où le sol est gras et
humecté, où l'air est rendu constamment tiède
par le souffle journalier des vents marins, les
habitans sont en général gras, potelés, plus
blancs que les Marseillais, d'une stature médiocre, plus grande que dans la montagne,
avec des yeux plus grands, mais peu vifs, et
peu signifians; une tête plus grosse et l'angle
facial plus ouvert.

Il est curieux d'observer dans les villes de
commerce, où abordent beaucoup de nations
différentes, la physionomie particulière à chaque nation; et cette observation est utile dans
plus d'un cas. Mais, indépendamment des
changemens occasionés par l'âge, l'écorce
des différens individus est singulièrement altérée par un long séjour dans un autre pays,
par l'air, par la nourriture différente, par les
modes et les usages dont nous devenons très-
vite les imitateurs. Ainsi les habitans des montagnes dont j'ai parlé prennent bientôt une
autre tournure en habitant une ville, et les ci-
tadins changent également de forme, à être
méconnaissables au premier abord, après avoir
séjourné long-temps dans les montagnes; ainsi,
à Marseille, Turcs, Génois, Piémontais, Pari-
siens, etc., tous bien distincts, lorsqu'ils y sont

venus, sont confondus à la longue avec les natifs du pays ; et je vois les Egyptiens (1), dont le type était bien tranchant en arrivant, avoir déjà beaucoup changé de corpulence et de physionomie. Cependant, je le répète encore, on trouvera toujours des traces du premier tempérament dans les traits du visage et dans les passions ; car le naturel, pour être modifié, ne change pourtant pas ; et c'est à quoi il faut particulièrement faire une grande attention.

§. XLII. Nos liquides et nos solides n'étant que le produit de la nourriture que nous prenons, on sent bien que sa qualité et sa quantité doivent beaucoup influer sur le développement en tout sens, et sur la beauté du corps. On distingue facilement par toute la terre deux classes d'hommes, les enfans des riches et les enfans des pauvres. Les premiers sont en général mieux faits, plus grands, plus gras, plus frais, et plus colorés que les derniers. Je reconnaissais de suite à la beauté du sang ceux, dans chaque village des Alpes-Maritimes, qui pouvaient vivre sans travailler. L'immortel capitaine *Cook* avait également fait cette distinction parmi les peuplades de la nouvelle Zélande et des autres îles de la mer du Sud. Dès que leurs habitans venaient à bord, il distinguait facilement les chefs à leur haute stature, à leur embonpoint, et à leur teint fleuri : le reste du peuple était plus maigre, plus mal fait, d'une plus basse taille. On a fait la même observa-

NOURRITURE son influence sur la constitution physique.

_____

(1) Je parle des Égyptiens cophtes et musulmans qui, ayant suivi le parti français lors de la conquête de l'Égypte, se sont ensuite réfugiés à Marseille.

tion chez les mandarins de la Chine. Dans ces contrées, comme en Europe, les grands mangent ce qu'il y a de meilleur, dorment beaucoup, et ne se livrent qu'à des exercices agréables; ils accoutument leurs enfans à manger beaucoup de viande; leur estomac s'agrandit de manière à recevoir dans un repas, comme j'en ai été témoin en plusieurs circonstances, ce qui suffirait à deux ou trois repas d'un homme du commun. Il n'est pas surprenant s'ils paraissent plus tôt formés, si la puberté est précoce, s'ils conservent plus long-temps les apparences de la jeunesse, et s'ils ont une prestance distinguée, que les bonnes gens attribuent à un sang choisi, et qui n'est due qu'à une grande quantité de nourriture.

Or il est évident que celui qui, par un changement de fortune, a passé de la vie frugale et de la misère à la bonne chère et à l'opulence, comme celui qui éprouve une vicissitude opposée, doivent présenter un aspect bien différent de ce qu'ils étaient dans leur état primitif. Les temps présens nous ont offert plusieurs de ces métamorphoses qui nous feraient croire que certaines gens ont rajeuni, et sont venus d'une race distinguée, si on ne les jugeait que par leurs grâces empruntées, leur corpulence et leur teint fleuri.

§. XLIII. Le genre de profession et la teinte de l'âme laissent des empreintes ineffaçables, propres à faire distinguer les individus. L'agriculteur qui a passé une partie de sa vie à bêcher la terre reste nécessairement courbé; le voyageur à pied a ce membre très-développé, et le talon fort en arrière; le gagne-petit, le

porteballe et le portefaix ont les épaules
voûtées; le cordonnier a les pouces très-élar-
gis; le manœuvre et autres de cette nature
ont la peau des mains très-rude et très-dure,
garnie de cals; le tailleur a les genoux en
dedans; le perruquier, après avoir changé
d'état, conserve l'habitude de pencher en
avant le corps et la tête, en affectant un sou-
rire gracieux; les gens d'église qui avaient
renoncé à leur profession étaient aisément
reconnaissables à l'attitude de leur tête et de
leurs yeux, en apparence humble, à laquelle
ils étaient accoutumés dès le séminaire, ou
dès le couvent; on reconnaît le militaire à la
position droite de son corps et à la régularité
de la marche, auxquelles il a été habitué dès
ses premières armes, etc., etc.

La teinte de l'âme, c'est-à-dire, les impressions qu'elle a reçues de l'éducation, sont peut-
être ce qui s'efface le moins, ce qui peut, dans
l'occurrence, faire plus particulièrement distinguer un homme d'avec un autre homme.
Les inclinations viles ressortent toujours,
quelque peine qu'on prenne pour les cacher;
l'homme bien élevé retrouve souvent sa dignité dans le malheur, sur la sellette, en présence de ses juges; il dédaignera le mensonge,
et il sera noble dans sa défense; celui, au
contraire, dont l'éducation n'a pas été soignée,
insolent dans la fortune, sera vil dans le malheur, inconséquent dans sa conduite, menson-
ger dans ses propos, indécent même dans ses
moyens de justification..... (1).

____

(1) Au milieu de la dissimulation profonde dont savent

§. XLIV. Nous observons, à plus forte raison, la même instabilité, les mêmes exceptions dans la troisième gradation de la vie humaine (§. X), que nous avons remarquées dans les deux premières. La vieillesse et la décrépitude ne suivent pas toujours exactement le nombre des années, et il est souvent plus sûr de ne les estimer que d'après l'état présent des forces du corps et de celles de l'esprit.

---

particulièrement faire usage ceux dont l'étude a toujours été de tromper leurs semblables, il est très-utile aux juges et aux jurés de distinguer sur un accusé qui est en leur présence les expressions de la physionomie, qu'il peut ou qu'il ne peut pas simuler. — Les passions ont à la face un triple moyen d'expression : 1° le système capillaire du tissu réticulaire cutané, lequel est susceptible de se colorer, de se remplir de sang, de se décolorer ou de se vider dans un instant indivisible, moyen absolument involontaire, et qui trahit souvent ce que nous voulons déguiser ; 2° le mouvement musculaire, qui, en fronçant ou en épanouissant les traits, exprime les passions tristes et sombres ou les passions gaies, et auquel appartiennent, comme effets, les rides diverses du visage ; 3° l'état de l'œil, organe qui non-seulement reçoit les sensations, mais encore exprime les passions. Les deux derniers moyens sont, jusqu'à un certain point, volontaires, nous pouvons au moins les simuler ; au lieu que nous ne saurions mentir par le premier, qui ne dépend pas de notre volonté. L'acteur, comme l'observe très-bien Bichat, joue la colère, la joie, etc., parce qu'on peut rendre ces passions en fronçant le sourcil, en dilatant la face par le rire, etc. ; mais c'est le rouge de l'actrice qui joue la modeste pudeur ; c'est en essuyant ce rouge qu'elle rend la pâleur de la crainte, du saisissement, etc.

Il est vrai qu'il est des individus qui sont parvenus à ne rougir et à ne pâlir jamais ; mais par cela seul que ces phénomènes manquent lorsque de puissans motifs devraient les faire naître, l'on doit regarder cet expert habile comme plus profondément criminel.

Je dis, *à plus forte raison;* car, si nous en exceptons la puberté, il n'est pas trop en notre pouvoir d'accélérer ou de retarder l'arrivée des autres âges de la vie, chacun d'eux parvenant plus tôt ou plus tard à leur apogée, suivant la constitution individuelle; la vieillesse, au contraire, peut être retardée ou avancée par plusieurs circonstances de la vie humaine, dont un grand nombre dépend de notre volonté.

§. XLV. La vieillesse, ou, pour mieux dire, la caducité, est retardée, 1° par le passage d'un pays froid et sec à une région tempérée, et plutôt un peu chaude et humide. Quoiqu'il soit vrai qu'on trouve des vieillards encore verts dans les pays les plus froids, je suis néanmoins convaincu, d'après des faits bien observés, qu'une chaleur douce et humide est très-propre à retarder la rigidité de l'âge, toutes choses étant égales d'ailleurs. Ainsi j'ai vu dans les plaines du Mantouan, où l'air est en général très-insalubre, les hommes qui avaient passé soixante ans devenir moins susceptibles de l'action des causes morbifiques, et parvenir à une heureuse vieillesse de quatre-vingts à quatre-vingt-dix ans, beaucoup plus sains et plus dispos de corps et d'esprit que nos vieillards de soixante à soixante-dix ans des montagnes de la Savoie et de la Suisse. J'ai observé la même chose à Nice, comparativement aux habitans du haut département.

2° Quoique l'exercice des membres soit nécessaire à la santé, cependant un trop vio-

lent exercice, et toujours continué, use singulièrement ; et l'on peut dire que, parmi les
différentes sortes de profession, celles qui ont
exigé l'emploi de moins de forces, celles qui
ont eu pour objet des matières plus aisées à
être travaillées, sont celles qui conservent
plus long-temps la fraîcheur du corps, et qui
éloignent davantage le terme de la caducité.

Ainsi, pour prendre encore des exemples
positifs dans les Alpes-Maritimes, ayant égard,
soit à la différence des températures, soit à la
nature des travaux, plus difficiles dans un sol
âpre, sur les montagnes que dans les bons ter-
rains et dans les plaines, nous avons trouvé, pour
la seule classe des laboureurs, les faits suivans :

Que sur la côte maritime et dans la plaine
on est propre au travail durant toute la vie,
et qu'il est commun d'y voir des hommes âgés
de soixante-dix ans et plus en pleine vigueur,
et travaillant à la terre comme dans leur jeunesse ;

Que l'âge de soixante-dix ans est en général
celui où l'on cesse de travailler dans les ter-
roirs secs et élevés de la partie méridionale,
parce que la culture y est plus difficile ;

Que dans les régions déjà plus froides,
comme à *Luceram*, à *Tende*, à *la Briga*, etc.,
on commence à soixante ans à n'être plus
propre au travail ; et qu'enfin dans les communes où le ciel et la terre sont encore plus
âpres, comme à *Bueil*, *Saint-Dalmas*, etc.,
l'on est déjà très-vieux et entièrement caduc
à l'âge de cinquante-cinq ans. Il en est de
même sur le bord des étangs de la Bresse ; et
je vois chaque jour des habitans de ce pays

qui sont déjà caducs à cinquante ans. En ouvrant les recueils des statistiques et des voyages, on trouvera partout des exemples analogues.

3° La modération dans les désirs et dans les plaisirs, une vie sobre, des repas et des occupations réglés sont très-propres, comme chacun le sait, à empêcher pour ainsi dire de vieillir. Tels étaient les moyens qui rendaient si long-temps jeunes les sages de la Grèce, et qui les faisaient mourir si tard. On en voyait également de nombreux exemples dans les cloîtres, où l'on menait une vie réglée et pas trop austère ; parmi les ecclésiastiques qui n'ont nourri constamment leur esprit et leur cœur que de la morale pure et sainte de l'E-vangile ; et il est peu de pays qui ne four-nissent quelques hommes sages et modérés, dont la conduite les préserve pendant une longue carrière des signes de la caducité.

§. XLVI. L'expérience journalière nous apprend qu'à quelques exceptions près, des maladies très-fréquentes, l'abus prématuré des plaisirs, une mauvaise nourriture ou une nour-riture insuffisante, des travaux du corps ex-cessifs, commencés de bonne heure et toujours continués, des travaux d'esprit prématurés et poursuivis toute la vie avec opiniâtreté, des chagrins cuisans et des soucis continuellement attachés à l'existence, amènent très-prompte-ment, et même avant l'âge de soixante ans, le terme de la caducité. Je pense aussi que, par la raison des contraires, le passage d'un pays chaud, où l'on a vécu long-temps, à un pays très-froid, dans un certain âge de la vie, doit hâter la vieillesse, à moins que les facultés de l'émigrant ne lui permettent de prendre toutes les précautions convenables pour se mettre à l'abri du froid.

Relativement aux femmes, on peut regarder leur trop grande fécondité comme une propriété qui les use singulièrement, et qui amène beaucoup plus vite le terme de la caducité. Toutes choses égales d'ailleurs, on voit que celles qui ont moins souvent accouché se conservent plus long-temps dans leur fraîcheur, et que les femmes stériles, si elles échappent aux maladies produites par la cause de la stérilité, sont vieilles beaucoup plus tard que celles qui ont porté plusieurs enfans, en quoi elles ont cela de commun avec les eunuques.

§. XLVII. Considérées sous un sens moral, c'est-à-dire, relativement à la vigueur des facultés intellectuelles, la vieillesse et la décrépitude sont également plus ou moins précoces, suivant le degré d'exercice que l'individu aura donné à sa raison : celui qui l'a exercée constamment, qui s'est habitué toute sa vie à porter un jugement sur les hommes, et les choses qui se sont passées autour de lui, qui a fait ses délices de l'étude des lettres, et qui a suivi pas à pas leur progrès, est aussi vert à quatre-vingts ans qu'il l'était à quarante. Quel est l'écrit sorti à cet âge des mains, par exemple, de Voltaire, dont un jeune homme ne serait pas enorgueilli? Au contraire, celui qui pendant sa vie a dédaigné constamment la culture de l'esprit et de la raison, qui ne s'est occupé que de plaisirs, de bagatelles, de spéculations d'intérêt, et qui, pour s'éviter la peine de penser, s'est toujours contenté des pensées d'autrui, celui-là, dis-je, devient décrépit avant le temps, et susceptible de craintes puériles, de suggestion et de captation. La décrépitude morale arrive plus vite encore, lorsqu'à l'oubli de la raison on a joint des pertes considérables en liqueur séminale, ou que, par l'usage continuel des liqueurs fortes et des mets succulens, on s'est tenu dans un état permanent de pléthore et d'ivresse qui a produit un *collapsus* dans les fonctions cérébrales. J'ai observé que certains genres d'occupations propres à diriger continuellement l'attention vers le même objet, tels que les mathématiques pures et la composition musicale, sont très-propres aussi à ramener avant le temps à l'état d'enfance ceux qui s'y sont livrés exclusivement.

§. XLVIII. Ainsi, il n'est aucune règle naturelle, fixe, immuable, pour l'âge où commence la caducité, au physique et au moral. On a vu des vieillards de soixante-quinze, même de quatre-vingts ans et au-delà, propres à commander les armées, à rendre les services les plus éclatans dans le conseil, dans les tribunaux, dans la médecine ; plus vigoureux enfin de corps et d'esprit que des sujets qui n'ont pas encore atteint la moitié de cette carrière ; à quoi il faut faire la plus grande attention dans la justice civile et criminelle. Il n'est qu'un cas, et c'est l'humanité qui le commande, où il convient de s'en tenir strictement à l'âge déterminé par la loi ; c'est celui où il serait favorable à la personne de l'individu : dans toute autre occasion, il est plus sage, ce me semble, d'avoir égard aux circonstances de l'âge qu'à l'âge même.

§. XLIX. Mais l'homme décrépit n'étant plus censé apte, ni à servir de témoin, ni à occuper des places, ni à gérer ses propres affaires, et à disposer ; étant enfin dans le cas d'interdiction réelle, sinon légale, il est utile de déterminer d'une manière précise ce qu'on doit entendre par décrépitude morale. Elle est particulièrement caractérisée par la perte absolue de la mémoire. Zacchias nous en cite un cas dont j'ai vu plusieurs analogues, qui peut servir d'exemple dans toute circonstance pareille, parce qu'il se répète assez uniformément chez tous ceux qui sont parvenus à un âge très-avancé. Il avait connu un orfèvre plus que centenaire, qui se portait assez bien pour son âge, relativement au corps, mais en qui le raisonnement et la mémoire étaient tellement perdus, que, lorsqu'il avait mis le pied hors du seuil de sa porte, il n'était plus en état de rentrer de lui-même dans sa maison ; et que, lorsqu'il était dans les rues, il y errait tout le jour sans savoir où il allait, et sans pouvoir retourner chez lui, à moins que quelqu'un ne l'y conduisît par la main (1). On en voit qui ont oublié jusqu'au nom de leurs domestiques, qui ne reconnaissent plus leurs amis, qui ne se rappellent pas ceux avec qui ils

_____

(1) *Zacchias*, *quæst. med. leg. quæst. x.*

ont soupé la veille, qui méconnaissent même quelquefois jusqu'à leurs propres enfans.

§. L. Jusqu'à quel âge se conserve la puissance de la génération? Trois choses sont nécessaires à cette fonction : la sécrétion d'une bonne liqueur séminale, l'érection et l'éjaculation. La première condition n'existe pas encore à un âge trop tendre (§. X), et cesse d'avoir lieu à un âge trop avancé ; la liqueur des vieillards redevient fluide et aqueuse, comme elle l'était aux approches de la puberté. Relativement à l'érection et à l'éjaculation, elles exigent le concours de tant de forces nerveuses et musculaires (1), qu'il n'est pas surprenant que la faculté génératrice soit la première à s'affaiblir et à nous abandonner, et que nous ne soyons plus propres à l'exercer, lors même que les titillations occasionées par un reste de liqueur séminale, déjà vapide et inféconde, provoquent encore quelques désirs (§. XXIII). Les lois de Rome ancienne et moderne, n'ayant égard qu'aux cas les plus ordinaires et les plus communs, avaient fixé, au rapport de Zacchias (2), à l'âge de soixante ans, l'époque où l'homme cessait de pouvoir être père. Mais indépendamment de ce qu'il y a beaucoup de variations et d'irrégularités dans la marche de la nature, en cela, comme dans les autres circonstances concernant la vieillesse, le fait est que cet âge de soixante ans est en général trop précipité, et que même, sans avoir égard aux hommes qui ont eu des fils à quatre-vingts ans et au-delà, aux

---

(1) Voyez mon Essai de Physiol. posit., §. 755 et 754.
(2) Quæst. ix.

exemples rapportés dans *Schenkius* et autres, on ne doit pas craindre, d'affirmer que la paternité peut s'étendre, chez celui qui n'a pas été débauché, jusqu'à l'âge de soixante-dix à soixante-quinze ans, ainsi que j'en ai vu plusieurs exemples certains, et comme Zacchias lui-même paraît en convenir. L'impuissance me semble devoir être admise au-delà de ce terme. Il faut, au surplus, dans des questions pareilles, avoir égard moins à l'âge qu'à la vigueur du corps, aux maladies et à la conduite du sujet; balancer une circonstance par l'autre, et ne prononcer qu'après avoir tout prévu (1).

Relativement aux femmes, l'âge de quarante-cinq à cinquante ans est ordinairement celui où elles cessent de concevoir. J'ai connu, il est vrai, des femmes qui étaient encore réglées à cinquante-deux ans, et qui avaient été mères après cinquante ans. L'Ecriture sainte et l'histoire romaine nous citent des femmes qui ont conçu à un âge encore plus avancé ; au rapport de Pline (2), *Cornélie*, de la famille des *Scipions*, mit au monde *Volusius Saturninus* à l'âge de soixante-deux ans. Mais ces cas sont des phénomènes extrêmement rares, et ne doivent pas empêcher que l'âge de cinquante ans révolus soit considéré en général (3)

---

(1) L'on m'écrit de Cavaillon qu'un médecin de cette ville, homme d'esprit, âgé de quatre-vingt-trois ans, et accablé d'infirmités, a épousé, il y a six mois, une fille de seize ans, qui va lui donner un enfant dans trois mois. Ces exceptions (si ce fait en est une) ne font pas règle.

(2) *Hist. nat. lib. vj*, *cap.* 14.

(3) Le grand Haller, après avoir parlé des époques

comme le *non plus ultra* de la fécondité, surtout s'il s'agissait d'accusation de *supposition
de part*.

SECTION III.

Application pratique des principes précédens.

§. LI. On déduira aisément de tout ce qui
a été dit la conséquence qu'il n'est pas facile
d'établir de bonnes lois générales sur ce qui
est soumis aux lois de la nature, qui n'entend
rien ni à nos fictions, ni à nos usages, mais
qui agit dans chaque pays suivant l'impulsion

ordinaires de l'apparition et de la cessation des règles
dans les différens pays, et après avoir recueilli toutes
les exceptions à ces époques communes, parle de
femmes qui ont été réglées et même fécondes bien au-delà
de l'âge de 50 ans ; de femmes qui ont eu, pour ainsi
dire, une seconde jeunesse ; telle qu'après une longue
suppression, leurs mois leur sont revenus à l'âge de
55, 68, 70, 71, 72, 78, 90 et même 100 ans, et qui,
avec ces fleurs tardives, ont encore porté des fruits à
54, 58, 60, 63, 70 ans. Il ajoutait que, parmi ses
collègues au sénat de Berne, se trouvoient deux patri-
ciens dont la mère, sa parente, les avait mis au monde
passé l'âge de cinquante ans. Voyez *Elementa physiolog.
corpor. humani*, tom. VII, lib. XXVIII, pag. 141 et 142.

Mais, comme Haller l'observe lui-même, ce sont là
des cas extraordinaires, et qui ne font pas règle ; que
cependant l'on ne doit pas ignorer, afin de n'en être
ni surpris ni d'en nier la possibilité, lorsqu'ils sont réellement arrivés. C'est ce qui fait que je dis dans cet
article, *en général* : toutefois, lorsqu'une femme su-
rannée prétendra avoir accouché, il faudra examiner
si ce retour de jeunesse a lieu, et si, outre les règles
(qui peuvent souvent n'être qu'une perte), la fraîcheur
des seins et des chairs, qu'on assure aussi revenir en
même temps, s'accorde avec les prétentions de la supposée accouchée.

qu'elle y reçoit des circonstances. Les lois générales ont pour elles la facilité de l'exécution;
mais quand nous comparons cet avantage avec
les grands inconvéniens qui en résultent, dans
les cas où elles ne conviennent pas, nous ne
pouvons que louer la pratique des anciens,
qui joignaient aux lois générales le droit cou-
tumier de chaque pays, qui corrigeait, pour
ainsi dire, ce que ces lois avaient d'injuste ou
d'inexécutable dans des cas particuliers. Combien, à mon avis, ne serait-il pas digne de
l'Europe éclairée de faire recueillir, dans chaque division et subdivision de la grande famille,
les exceptions qui s'y trouvent à la loi générale; de rechercher parmi les usages et coutumes
de chaque pays ce qu'il y a de bon, de conforme à la nature des localités, et d'en faire
une collection qu'on consulterait au besoin !
Cette vérité retentit dans tous les cœurs : que
plus la loi humaine s'approche de la loi naturelle, plus elle est propice à la félicité des
hommes ; et il n'est point de peuple aussi malheureux que celui dont les lois s'éloignent
davantage de cette source.

§. LII. Mais (nous devons l'exprimer parce
que nous l'éprouvons) la sagesse qui a présidé à la confection de nos lois a prévu, du
moins tacitement, l'inconvénient dont nous
nous plaignons, et y a pourvu suffisamment,
en laissant aux juges une grande latitude, en
mettant les citoyens des diverses provinces de
l'Empire sous la garde de leur équité, de
leurs lumières, de leur intégrité et de leur
discernement. Ainsi, au civil, on a abandonné

aux lumières et à la prudence des magistrats le vaste champ des présomptions (1), et ils sont toujours tenus de juger nonobstant le silence, l'obscurité ou l'insuffisance de la loi (2); c'est-à-dire, qu'ils doivent alors juger d'après leur conscience.

Au criminel, la question intentionnelle est supprimée aujourd'hui auprès des jurés; comme toutefois il est évident pour les moins clairvoyans *qu'il ne peut point y avoir de crime où il n'y a pas eu intention de le commettre*, le jury devra nécessairement s'en expliquer (du moins indirectement), en donnant l'affirmative ou la négative, sur la question générale.

« L'accusé est-il coupable d'avoir commis « tel meurtre, tel vol, etc. , avec toutes les « circonstances comprises dans l'acte d'accu« sation ? (3) »

Sur la question particulière relative à des circonstances aggravantes, non mentionnées dans l'acte ci-dessus.

« L'accusé a-t-il commis le crime avec telle « ou telle circonstance? (4) »

Ou sur celle-ci, relative à un fait proposé pour excuse par l'accusé.

« Tel fait est-il constant ? (5) »

Ou sur la question si l'accusé a moins de seize ans.

« A-t-il agi avec discernement? (6) »

---

(1) Code Napoléon, §. 1353.
(2) *Ibid.* §. 4.
(3) Code d'instruction criminelle, §. 337.
(4) *Ibid.* §. 338.
(5) *Ibid.* §. 339.
(6) *Ibid.* §. 340.

La loi paraît avertir les jurés qu'elle désire particulièrement qu'ils s'enquièrent de la moralité d'une action, lorsqu'elle leur dit dans la déclaration qu'elle ordonne d'afficher en gros caractères dans le lieu le plus apparent de leur chambre :

« Qu'elle ne demande pas compte aux jurés
« des moyens par lesquels ils se sont convain-
« cus ; qu'elle ne leur prescrit point de règles
« desquelles ils doivent faire dépendre la pléni-
« tude et la suffisance d'une preuve : qu'elle leur
« prescrit de s'interroger eux-mêmes dans le
« silence et le recueillement, et de chercher
« dans la sincérité de leur conscience quelle
« impression ont faite sur leur raison les preuves
« rapportées contre l'accusé, et les moyens de
« sa défense, qu'elle ne leur dit point : *Vous*
« *tiendrez pour vrai tel fait attesté par tel ou*
« *tel nombre de témoins ;* qu'elle ne leur dit
« pas non plus : *Vous ne regarderez pas comme*
« *suffisamment établie toute preuve qui ne sera*
« *formée de tel procès-verbal, de telles pièces,*
« *de tant de témoins, ou de tant d'indices ;*
« qu'elle ne leur fait que cette seule question,
« qui renferme toute la mesure de leurs de-
« voirs : *Avez-vous une intime conviction?* etc.,
« etc. (1). »

Que de moyens réservés aux jurés sages et éclairés pour sauver l'innocence, lorsqu'elle existe, ou du moins pour détruire ou atténuer les circonstances qui aggravent un délit !

La loi, qui, avec raison, voudrait ne point trouver de coupables, transforme les juges en jurés, dans le cas où un accusé n'est déclaré

---

(1) Code d'instruction criminelle, §. 342.

coupable qu'à une simple majorité ; ils délibèrent alors entre eux sur le même point; et si l'avis de la minorité des jurés est adopté par la majorité des juges , de telle sorte qu'en réunissant le nombre de voix ce nombre excède celui de la majorité des jurés et de la minorité des juges , l'avis favorable à l'accusé est celui qui prévaut (1).

Observons encore que le président de la cour impériale est investi d'un pouvoir discrétionnaire , en vertu duquel il peut prendre sur lui tout ce qu'il croit utile pour découvrir la vérité ; et la loi charge son honneur et sa conscience d'employer tous ses efforts pour en favoriser la manifestation (2). Que de bien peut faire ce magistrat, s'il est éclairé , juste et humain !

Les cours spéciales sont également transformées en jurés pour les jugemens de leur compétence ; la cour, composée de huit juges, délibère en la chambre du conseil sur la culpabilité de l'accusé (3), et peut, dans les cas prévus par la loi, le déclarer excusable (4). Lorsqu'elle est obligée de condamner, elle peut encore, pour des motifs graves, recommander l'accusé à la commisération de l'Empereur (5).

Enfin, dans les cas où les jurés se seraient trompés, en déclarant un accusé convaincu , et que les juges reconnaîtraient unanimement

____

(1) Code d'instruction criminelle, §. 351.
(2) *Ibid.* §. 266.
(3) *Ibid.* §. 580.
(4) *Ibid.* §. 598.
(5) *Ibid.* §. 595.
Tome I.

leur erreur, ces mêmes juges doivent surseoir au jugement et renvoyer l'affaire à un nouveau jury (1). Ainsi la loi a tout prévu pour garantir l'innocence et pour imprimer dans le cœur des juges un grand caractère de justice et en même temps d'humanité.

§. LIII. Les observations diverses faites dans tout ce chapitre pourront trouver une utile application dans les cas litigieux relatifs au mariage, et surtout au *consentement* ; dans les délibérations sur le degré de confiance à accorder aux mineurs ; dans l'examen des délits communs, ou extraordinaires, commis par les mineurs ou par ceux qui en approchent, suivant le degré de leur discernement ; dans l'instruction des procédures criminelles, tant par rapport aux prévenus que par rapport aux témoins ; dans les questions si importantes d'erreur de personnes, soit de recherches *d'identité* ; enfin, dans les questions de *rapt* et de *séduction*. Nous renvoyons ce qui a rapport au mariage au chapitre qui le concerne, ainsi qu'à celui de la paternité et de la filiation ; relativement aux questions d'identité que nous avons déjà abordées, nous acheverons de les traiter dans le chapitre suivant, que nous avons cru devoir leur consacrer ; et nous traiterons aussi dans un chapitre particulier ce qui regarde le rapt et la séduction.

§. LIV. Pour ne pas faire attendre trop long-temps aux citoyens la jouissance d'une portion de la liberté civile, la loi, se confiant sur la sagesse des pères, a laissé aux mineurs

Observations sur l'administration des mineurs.

------

(1) Code d'instruction criminelle, §. 352.

une assez grande latitude pour administrer leurs biens, et même, dans certains cas, pour en disposer (§. VI). Mais l'expérience prouve que les pères sont plus souvent faibles que sages, et qu'ainsi il peut arriver que le mineur émancipé, au texte de la loi, mais non d'après les degrés de son discernement, abuse de sa liberté dans le commerce qu'il fait, pour lequel il est réputé majeur ; qu'il cause la ruine de sa fortune et de celle d'autrui ; qu'il se fasse incarcérer pour dettes, et qu'ainsi, flétri de bonne heure, il s'ouvre une carrière de vices et de déréglemens, ainsi que nous en voyons aujourd'hui tant d'exemples déplorables ! N'est-il pas à craindre aussi que le mineur qu'on marie, parce qu'il a atteint l'âge voulu par la loi, mais qui est loin encore de sa maturité réelle, ne soit sacrifié dans sa personne par les dispositions qu'on lui fait faire à titre de mariage. Nous avons vu que l'incapacité physique et morale subsiste quelquefois très-long-temps ; et déjà, lors de la rédaction du Code civil, plusieurs tribunaux avaient fait des représentations pour qu'on étendît la minorité jusqu'à l'âge de vingt-cinq ans. Le tribunal d'appel de Bordeaux avait observé : « que si « d'un côté l'esprit de société et d'industrie « donne aux âmes un ressort qui supplée aux « leçons de l'expérience, il est certain aussi « qu'aujourd'hui l'éducation des jeunes gens « est plus négligée, l'instruction publique à « peu près anéantie, la corruption des mœurs « plus générale ; que sans doute un jour les « causes actuelles de dissipation disparaîtront ; « mais qu'elles subsistent et subsisteront encore

« quelque temps, etc. » ; et il avait conclu à fixer l'âge de majorité à vingt-cinq ans pour tous les actes de la vie civile (1).

Le tribunal d'appel de Nanci faisait les mêmes représentations, ajoutant : « Qu'il avait observé « qu'en fouillant les registres des tribunaux « correctionnels et criminels, on serait con- « vaincu que le plus grand nombre des accusés « ont été des jeunes gens, qui, après avoir « consommé leur patrimoine, se sont livrés à « toute sorte d'excès ou de crimes pour satis- « faire leurs habitudes dépravées ;

« Que les mettre avec plus de célérité en « état de contracter des dettes, c'est équiva- « lemment les ruiner, et dépouiller les père « et mère de leur vivant, parce que leur ten- « dresse et l'honneur les forceront à tout sa- « crifier pour les soustraire aux contraintes par « corps ;

« Que puisqu'on a distingué une majorité « relative au mariage, aux fonctions publi- « ques et même aux fonctions ministérielles, « on devrait aussi distinguer les enfans qui « avaient leur père et mère, de ceux qui étaient « sous la tutelle de collatéraux ou d'étrangers, « et dans tous les cas modifier au moins la trop « grande étendue de capacité qu'on donne au « jeune homme de vingt-un ans (2). »

Or, si l'on a si fort à craindre de l'incon- duite de celui qui a déjà atteint la majorité, y a-t-il plus à espérer d'un âge moins avancé, et n'est-il pas plus sage, toutes les fois qu'on

______

(1) *Explication du Code civil* par M. Bousquet tom. I, pag. 486.

(2) *Ibid.*

veut gratifier le mineur d'un certain degré de liberté, d'avoir moins égard à l'âge déterminé par la loi, qui n'a pas pu tout prévoir, qu'aux signes sensibles du développement des facultés physiques et morales? du moins ne convient-il pas de rendre responsables les ascendans, ou les tuteurs, ou le conseil de famille du mineur, de toutes les actions qu'il fera à son désavantage, ou à celui de la société, jusqu'à ce qu'il soit majeur?

§. LV. Il faut surtout avoir égard à cette grande variété dans les époques du développement de l'esprit et du corps, lorsqu'il s'agit d'engager un enfant à entrer dans l'état ecclésiastique, ou à former des vœux religieux, afin que la morale publique, qui tient beaucoup à la conduite de ceux qui s'occupent de choses saintes, ne reçoive plus de nouvelles violations de leur apostasie et de leurs déréglemens. On en pourrait dire presqu'autant de plusieurs autres professions libérales auxquelles les parens destinent leurs enfans sans attendre l'âge du discernement; de celles surtout qui, étant fondées plus sur la rectitude de l'entendement que sur l'exercice de la mémoire, telles que la médecine et le droit, se trouvent livrées à une multitude de faux principes, lorsqu'elles ont été embrassées comme un art mécanique par des gens qui n'y avaient pas une vocation naturelle.

§. LVI. Après avoir bien fait attention à la marche du développement de l'esprit humain, et après un grand nombre d'observations sur le degré de discernement des deux premiers âges de la vie, je me suis convaincu que depuis l'âge de seize ans, et même souvent beaucoup plus tôt, on a la conscience de la moralité des actions les plus ordinaires de la vie ; qu'en conséquence, si, à cet âge, on commet un vol, un homicide, ou autre crime semblable, on en avait certainement compris les résultats dans toute leur étendue, et que c'est au défaut d'éducation, ou à un mauvais naturel incorrigible, que sont dus ces premiers essais qui passeront bientôt en habitude. Je me garderai donc bien de chercher une excuse à ces sortes de délits dont le nom seul a coutume, même chez le commun des hommes, d'inspirer, dès le berceau, une juste horreur, et qui n'indiquent que trop une grande perversité, lorsqu'on commence à les commettre de bonne heure. Mais il me semble que jusqu'à l'âge même de vingt-cinq ans (§. XIX et XXXIV) on pourra souvent admettre des excuses propres à diminuer la peine, ou à faire demander grâce, dans certains délits que la loi appelle *connexes*, tels que ceux de fausse monnaie, de contrebande armée, de rébellion armée, commis par plusieurs personnes à la fois (1).

Le crime de fausse monnaie comporte plusieurs gradations de culpabilité, lesquelles peuvent exister sans aucune intention criminelle ; car un impubère, un mineur, et même un majeur grossier et peu civilisé, peut avoir été l'artisan de l'homme coupable, le receleur des instrumens du crime, le distributeur de la fausse monnaie, sans connaître les conséquences de sa complaisance, sans se douter qu'il viole la foi publique, le respect et la fidélité dus aux lois et au souverain. Le même mineur, le même

---

(1) Code d'instruct. crim., §. 227 et 554.

homme grossier peut aussi avoir été entraîné par menaces, par violence, ou par suggestion, dans un rassemblement armé, sans avoir d'abord eu l'intention de faire le mal. Ce dernier délit, qui peut être excusable dans certains cas, est néanmoins plus à la portée du commun des hommes, plus susceptible d'être préalablement entrevu que le premier dont j'ai parlé.

§. LVII. Les délits politiques sont plus difficiles encore à comprendre, à analyser, que les autres délits ; ils supposent des lumières compliquées que ne peut avoir un paysan, un pêcheur, un matelot, un ouvrier d'un âge mûr, encore moins un mineur. L'enthousiasme, l'acclamation, quelque chose de non raisonné, entraînent la plupart des hommes à une sédition, comme à tout autre spectacle. L'homme sensé y va par réflexion, avec connaissance de cause ; or, c'est la réflexion que la loi équitable doit punir, et non le mouvement aveugle, l'impulsion d'imitation ; que d'hommes cependant, majeurs ou mineurs, sont montés à l'échafaud pour le crime de lèse-majesté, de lèse-nation, qu'ils savaient à peine prononcer, bien loin de le comprendre ! que de pareilles atrocités soient commises chez des nations encore barbares, ou dans le délire des révolutions, c'est le crime de l'aveuglement ; mais comment excuser une nation aussi éclairée que les Anglais d'avoir une loi qui suppose à un individu de quatorze ans assez de discernement pour pouvoir être déclaré coupable de trahison ou de félonie. En 1780, par exemple, on condamna en Angleterre au dernier supplice Richard Robert, âgé de quatorze ans et sept mois,

pour avoir eu part à la sédition survenue cette
année-là à Londres, à cause du bill passé en
faveur des catholiques. Or, je le répète encore, je crois qu'un sujet de quatorze ans, qui
n'est pas absolument stupide, est en état de
connaître, ou du moins de sentir toute l'horreur d'un assassinat, et qu'il peut être puni avec
justice, si sa main a dejà commencé à en commettre un ; mais qu'il n'en est pas de même
des délits plus compliqués, des délits politiques, où la grande majorité des hommes est
plus digne de correction et de répression que
de punition.

Plus grande, plus libérale que la législation
anglaise, notre législation actuelle pose non-
seulement la question du discernement pour
l'accusé qui a moins de seize ans, mais encore
elle semble autoriser une sorte d'indulgence,
lors même qu'il est parvenu à cet âge, puisqu'au civil le mineur parvenu à l'âge de seize
ans n'est pas encore regardé par la loi comme
capable de réflexions et de connaissances suffisantes pour se conduire, et qu'elle ne lui permet de disposer que par testament, et encore
seulement jusqu'à concurrence *de la moitié des
biens dont la loi permet au majeur de disposer* (1). Or, ne semble-t-elle pas insinuer tacitement que puisque jusqu'à l'âge de vingt-un
ans un mineur n'est pas jugé capable de disposer de toute sa fortune, à plus forte raison
doit-il être jugé incapable d'apprécier toute
la valeur des combinaisons qui entrent dans
l'exécution de crimes ou de délits très-com-
pliqués?

____

(1). Code Napoléon, §. 904.

§. LVIII. On doit regarder comme un grand degré de perfectionnement de l'état social actuel la publicité admise dans l'examen et les débats des procédures criminelles; et, comme l'a dit le rapporteur de la commission de législation (1), il n'est certainement point de moyen plus simple et plus sûr de parvenir à la vérité que de mettre successivement chaque témoin en présence de l'accusé, d'observer non-seulement leurs déclarations respectives, mais encore de pouvoir distinguer les plus légères nuances. Certes, « rien n'est muet, rien n'est « inutile dans ce mode de procédure, la con- « tenance, le sang - froid et le trouble, les « variations, l'altération des traits, les impres- « sions diverses forment un corps d'indices qui « soulèvent plus on moins le voile dont la vé- « rité est enveloppée ! »

Mais qu'on fasse bien attention que le mal est toujours à côté du bien, que la publicité des débats peut être de nulle valeur pour l'homme réfléchi, accoutumé au crime, ou à la dissimulation, et qu'elle peut aller au-delà du but pour le mineur, le sexe timide, l'homme irréfléchi, ignorant, naturel, plus malheureux que coupable : qu'on ne prenne pas pour des indices de conviction la pâleur du visage, le trouble et le désordre des idées que produisent la présence des juges, des jurés, des témoins, des spectateurs, et la sévérité du ministère public, la rougeur de la pudeur offensée, les gestes d'indignation que provoquent la vue et les discours odieux d'un dénonciateur; les réponses entrecoupées faites à des deman-

____

(1) Code d'inst. crim., rapport sur le tit. II du liv. II.

des captieuses et imprévues par un accusé dont l'âge et l'éducation n'ont pas encore mûri le discernement.!....

§. LIX. La jurisprudence distingue deux sortes de témoins : ceux qui ont entendu, et ceux qui ont vu. Les premiers sont encore subdivisés en ceux qui ont entendu directement, et en ceux qui n'ont entendu qu'indirectement, c'est-à-dire par ouï dire. On conçoit pourtant que ces derniers doivent être d'un bien faible secours pour éclaircir la question, qu'ils doivent au contraire plutôt embrouiller, à cause des métamorphoses que subissent les paroles en passant d'une bouche à l'autre.

La loi, quoiqu'elle n'en dise rien, paraît ne pas admettre en témoignage, pour asseoir un jugement portant condamnation à des peines afflictives, ni les ivrognes, ni les imbécilles, ni les mendians, ni les vagabonds, ni les personnes de mauvaise vie. On doit en effet leur supposer, ou pas assez de discernement, ou un naturel trop habitué au vice, pour pouvoir saisir et dire la vérité. Toutes sortes de personnes pourront cependant être entendues par le président de la cour impériale, à l'effet de répandre un jour utile sur le fait contesté (1).

Nous l'avons déjà dit, les déclarations des impubères au-dessous de quinze ans pourront être reçues, et il paraît qu'au-dessus de cet âge les mineurs sont censés habiles à témoigner, du moins dans certaines procédures. Il faut pourtant convenir que le témoignage est plus difficile à fournir qu'on ne le pense com-

---

(1) Code d'instruct. crim., §. 269.

munément, que les déclarations des impubères peuvent donner lieu à beaucoup de méprises (§. XI), et qu'il serait à désirer que lorsqu'on entend comme témoin un individu au-dessus de quinze ans et au-dessous de vingt-un ans, ou même tel autre de peu de capacité, les juges posassent avant tout la question : « Ce témoin a-t-il les qualités intellectuelles « requises pour déposer ? »

§. LX. En effet, rien n'est plus fallacieux que les sens, rien de plus difficile à répéter que les paroles telles qu'elles ont été proférées. Le ton, les gestes, la manière avec laquelle elles ont été prononcées leur donnent une infinité de modifications, surtout parmi la grande masse des hommes, qui s'exprime plus par le langage d'action que par les mots dont elle n'est pas susceptible de connaître la valeur. Or, rien de si fugace que les idées acquises ainsi, même pour l'homme sensé qui n'y a pris d'abord aucun intérêt ; à plus forte raison doivent-elles échapper légèrement de l'esprit d'une jeune personne, qui n'a pas encore l'usage entier de la raison, qui ne pense et qui ne parle que par imitation, et qui reçoit toutes les impressions qu'on veut lui donner. Incapable de sentir les conséquences du serment, inhabile même à le prêter, l'appareil de la justice l'épouvante, ses questions la déconcertent, ses paroles sont des ordres. A quoi sert ici le récolement des témoins et la confrontation ? Pourrez-vous condamner à une peine (1) ce témoin qui se parjure pour un

Témoins qui ont entendu.

____

(1) Code d'instruct. crimin., §. 330.

parjure qu'il n'a point commis, puisqu'il ne dépendait pas de lui de ne point le commettre? Cette classe de témoins ne peut donc qu'être dangereuse, lorsqu'il s'agit de répéter ce qu'elle a entendu *directement*, et, plus encore, *indirectement*.

§. LXI. Est-elle plus utile lorsqu'elle a vu? Sur cette question importante il n'est pas hors de propos de rapporter un fait arrivé à Paris vers la fin du siècle passé. Deux soldats ivres se battirent dans une rue contre des bourgeois qui les avaient insultés ; un de ces soldats se retira de la mêlée, et l'autre qui y était resté eut le malheur de tuer un homme. Ils furent pris tous les deux, et plusieurs témoins oculaires désignèrent pour le meurtrier le soldat qui s'était retiré. La justice n'eût jamais pu éclaircir le fait, et elle avait déjà condamné le prétendu meurtrier au gibet, lorsque les deux prisonniers qui espéraient de se sauver réciproquement par cette erreur des témoins, rompirent enfin le silence, et déclarèrent, dans les démarches qu'il fallut faire pour obtenir grâce, le vrai coupable. Ce fait, consigné dans le recueil des causes célèbres, peut s'être reproduit plusieurs fois, sans avoir eu une terminaison aussi heureuse, lorsque le prévenu s'est trouvé seul. Il prouve que les hommes, quoique doués de toute leur raison, prennent quelquefois pour la personne même les apparences qui résultent d'une identité de vêtemens et de stature, et qu'ils ne se donnent pas toujours la peine d'entrer dans les détails qui constituent la différence spécifique d'un individu à un autre.

Mais si ces erreurs sont commises par ceux qui sont pénétrés de la moralité des actions, et qui sont censés prendre intérêt à la sûreté publique, combien plus facilement ne le seront-elles pas par des enfans ou des impubères, à qui les événemens ne font qu'une impression légère et fugace, et qui les oublient aussi aisément qu'ils en connaissent peu les conséquences? On doit donc être très-sobre dans l'admission de cette classe de témoins, et surtout dans celle des enfans; d'autant plus qu'ils sont fort sujets à suggestion, que, quand même il ne résulte rien de précis de leur déclaration, elle laisse toujours dans l'esprit des juges et des jurés une espèce de prévention, maladie contagieuse de l'esprit humain dont on ne peut se préserver que par la fuite.

§. LXII. On doit à plus forte raison se méfier de cette preuve testimoniale dans les procédures civiles où il n'y a ni récolement, ni confrontation, et où il existe une multitude de cas bien plus obscurs et plus compliqués. Nous aurons, au reste, occasion de revenir souvent sur cette matière dans les chapitres suivans.

CHAPITRE II.

Continuation du chapitre précédent. Questions d'identité ; déterminer si la ressemblance entre une personne et une autre dont on ignore le sort peut attester ou non que cette personne est la même que celle qui a été perdue ou que l'on cherche, quoiqu'elle n'ait aucun titre à son appui?

§. LXIII. Cette grande question peut être plus souvent agitée qu'on ne pense. Je la vois sous les yeux des tribunaux, au moment même où j'écris cet article, en la personne d'une dame dite *de Champignelles*, veuve *Douhault*, qui prétend qu'ayant été dans un état léthargique pendant cinq jours, à la suite d'une prise de tabac où l'on avait mêlé de la poudre de *stramonium*, on profita de ce temps pour introduire dans sa maison un cadavre étranger, la faire passer pour morte, et lui contester depuis cette époque, 15 janvier 1788, jusqu'à présent, la qualité de vivante (1).

On peut être réellement ce que l'on se prétend, et n'avoir ni titres, ni possession cons-

Utilité de ces questions.

Au civil.

---

(1) Journal de l'Empire, nº 63, février 1810.

tante d'état; avoir été inscrit sous de faux noms, ou comme né de père et mère inconnus. Les titres s'égarent facilement dans les temps de troubles, comme nous en avons eu tant d'exemples; des inadvertances, des omissions, ou de fausses désignations se commettent avec la même facilité par ceux qui sont chargés des registres publics : or il peut arriver qu'un héritier légitime, revenu après une longue absence, soit écarté par des collatéraux, par défaut de titres suffisans et de possession constante.

Autre cas. Le véritable héritier étant mort depuis longues années en pays étranger, il peut survenir tout à coup un aventurier audacieux, qui, à l'abri de faux titres, ou de titres dérobés, ou sous le voile de la ressemblance, cherchera à s'emparer, soit d'un nom illustre, soit d'une succession à laquelle il n'a pas le moindre droit.

Ceux qui possèdent pour autrui ne prescrivent point par quelque laps de temps que ce soit (1), et l'absent qui paraît ou dont l'existence est prouvée, même après l'envoi définitif en possession, c'est-à-dire, depuis trente ans depuis l'envoi provisoire, ayant droit de recouvrer ses biens dans l'état où ils se trouvent, ou le prix de ceux qui auraient été aliénés, ou les biens provenant de l'emploi qui aurait été fait du prix de ses biens vendus (2); que de changemens ne peuvent pas s'opérer

____

(1) Code Napoléon, §. 2258.
(2) *Ibid.* §. 132—129, etc., de l'absence.

dans un aussi long intervalle de temps? que de facilité à oublier les traits, les mœurs, les circonstances de la personne qu'on croyait perdue, et qui apparaît inopinément? que de contemporains moissonnés par la mort, dont le témoignage aurait été le plus efficace pour découvrir la vérité?

Aux enfans qu'on a crus morts, et qui se sont présentés pour succéder, munis des titres les plus spécieux, il faut ajouter les exemples d'enfans qui ont été changés en nourrice; d'enfans provenant d'une supposition de part; d'enfans qui, ayant été nourris et élevés par des personnes bienfaisantes, en ont voulu faire conclure pour la filiation, après la mort de ces personnes, au préjudice de leurs héritiers légitimes; enfin, l'on a vu des déclarations de père et mère, en faveur de leurs prétendus enfans, par un concert de fraudes entre l'enfant qui veut s'introduire dans la famille, et le père ou la mère qui lui tendent les bras, afin de frustrer leurs héritiers naturels; des mères surtout ayant quelquefois le plus grand intérêt à favoriser la supercherie; ou deux personnes vivant en concubinage et voulant persuader qu'il y a eu un mariage entre eux! etc., etc.

Les questions d'identité sont donc les mêmes que celles de filiation, et réciproquement.

Au criminel. §. LXIV. Ces questions présentent le même intérêt en matière criminelle, pour ne pas dire un intérêt majeur. Si, au civil, il s'agit de l'honneur et de la fortune, il s'agit ici souvent de la vie; il faut assurer la liberté et la sûreté des citoyens, empêcher qu'à la faveur d'un trompeur signalement on ne prenne un innocent pour un coupable, ou qu'un vrai coupable n'échappe à l'action vengeresse des lois.

Plus d'une fois deux ou plusieurs personnes ayant sans doute un signalement ressemblant ont été prises et condamnées pour le même crime par des tribunaux différens. La loi actuelle, forte de l'expérience, a prévu le cas en ordonnant : « Que lorsqu'un accusé aura « été condamné pour un crime, et qu'un autre « accusé aura aussi été condamné par un autre « arrêt comme auteur du même crime; si les deux « arrêts ne peuvent se concilier, et sont la preuve « de l'innocence de l'un ou de l'autre condamné, « l'exécution des deux arrêts sera suspendue, « quand même la demande en cassation de l'un « ou de l'autre arrêt aurait été rejetée...... « ladite cour, section criminelle, après avoir « vérifié que les deux condamnations ne peu- « vent se concilier, cassera les deux arrêts, et « renverra les accusés, pour être procédé sur « les actes d'accusation subsistans, devant une « cour autre que celles qui auront prononcé « les deux arrêts (1). »

La loi a prévu aussi le cas où il pourrait y avoir condamnation pour un homicide, tandis que la personne supposée homicidée serait vivante : elle a ordonné que la cour s'occupât uniquement de la reconnaissance de l'existence et de l'identité de cette personne, pour être constatées par interrogatoire, par audition de témoins, et par tous les moyens propres à

---

(1) Code d'inst. crim., §. 443.

mettre en évidence le fait destructif de **la** condamnation , l'identité ou la non identité (1).

Dans le cas d'arrestation d'un condamné évadé et repris, la reconnaissance de l'identité de cet individu doit être faite par la cour qui a prononcé sa condamnation ; il en est de même de l'identité d'un individu condamné à la déportation ou au bannissement, qui a enfreint son ban et est repris , le jugement ne peut être rendu qu'après l'audition des té-moins , appelés tant par le ministère public, que par l'individu repris , et qu'en audience publique , en présence de l'accusé , lequel a encore la faculté de se pourvoir en cassation (2).

« S'il importe , a dit à ce sujet l'orateur du
« Gouvernement, que le crime n'échappe pas
« à la peine que la loi inflige, il n'importe pas
« moins à la sûreté individuelle et à la tran-
« quillité du citoyen de pouvoir, dans le cas
« possible d'une arrestasion qui pourrait n'être
« fondée que sur une méprise, causée par une
« de ces décevantes ressemblances qui ont trop
« souvent égaré la justice , et lui ont préparé
« de si vifs et de si vains regrets , de pouvoir,
« dis-je , trouver dans une procédure légale
« une ressource assurée contre le prestige qui
« aurait mis son honneur, sa vie ou sa fortune
« en danger.

« Le besoin d'une telle procédure se fit
« sentir légalement vers la fin de l'an 8 , et
« excita la sollicitude du tribunal criminel de

---

(1) Code d'inst. crimin. §. 444.
(2) *Ibid.* §. 518, et Code pénal. §, 33 et 17.

« l'Ardèche. Un individu lui avait été amené
« comme ayant été de nouveau arrêté, après
« s'être soustrait par la fuite à l'exécution d'un
« jugement qui l'avait condamné à mort.

« Plusieurs questions s'élevèrent ; et d'a-
« bord, était-ce bien là l'individu condamné ?
« Comment constater l'identité de celui - ci
« avec l'individu arrêté ? Le tribunal pouvait-il
« y procéder seul et sans assistance de jurés ?
« Était-ce à celui qui avait prononcé la con-
« damnation à prononcer sur l'identité ? L'in-
« dividu arrêté pouvait-il être reçu à produire
« des témoins pour repousser la prétention d'i-
« dentité ? enfin le jugement serait-il suscep-
« tible de recours en cassation ? »

Telle est la cause qui a provoqué la loi que
j'ai citée : l'on a cru avec raison que les jurés y
étaient inutiles, et l'on a pensé que « c'est de-
« vant le tribunal qui a prononcé la condam-
« nation que l'identité doit être discutée ; que
« nul autre ne peut puiser dans son propre sein
« autant de lumières et de moyens de discerner
« la vérité (1). »

Mais est-il bien certain que les juges fassent
une assez sérieuse attention à tous les traits d'un
accusé soumis à leur jugement, pour pouvoir
s'en rappeler, si l'on en excepte le juge commis pour l'instruction ? et s'il s'est passé un long
intervalle de temps depuis que la condamnation
a eu lieu, l'image du condamné ne se serait-
elle pas effacée ?

Par exemple, les peines portées par les arrêts ou jugemens rendus en matière criminelle,

____

(1) Code d'inst. crimin. motifs du liv. 2, t, 4, chap. 6.

ne se prescrivant que par vingt années révolues, à compter de la date des arrêts ou jugemens (1), que de changemens ne s'opéreront
pas en la personne du condamné, dans la mémoire des juges, dans la composition même
du tribunal? et ne seront-ils pas encore plus
faibles les moyens de discerner la vérité, si le
condamné, arrêté après plusieurs années depuis
son jugement, avait été contumace?

Ceci se rapporte également à une autre loi
du même chapitre de la *prescription*, qui ne
fait prescrire l'action publique et l'action civile
résultant d'un crime de nature à entraîner soit
la peine de mort, soit des peines afflictives
perpétuelles, ou de tout autre crime portant
peine afflictive ou infamante, dont il n'a été
fait aucun acte d'instruction ni poursuites
qu'après dix années révolues, à compter du
jour où le crime a été commis, même à l'é-
gard des personnes qui ne seraient pas impli-
quées dans l'acte d'instruction ou de poursuite
qui auraient été commencées (2).

Ces précautions sont nécessaires pour la sûreté publique; mais de combien de lumières,
de sagacité, de prudence, d'amour de la justice distributive, leur exécution ne doit-elle
pas être accompagnée? et la question même
proposée par les juges du tribunal criminel de
l'Ardèche, n'indique-t-elle pas combien était
grande leur perplexité, quoiqu'ils eussent à se
prononcer sur un individu qu'ils avaient déjà
jugé?

____

(1) Code d'inst. crimin. §. 655.
(2) *Ibid.* §. 637.

§. 65. Quelles sont les meilleures voies pour parvenir à la vérité dans ces différens cas?.... En matière d'état, les anciennes lois et ordonnances exigeaient trois preuves :

1° La preuve tirée des registres publics ;

2° La possession constante d'un nom et surnom ;

3° Les présomptions tirées du témoignage unanime d'un grand nombre de personnes, du souvenir de plusieurs faits qu'on atteste appartenir uniquement à l'individu ; de certains signes attachés à la personne, tels que des taches, des excroissances, des mutilations, des cicatrices, des ressemblances de famille ; de ce qu'on appelle *la voix du sang* ; enfin de l'interrogatoire, que le célèbre d'Aguesseau regardait avec raison comme un moyen de preuves les plus fortes.

Les tribunaux, dans les temps anciens, ont quelquefois prononcé l'identité, d'après les seules preuves de possession et les présomptions ; mais, dans les temps modernes, plus éclairés sur l'importance de ces causes, ils n'ont plus accrédité les preuves du second genre que lorsqu'il y avait déjà un commencement de preuve par écrit ; tels furent les arrêts du parlement de Nanci de 1774 et 1776, et ceux du conseil d'état, concernant la personne d'un certain *François Mique*, qui, après quarante ans d'absence, était venu demander le partage d'une succession, et que les registres publics déclaraient être mort depuis long-temps. En vain présenta-t-il les deux dernières preuves de possession de nom, et de présomptions, il fut débouté de sa demande (1).

La législation actuelle a fait très-peu de changemens à ces dispositions antécédentes; seulement, prévoyant l'obscurité et l'incertitude dont s'enveloppent souvent ces questions, elle a laissé un assez vaste champ aux juges. Par notre Code, la filiation des enfans légitimes se prouve:

1° Par les actes de naissance, inscrits sur le registre de l'état civil.

2° A défaut de ce titre, par la possession constante de l'état d'enfant légitime; et cette possession s'établit par une réunion suffisante de faits, dont les principaux sont, que l'individu a toujours le nom du père auquel il prétend appartenir; que le père l'a traité comme son enfant, et a pourvu, en cette qualité, à son éducation, à son entretien, et à son établissement; qu'il a été reconnu constamment pour tel dans la société; qu'il a été reconnu pour tel dans la famille.

3° A défaut de titre et de possession constante, ou si l'enfant a été inscrit sous de faux noms, soit comme né de père et mère inconnus, la filiation peut se prouver *par témoins*; « néanmoins (ajoute la loi) cette preuve ne « peut être admise que lorsqu'il y a commen- « cement de preuve par écrit, *ou lorsque des* « *présomptions ou indices résultant de faits dès-* « *lors constans sont assez graves pour déter-* « *miner l'admission* (2). »

---

(1) Causes célèbres. vol. 26. cent dix-huitième cause, et vol. 22, trente-huitième cause.

(2) Code Nap. §. 319, 320, 321 et 323.

L'article 324 du Code explique ce qu'on doit entendre par *commencement de preuve par écrit*.

L'on conçoit qu'il en est des actes de décès comme des actes de naissance, pour ceux qui, étant réputés *morts*, veulent se faire croire *vivans*.

§. 66. Mais une malheureuse expérience n'a que trop prouvé que les tribunaux n'ont pas toujours l'avantage d'éclairer leur jugement par la preuve tirée des titres ; que rien n'est moins certain que le témoignage des hommes ; que les titres, sans le concours et la réunion de toutes les autres circonstances, peuvent être souvent une preuve très-équivoque.

Je me rappelle avoir lu autrefois, je ne sais plus dans quel ouvrage, que le parlement de Besançon condamna, il y a environ cinquante ans, au dernier supplice, comme un imposteur, un quidam qui se fesait appeler *de Sales*, quoique muni de tous les titres qui le fesaient appartenir, en apparence, à la famille qu'il réclamait. Sa ressemblance avec le véritable personnage dont il avait sans doute dérobé ou contrefait les titres était telle, qu'il fut reconnu *identique* par plusieurs anciens domestiques, et par la nourrice de celui qu'il représentait.

De tels cas ont rendu plusieurs fois nécessaire l'intervention des médecins, pour savoir d'eux, si, en interrogeant la nature, elle donnerait des indices plus certains que ceux que l'on tire des preuves morales. Celles-ci, en effet, dépendent en quelque sorte de notre

volonté , et de certaines combinaisons du hasard ; au lieu qu'il n'est pas en notre pouvoir
de changer la forme de nos membres , de nous
procurer certains signes corporels, ou de nous
en défaire ; et, n'y eût-il que l'affaire du malheureux *Baronet* (dont je me propose de parler très-au long), flétri , et envoyé aux galères ,
comme s'étant donné pour ce qu'il était, rendu
ensuite à son état, d'après une consultation du
célèbre chirurgien *Louis* , cela suffirait pour
engager les juges à ne pas négliger cette voie
d'éclaircissement, et les gens de l'art à s'habi-
tuer à noter avec précision toutes les particularités qui peuvent faire distinguer un individu
d'avec un autre (1).

Division de ce chapitre.

§. 67. Nous diviserons en trois sections la

---

(1) Ces jeux de la nature , qui font qu'une personne
ressemble parfaitement à une autre , n'ont pas été inconnus aux anciens. Pline en a fait un chapitre sous le
titre : *Exempla similitudinum*. A peine , dit-il ,'aurait-on
pu distinguer le grand Pompée du plébéien Vibius , et
de l'affranchi Publicius , tant la ressemblance était parfaite ; Cneus Scipion, d'un vil esclave , nommé Séra-
pion ; le proconsul Sura ; d'un pêcheur de la Sicile ; les
consuls Lentulus et Métellus , de deux comédiens ,
Sphinter et Pamphilus ; l'orateur Cassius Severus, d'un
conducteur de bestiaux nommé Mirmillo, etc. etc. Il
cite le fait de l'imposteur Artémon que Laodice femme
d'Antiochus, roi de Syrie, mit à la place de son mari.
Plinii Secund. Histor. Natural. lib. VII. cap. 12.

L'historien *Valère Maxime* , *lib. IX* , *cap.* 14,
donnant des détails sur ce dernier fait , rapporte
que Laodice s'étant défaite de son époux, pour régner
à sa place, mit dans son lit cet Artémon dont la ressemblance était parfaite avec celle d'Antiochus ; et
qu'ayant introduit dans sa chambre les grands et le

matière importante que nous traitons dans ce chapitre.

La première sera consacrée à la relation de plusieurs faits, tirés du recueil des causes célèbres.

La seconde traitera des accidens de la vie qui altèrent la ressemblance.

La troisième contiendra une analyse raisonnée des principaux faits de cette nature, et nous tâcherons d'indiquer les élémens les moins variables d'après lesquels on pourra résoudre la question de la ressemblance.

SECTION PREMIÈRE.

Faits trompeurs de ressemblance, et jugemens qu'ils ont provoqués, tirés des causes célèbres.

§. 68. Il est certain que, dans l'espèce humaine, aucun individu ne ressemble à un autre ; en observant de près les enfans d'une même famille, fussent-ils même jumeaux, on remarque un caractère distinctif de physionomie, et nous différons les uns des autres, non-seulement par les formes, mais encore par les odeurs ; témoins les chiens qui suivent leur maître à la piste, à de très-grandes distances, et qui le reconnaissent, fût-il confondu parmi un million d'autres individus. Cependant moins parfaits

Dissemblance
des individus.

---

peuple, comme pour écouter ses dernières volontés, ils furent parfaitement trompés par la ressemblance du son de voix et des traits du visage, et qu'ils crurent réellement qu'Antiochus mourant leur recommandait Laodice et ses enfans.

que les animaux sur ce point, parce que sans doute nous sommes plus distraits, plus partagés dans nos sensations, nous oublions facilement la véritable image des personnes et des objets, et nous profitons souvent très-peu du signe distinctif que la nature a placé entre un homme et un autre homme. Les exemples que je vais rapporter sont de nature à prouver cette assertion ; on y verra une foule d'hommes, ignorans et éclairés, attester pour vrai ce qui est faux, sans aucun motif d'intérêt ; des pères, des mères, des épouses, se faire illusion, les uns sur l'identité de leurs enfans, les autres sur celle de leurs époux. Quelque étonnans que paraissent ces faits, ils n'en sont pas moins certains ; et s'ils humilient notre orgueil, en mettant des bornes à l'empire du sentiment, ils peuvent du moins servir à rectifier nos erreurs, et à nous mettre en garde contre la précipitation des jugemens. Je ne ferai mention, pour ne pas être trop long, que des cas saillans, parmi ceux même qui ont présenté le plus d'intérêt.

§. 69. Dans le grand nombre d'imposteurs audacieux qui se sont donnés pour autres qu'ils n'étaient, à la faveur de quelque ressemblance, il n'en est point qui ait autant embarrassé les juges qu'*Arnauld Dutille*, dans la cause de *Martin Guerre*, jugée par le parlement de Toulouse en 1560.

Cause de Martin Guerre.

Ce dernier se trouvait absent depuis huit ans seulement. Un aventurier nommé *Arnauld Dutille*, qui avait avec lui quelque ressemblance, forma le dessein de se mettre à sa place, et il y réussit au point qu'il fut d'abord en possession des biens et de la femme du véritable *Martin Guerre*; il en eut des enfans, et vécut plus de trois ans dans cette famille, sous ce nom supposé, avec quatre sœurs et deux beaux-frères de *Martin Guerre*, qui ne soupçonnaient pas leur erreur. Dans l'instruction du procès, trois cents témoins furent entendus; trente ou quarante attestèrent que le prévenu était réellement *Martin Guerre*, avec lequel ils avaient eu les plus étroites liaisons depuis l'enfance; d'autres, à peu près en pareil nombre, certifiaient que cet homme s'appelait *Arnauld Dutille*; et les autres trouvaient entre ces deux hommes tant de ressemblance, qu'ils n'osaient affirmer si l'individu soumis à leurs regards était l'un ou l'autre. L'historien de cette cause célèbre rapporte que la perplexité des juges était grande, et que, malgré d'assez fortes raisons contre le prévenu, ils auraient été sur le point de prononcer en sa faveur, à cause du mariage et de la légitimité des enfans; mais l'arrivée du véritable *Martin Guerre* empêcha le succès de l'imposture. Cependant l'assurance, disons mieux, l'impudence et l'effronterie d'*Arnauld Dutille* parurent déconcerter *Martin Guerre* à leur confrontation; les juges furent dans une plus grande incertitude qu'avant la présence de *Martin Guerre*, reconnu enfin par ses sœurs et par sa femme, à la grande satisfaction des magistrats. Les principes posés dans la relation mémorable de cette affaire par M. *de Coras*, conseiller au parlement de Toulouse, rappor-

teur du procès, sont : « qu'il faut des preuves
« plus claires que le jour pour condamner un
« accusé, et que dans le doute, il vaut infi-
« niment mieux qu'un criminel échappe au
« glaive de la justice, que d'en frapper un
« innocent. »

§. 70. Un enfant nommé *François-Mi-
chel Noiseu*, ayant pour père un pauvre ouvrier maçon, naquit à Paris, et fut baptisé à
Saint-Jean en Grève, sa paroisse, le 22 décembre 1762. Il fut mis en nourrice dans la
Normandie jusqu'à l'âge de seize mois. Quelque temps après, étant tombé malade, il fut
saigné au bras droit. Il avait une cicatrice à
la partie interne du genou gauche, provenant
d'un dépôt guéri, au moyen des caustiques,
par un chirurgien nommé *Froment*, qui en
donna certificat. Cet enfant n'avait pas encore
eu la petite-vérole.

Le 13 août 1766, *Noiseu*, alors âgé de
trois ans et huit mois, fut perdu sur le quai de
l'Infante, et on ne le trouva plus. Le 16 juin
1768, la marraine de *Michel Noiseu* voit passer deux petits garçons, elle est frappée de la
vue d'un de ces deux enfans; elle l'appelle,
elle l'interroge : ses réponses ne lui apprennent
rien, mais le son de sa voix la confirme dans
sa première idée. D'abord elle n'avait reconnu dans cet enfant que les traits de son
filleul, bientôt elle reconnaît son filleul lui-
même; plusieurs de ses camarades accourus
le reconnaissent aussi; on examine s'il a la
cicatrice au genou, on la lui trouve; la mère

Cause de Mi-
chel Noiseu.

avertie accourt aussi, et elle reconnaît, ou croit reconnaître son fils, à ses traits et à la cicatrice.

Cependant une autre femme arrive, qui réclame cet enfant ; elle nomme ses parens ; elle dit qu'il est en pension chez elle depuis deux ans ; or l'enfant *Noiseu* n'était perdu que depuis vingt-deux mois. La dispute s'échauffe, ces deux femmes sont conduites chez un commissaire, qui livre provisoirement l'enfant à la femme *Noiseu*, qui s'en déclare la mère, qui l'exprime par ses sanglots, qui montre la cicatrice du genou.

Bientôt une nouvelle mère se présente, c'est la veuve *Labrie*. Elle réclame auprès du lieutenant de police l'enfant *Noiseu* comme son fils. Ils étaient tous les deux du même âge, ils avaient tous les deux à peu près les mêmes cicatrices. Ce magistrat renvoie les parties à se pourvoir juridiquement. Le 30 septembre 1768, les juges du châtelet interrogent l'enfant en présence des deux mères, lui demandent à laquelle il appartient. L'enfant répond que la veuve *Labrie* n'est pas sa mère, *car elle lui refuse du pain.* Les juges confirment provisoirement l'ordonnance du commissaire, et adjugent l'enfant à la femme *Noiseu*. Tandis que celle-ci se livre à la plus grande joie, l'autre mère, la veuve *Labrie*, pousse des cris et des gémissemens, « ainsi qu'autrefois (dit « l'historien de cette cause), quand, dans une « semblable conjoncture, la nature se décou- « vrit devant ce roi d'Israël, qui avait osé l'é- « pouvanter. » La veuve *Labrie*, comme si on avait prononcé son arrêt de mort, tombe évanouie dans les bras de sa sœur qui n'avait pas la force de se soutenir elle même; on cria de tous côtés : *voilà la vraie mère.*

La joie de la femme *Noiseu* ne fut pas longue; la mère *Labrie* sollicite un nouveau jugement : on examine la chose plus en détail; on trouve que l'enfant réclamé a eu la petite-vérole, et que, d'après le rapport de la *Noiseu*, le sien ne l'avait pas eue ; des chirurgiens sont consultés : les avis sont partagés sur les causes des cicatrices ; les chirurgiens du châtelet sont favorables à la veuve *Labrie*; d'autres chirurgiens le sont à la femme *Noiseu*; enfin, par un jugement définitif, l'enfant est déclaré appartenir à la veuve *Labrie*. La première sentence avait désespéré l'autre mère; la seconde ne fait pas moins d'impression sur *Noiseu* et sa femme; ils tombent, à ce jugement, sans voix et sans connaissance : tout le public est témoin de ce spectacle attendrissant, et ne sait si son opinion doit suivre la décision des juges. *Noiseu* et sa femme, revenus à eux-mêmes s'écrient : *nous voulons appeler au parlement!*

En effet, dès le lendemain, ils y portèrent leur appel, et, par arrêt du 19 février 1770, cette cour confirma la sentence du châtelet, qui avait jugé que l'enfant appartenait à la veuve *Labrie.*

Cette femme prouva son droit par *l'acte de baptême*, qui la déclare mère de *Marie-Germain Labrie*, né à Boisset le 30 mai 1762; par la *possession*, puisqu'elle avait nourri son enfant et qu'elle en avait eu soin jusqu'au 16 juin 1768, jour auquel on le lui avait enlevé;

par la *reconnaissance* de la famille, et par le *témoignage* des habitans et des curés de parroisses qu'elle avait fréquentés; enfin par *quelques cicatrices* de petite-vérole, que l'enfant réclamé avait sur le nez, tandis que l'enfant *Noiseu* était censé ne pas avoir eu cette maladie. Le parlement s'est donc décidé en sa faveur, parce qu'elle a réuni le *titre*, la *possession*, et la *reconnaissance* de la famille (1).

Ce jugement était-il parfaitement équitable? c'est ce dont on n'est pas convaincu, quand on lit attentivement les détails de la procédure, sur lesquels nous reviendrons à la troisième section. Comme ces cliens étaient pauvres, on a passé légèrement sur des preuves physiques attachées à cet enfant, dont l'examen et la discussion, un peu approfondis, eussent bien balancé les titres, et peut-être changé la face du jugement. D'ailleurs, que prouvaient l'acte de baptême et la possession? que la veuve *Labrie* était mère d'un enfant; mais ils ne prouvaient pas qu'elle fût mère de l'enfant contesté, et la femme *Noiseu* pouvait en prouver tout autant. Quant à la *reconnaissance* et au *témoignage* de plusieurs personnes, nous avons déjà vu et nous verrons encore combien ce genre de preuves mérite souvent peu notre croyance.

§. 71. En 1777, le parlement de Paris eut à rendre un semblable arrêt, fondé uniquement sur les titres, en la cause d'un enfant réclamé par deux pères.

Enfant de
Strasbourg.

---

(1) Causes célèbres, vol. 25, deux cent cinquante-neuvième cause.

Un cabaretier de Strasbourg, qui avait un fils écrouelleux, l'avait conduit à Paris, pour le faire traiter à l'hôpital Saint-Louis, en le recommandant aux soins d'une femme de ses amies. Cet enfant mourut dans l'hospice de Saint-Louis.

Dans le même temps, un bourgeois de Paris avait aussi un fils écrouelleux, du même âge que le premier. Après avoir appliqué en vain tous les remèdes, il se détermina à le mettre à l'Hôtel-Dieu, d'où il fut transféré à l'hôpital Saint-Louis, onze jours après la mort de l'enfant de Strasbourg.

Cependant le père de ce dernier, qui ignorait la mort de son fils, écrivit à son amie de Paris, pour la prier de retirer son enfant, parce qu'il se mettait en route pour le venir chercher. Il arriva en effet à Paris.

Cette amie, soit qu'elle ignorât la mort de l'enfant qui lui avait été recommandé, soit pour tout autre motif, s'étant transportée à l'hôpital Saint-Louis, alla droit à l'enfant du bourgeois de Paris, et se le fit remettre. Le père de Strasbourg le reçut comme son vrai fils, et partit de Paris dans cette idée.

Le lendemain de l'enlèvement, le bourgeois arrive et demande son fils. Les sœurs de Saint-Louis, surprises, lui disent qu'on est venu chercher son fils. A force de perquisitions on découvre que l'enfant est à Strasbourg ; on écrit au magistrat de cette ville, qui fait comparaître le cabaretier. Cet homme, étonné, ne sait ce qu'on veut lui dire. Toutes les personnes qui fréquentent sa maison attestent qu'il est le père de l'enfant réclamé ; les caresses de l'enfant rendent le même témoignage. Cependant la cause est portée au parlement de Paris; le Strasbourgeois est obligé d'amener l'enfant dans cette ville, et bientôt il n'a plus de fils. On fut sensible à sa douleur; mais le parlement se détermina par les registres de la maison de Saint-Louis, qui attestaient l'entrée et la mort de l'enfant de Strasbourg, ainsi que l'entrée de l'enfant de Paris, onze jours après la mort de l'autre. Il fut donc livré au bourgeois qui avait pour lui les *titres* et la *possession constante* (1). Si ce cas est un de ceux où réellement les titres doivent l'emporter sur la ressemblance, il faut avouer aussi que la force du sang est quelque chose de bien décevant.

§. 72. Dans trois autres causes, le parlement de Paris eut encore à rendre des arrêts directement contraires à la prévention publique. En 1679, dans la cause *Monrousseau*; en 1718, dans l'affaire du faux *Caille*; en 1776, contre une femme *Baudet*.

En 1654 une femme de Paris, nommée la veuve *Lemoine*, fut obligée de faire un voyage à Vernon : Cette veuve avait trois fils, Pierre, Jacques, et Louis. Elle emmène avec elle le plus jeune, et laisse à Paris, aux soins de sa mère, les deux autres, savoir : Pierre, âgé de quatorze ans, et Jacques, âgé de dix ans. Ces deux enfans s'évadent avec le fils d'un voisin, et la mère, à son retour, fit de vaines perquisitions pour les retrouver, ce qui la détermina à en rendre plainte le 22 mai 1665.

____

(1) Causes célèbres, vol. 27, 294ᵉ cause.

Le dimanche, 25 juillet de la même année, cette veuve, se trouvant à l'église de Vernon, fut accostée par un mendiant, nommé *Jean Monrousseau*, qui tenait un enfant par la main, et qui était entré dans l'église pour demander la charité ; le peuple regarde cet enfant ; il lui trouve de la ressemblance avec *Jacques Lemoine*, et bientôt il croit que c'est lui : les soupçons s'accroissent, les esprits travaillent, toute la ville n'a plus qu'un cri. La veuve *Lemoine* ne reconnaît pas cet enfant pour le sien ; mais sa servante lui soutient en face que c'est son fils, qu'elle le reconnaît bien, puisqu'elle l'a élevé pendant trois ans.

Les parens du feu mari de la veuve *Lemoine*, ses voisins, jurent, sur le péril de leur vie, que c'est Jacques Lemoine. Le duc de Longueville, la duchesse de Nemours, entraînés par la curiosité, s'informent, voient et prononcent avec tout le peuple que l'enfant appartient à la veuve *Lemoine* : c'est à cet enfant qu'un tailleur assure avoir fait un habit, qu'un chirurgien atteste avoir guéri une blessure à la tête.

Le mendiant est, en conséquence, chargé de fers, comme voleur d'enfans, et le faux Jacques est déposé à l'hôpital. La veuve Lemoine est poursuivie en justice pour qu'elle ait à reconnaître son fils : en vain cette mère nie-t-elle l'identité ; en vain le mendiant réclame-t-il son fils ; l'enfant, à force d'interrogations maladroites, qui exprimaient le désir qu'on avait qu'il fût *Jacques Lemoine*, et déjà assez grand pour préférer une mère riche à un père mendiant, se prêtait fort bien à la suggestion, et répondait conformément aux questions qu'on lui faisait, suivant les leçons qu'il avait eu le temps de recevoir pendant plusieurs jours que dura un si grand empressement.

Déjà les juges de Vernon avaient condamné la veuve, et celle-ci en avait appelé au parlement, quand, onze jours après ce jugement, Pierre Lemoine reparaît tout à coup, et apprend à sa mère que, dans l'étourderie qu'il avait faite avec son frère Jacques, ce frère était mort en décembre 1654, chez un gentilhomme nommé *Montaud*, qui les avait logés pendant dix-sept jours. Il rapporte un certificat signé de son hôte, du curé, de plusieurs habitans, et des frères de la Charité, dans le cimetière desquels son frère avait été enterré.

On doutait encore : et malgré l'arrivée du frère, la cause, dit M. *Bignon*, avocat-général dans cette affaire, n'eût pas été sitôt décidée, si le chirurgien, qui avait parlé d'une blessure à la tête, qu'il avait pansée, n'eût pas balbutié dans son dire, et eût fait voir la cicatrice sur le faux Jacques : mais aucune preuve au-dessus de celle qu'apportait Pierre Lemoine ne pouvait être présentée. Le parlement mit fin à cette illusion, en rendant au mendiant son fils, et en délivrant la mère de la crainte d'être forcée d'en recouvrer un qu'elle n'avait pas porté dans son sein (1).

§. 73. Le sieur *de Caille*, gentilhomme de Provence, habitant à Manosque, de

Cause du faux Caille.

____

(1) Causescélèbres, vol. 16, cent dix-huitième cause.

la religion protestante, s'était réfugié en Suisse, après la révocation de l'édit de Nantes; il avait un fils qui mourut à Vevai sous ses yeux. Quelques années après, un soldat de marine, aussi protestant, nommé *Pierre Mège*, imagine de se faire passer pour *de Caille* fils, et abjure sous ce nom, afin de recueillir la succession de son prétendu père qui était encore vivant. Il fut mis en prison comme imposteur, et cette cause, plaidée au parlement d'Aix, dura sept ans. Trois cents témoins déposèrent qu'il était réellement fils du sieur de Caille; trois à quatre nourrices que le fils de Caille avait eues, et les anciens domestiques de la maison, déposèrent de même : l'épidémie était devenue générale. On avait fait de cette cause une affaire de religion; on disait que les protestans persécutaient cet homme parce qu'il s'était fait catholique. Des hommes puissans prirent son parti; des filles appartenant à des familles distinguées recherchèrent son alliance. En vain les adversaires produisirent une enquête qui prouvait que cet homme était Pierre Mège, et des titres authentiques, envoyés de Suisse par le père, attestant que le fils qu'il avait eu était mort; en vain mit-on en avant mille raisons de dissemblance, le parlement d'Aix, entraîné par la prévention publique, n'eut aucun égard aux oppositions, et déclara par un arrêt solennel, rendu le 14 juillet 1706, que le prisonnier en question était réellement ce qu'il se disait, et il le mit, en conséquence, en possession de tous les biens de son prétendu père. Les juges furent emmenés en triomphe par le peuple d'Aix;

et une famille respectable de Toulon n'eut rien de plus empressé que de tirer le soldat de prison, de payer ses dettes, et de l'adopter pour gendre; ce qui fut fait dans le court espace de quinze jours.

Cependant le faux *Caille* était déjà marié, depuis vingt ans, sous le nom de Pierre Mège. Sa femme, qui jusqu'alors n'avait rien dit, parce qu'elle espérait une fortune du dénouement de cette pièce, commence à parler dès qu'elle voit que l'avantage n'est pas pour elle. On en avait appelé au conseil d'état, qui avait cassé l'arrêt du parlement d'Aix, et renvoyé la cause à celui de Paris : la femme Mège y porta ses plaintes, et, après six ans de débats, après toutes les recherches possibles, physiques et morales, ce dernier parlement, plus éclairé et moins prévenu que celui d'Aix, constata par des preuves invincibles l'identité du soldat de marine avec Pierre Mège, et l'impossibilité physique et morale qu'il fût le fils du sieur de Caille. Un arrêt rendu le 17 mars 1712, sur les conclusions de l'illustre d'Aguesseau, avocat-général, mit fin à cette ridicule procédure (1).

Nous reviendrons à la troisième section sur les recherches physiques qui ont singulièrement servi à éclairer cette cause.

§. 74. En 1775, une femme nommée *Baudet*, demeurant à Paris depuis long-temps, est rencontrée par deux personnes, frère et sœur, qui la prennent pour une autre sœur

Cause Baudet.

––––––––––––––––––––

(1) Causes célèbres rédigées par *Richer*, t. 3.

qu'on disait morte depuis longues années; ils lui sautent au cou, ils lui font des questions, ils l'examinent, et la persuadent enfin tellement qu'elle est leur sœur, qu'ils l'engagent à aller avec eux à leur village réclamer sa part de succession, qu'un autre frère s'était appropriée d'après l'extrait mortuaire de sa sœur.

La femme *Baudet*, persuadée qu'elle n'est pas Baudet, mais qu'elle est *Catherine-Narcise Montaud* (tel était le nom de la personne morte), arrive au village, un jour de dimanche, avec ses nouveaux parens. Amis, voisins, tout le monde, à part le frère qui avait succédé, reconnaît dans cette femme Narcise Montaud, qu'on avait crue morte. L'imagination s'échauffe, les cris de la nature mal articulés se font mal entendre : on répète confusément ce qu'on a cru qu'elle voulait dire : *Oui, c'est Catherine-Narcise Montaud; voilà ses yeux, n'en doutons pas : les traits de la famille ne peuvent se méconnaître.* Une vieille femme s'écrie : *Oui, c'est elle, c'est elle, ma bonne, c'est-elle!*

Quelle digue opposa-t-on à ce cri universel d'un peuple si amoureux de l'illusion ? rien autre qu'un acte de baptême qui prouvait que la vraie Narcise était née douze ans plus tôt que ne le prétendait la fausse Narcise, et un extrait mortuaire qui attestait que cette Narcise était morte depuis 1762. En conséquence, le parlement débouta la femme Baudet de ses prétentions, et la condamna aux dépens (1).

---

(1) Causes célèbres, vol. 16, cent vingt-huitième cause.

Cause de Baronet.

§. 75. La même cour eut encore le bonheur de faire triompher l'innocence opprimée, dans la célèbre cause de *Baronet*. Ici, elle n'eut pas à se décider d'après les titres, puisque les adversaires ne purent produire l'acte de décès, qui peut-être leur aurait donné gain de cause. Il fallut discuter la valeur des présomptions et des témoignages, il fallut s'adresser à la nature et aux indices qui sont du ressort de la médecine. On consulta donc feu M. Louis ; et ce grand chirurgien fit voir que, si l'art de guérir prête aux hommes une main secourable dans leurs maladies, il n'est pas d'une application moins utile dans l'ordre moral, puisqu'il contribue souvent à rendre l'état, l'honneur, la fortune, et même la vie, qui peuvent être enlevés par l'inattention, ou par l'erreur de ceux qui ont le droit de prononcer sur le sort de leurs semblables.

Remi Baronet, né le 18 mai 1717 à Saint-Hilaire-le-Petit, diocèse de Reims, de parens peu aisés, quitta son lieu de naissance à l'âge de vingt-cinq ans, pour aller chercher à gagner sa vie. Après avoir servi en qualité de domestique dans plusieurs villes et villages, il revient au pays, après vingt-deux ans d'absence, afin d'y recueillir la succession de ses parens. Il est reconnu par plusieurs de ses proches, et par un grand nombre d'habitans du lieu, excepté par sa sœur, la veuve *Lamort*, qui avait recueilli sa portion d'hoirie.

Le hasard voulut qu'en même temps un vigneron d'une paroisse voisine, nommé *François Babilot*, eût aussi un fils absent depuis longues années, dont il n'avait point de nouvelles. La veuve *Lamort*, aidée du curé du lieu, imagina de lui donner pour fils ce frère qui venait l'importuner, et, en conséquence, le curé ménagea une entrevue chez lui entre Baronet, le vigneron, et quatre autres personnes pour servir de témoins. Le bon homme, persuadé par le curé que Baronet était son fils, se prêta à la supercherie. D'abord ils ne se connurent ni l'un ni l'autre; mais enfin le vigneron, fasciné par le prêtre, conçoit que Baronet est son fils, *et ce qui le prouve*, ajoute-t-il en lui adressant la parole, *c'est que vous devez avoir à la cuisse une tache de vinaigre, qui provient d'une désirance de votre mère.* Baronet découvre aussitôt ses cuisses; on les examine, et la tache n'existe pas. Le vigneron hésite, il veut se désister, mais on l'en empêche; on tait toutes ces circonstances, et on publie partout que Babilot a reconnu son fils, et que Baronet est *François Babilot.* En conséquence, on obtient un acte de notoriété publique, contraire à un acte pareil qui avait déjà été délivré, et Baronet est arrêté, comme prévenu de faux. En vain le vigneron s'écrie qu'il s'est trompé, que cet homme n'est pas son fils; la veuve *Lamort* et ses amis avaient gagné les juges; ils ne veulent écouter aucun témoin à décharge; et par sentence du 29 octobre 1773, rendue par le bailliage de Reims, le prétendu Babilot est condamné aux galères perpétuelles, et à être flétri, comme faussaire et spoliateur de successions sous un nom supposé.

Baronet est donc conduit aux galères. En passant par Paris, il y est visité par la sœur de

Babilot, dont on lui faisait faire le triste personnage. Celle-ci croyait trouver un frère ; mais elle s'écrie aussitôt en le voyant : *Je ne connais pas cet homme ; il n'a aucune ressemblance avec mon frère ; il est beaucoup plus âgé que mon frère ; mon frère n'était pas bossu, il était au contraire bien fait.*

On doit remarquer qu'il y avait entre ces deux hommes, Remi Baronet, et François Babilot, des différences signalées que rien ne peut effacer, et auxquelles il était impossible de se méprendre.

1° Baronet était né le 17 mai 1717, et en 1777 il avait soixante ans ; Babilot, au contraire, était né le 28 septembre 1731, il ne devait par conséquent avoir que quarante-six ans.

2° Babilot était bel homme, et il avait servi ; au contraire, Baronet était voûté, et sa taille était au-dessous de celle de cinq pieds.

3° Le père de Babilot avait déclaré que son fils avait à la cuisse une tache de vinaigre de la largeur d'un écu de six livres, et Baronet ne l'avait pas.

4° Celui-ci avait une jambe plus courte que l'autre, et les malléoles très-grosses, ce qui le faisait boiter ; Babilot, au contraire, était bien fait et ne boitait pas.

5° L'un et l'autre avaient des cicatrices à la joue et à la gorge ; mais Baronet en avait une au sourcil, suite d'un coup de pierre, attesté par celui qui l'avait lancée.

Comment donc, avec toutes ces différences, put-on prendre Baronet pour Babilot ? c'est encore là l'effet de la prévention.

Cependant il y avait déjà deux ans que Baronet était aux galères, quand, les esprits s'étant calmés insensiblement, on revient à la comparaison raisonnée de ces deux hommes, et l'on est convaincu que, si le condamné n'est pas Baronet, il est impossible qu'il soit Babilot. Par une révolution ordinaire parmi les hommes, ce retour de réflexion produit bientôt l'enthousiasme, et il n'en est plus aucun, à part les juges de Reims, le curé et la veuve *Lamort*, qui ne prétende avoir bien reconnu Baronet, et qui ne frémisse sur son sort. On demande et on obtient que le procès soit révisé au parlement de Paris. *Louis* est consulté sur les cinq chefs de différence dont nous venons de parler, et sur lesquels nous reviendrons. Un procès-verbal est dressé en faveur de Baronet ; et, par arrêt du 26 août 1778, il est déchargé de toute accusation, remis dans tous ses droits de nom et de citoyen, reconnu enfin pour tel qu'il se disait (1).

§. 76. Par tous les détails dans lesquels nous sommes entrés, et auxquels nous croyons inutile d'en ajouter d'autres, il est clair qu'on ne saurait être trop en garde sur les preuves morales, sur le témoignage des hommes, et contre la prévention ; il est clair aussi que, pour juger équitablement de l'identité ou de la non-identité d'un individu, il faut le connaître parfaitement, et porter sur sa personne l'esprit d'analyse, nécessaire d'ail-

---

(1) Causes célèbres, vol. 26, deux cent cinquantesixième cause.

leurs dans l'application de toutes les connaissances humaines. Terminons cette section par
un morceau d'éloquence, aussi beau qu'ins-
tructif, de M. Bignon, avocat-général, dans la
cause *Monrousseau*. (§. 72.)

« Il n'est rien de si ridicule ni de si aisé
« à surprendre d'une fausse opinion que le
« peuple. La nouveauté de quelque objet,
« une nouvelle fausse ou mal rapportée, un
« mot porté fortuitement dans les oreilles,
« qui trouve, je ne sais comment, créance
« dans l'esprit de quelques-uns, passe in-
« continent en ceux des autres pour une vé-
« rité certaine ; la persuasion s'en commu-
« nique par une contagion secrète, et les
« espèces se multiplient et se grossissent tel-
« lement, que d'un doute particulier il s'en
« forme une opinion universelle : c'est un
« écho qui rend les sons et les multiplie à
« l'infini ; c'est cette légère vapeur qui s'é-
« lève du plus inconstant des élémens ; et
« incontinent il s'en forme un grand amas
« de nuages qui obscurcissent le ciel et pro-
« duisent une grande tempête : c'est cette
« prévention populaire qui a fait autrefois
« l'apothéose de Romulus, qui a persuadé
« aux uns qu'ils l'avaient vu disparaître, et
« aux autres qu'ils l'avaient vu monter au
« ciel ; c'est cette prévention qui donne cours
« à ces nouvelles controuvées qui n'ont ni
« auteur, ni fondement, qui font la terreur
« panique des armées ; qui donnent créance
« aux faux miracles, qui a couronné ces fa-
« meux imposteurs qui ont voulu usurper
« des noms illustres sous l'apparence de

« quelques traits de vraisemblance ; préven-
« tion que l'on peut appeler, en un mot, la
« messagère de l'imposture et de la supers-
« tition, et qui a été si bien exprimée par
« un sophiste, dans le récit qu'il a fait de la
« mort de *Pérégrinus* ; car, ayant lui-même,
« par plaisir, inventé quelques contes , au
« sujet de cette mort, comme de dire qu'on
« avait vu un vautour s'élever du milieu du
« bûcher, il eut incontinent le plaisir d'en-
« tendre débiter dans la multitude cette
« même nouvelle qu'il venait de controuver,
« et de voir des personnes d'assez bonne foi
« pour affirmer qu'ils avaient vu le vautour.

« Au reste , dans tous les temps , le peuple
« a pris les apparences pour la réalité , le
« mensonge pour la vérité. Qui ne sait que,
« sous l'empire des Césars, un *Equitius* se
« disait fils de *Titus-Gracchus*, et que tout
« le peuple courait après l'idole ? Un *Ero-*
« *phyle* ne soutint-il pas , appuyé des ap-
« plaudissemens du peuple , qu'il était petit-
« fils de *Caïus-Marius*, celui qui fut sept
« fois consul ? Cet autre ne fut-il pas plus
« hardi, qui, du temps de *Sylla*, non-seule-
« ment osa se dire fils d'*Asinius-Dion*, mais
« poussa même l'effronterie jusqu'à chasser
« de sa maison son héritier, son fils, et vint
« à bout de le faire passer pour un impos-
« teur, par des raisons si apparentes, qu'il
« enleva tous les suffrages du peuple ? Les
« Pénates en rougirent, dit l'historien, et
« furent sur le point d'abandonner le foyer
« qu'ils gardaient !..... »

SECTION II.

Des accidens de la vie qui altèrent la ressemblance.

§. 77. Non-seulement un imposteur peut usurper , à l'aide d'une fausse ressemblance, notre nom et notre fortune , mais nous pouvons nous-mêmes être méconnus , être traités de faussaires, par suite de ces altérations que le temps et les causes qui sont hors de nous apportent à notre physionomie. Il est donc infiniment utile de faire connaître quelles sont les parties de notre système qui sont sujettes au changement , par quelles causes elles peuvent changer , pour fixer ensuite notre attention sur celles qui ne changent point , et auxquelles un individu reste toujours reconnaissable.

§. 78. Ainsi il arriva , au rapport de *Zacchias* , qu'un noble Boulonnais , nommé *André Casali* , était absent de sa patrie depuis plus de trente années ; il s'était enrôlé dans sa jeunesse , et avait passé pour avoir perdu la vie dans les combats. En conséquence , ses plus proches parens s'étaient emparés de son héritage , dont ils jouissaient paisiblement depuis long-temps. Tout à coup on voit paraître en Italie , et bientôt après à Rome , un individu qui se dit André Casali , et qui revendique ses biens. Il est arrêté et mis en prison, comme prévenu de faux.

Cet homme avait à la vérité sur lui des

particularités et des signes très-évidens qui n'étaient pas à mépriser ; mais il paraissait si dissemblable de l'idée que l'on conservait de la personne d'André Casali, qu'on ne pouvait pas accorder que ce fût lui. Le prisonnier répondait qu'il n'était pas surprenant qu'on le trouvât si changé , puisque, étant tombé entre les mains des barbaresques, il avait passé un grand nombre d'années dans l'esclavage. L'incertitude des juges était grande ; ils consultèrent enfin Zacchias pour savoir *s'il était possible que la face humaine pût tellement changer et s'éloigner de son état primitif, que d'empêcher de reconnaître un homme pour ce qu'il est réellement ?*

Ce grand médecin , après avoir examiné très en détail, dans sa consultation , les différentes causes qui, en altérant la physionomie , peuvent rendre un homme méconnaissable , telles que l'âge, l'air, les alimens, la manière de vivre , les passions diverses , les maladies ; et après avoir cité plusieurs exemples à l'appui, conclut que l'altération dans les traits d'André Casali était dans l'ordre des choses possibles et naturelles , et qu'elle ne pouvait pas faire une présomption désavantageuse contre lui : « Si tant de choses, a-t-il « dit, peuvent concourir à changer les traits « du visage, l'habitude du corps et les mœurs, « serez-vous surpris qu'elles aient influé sur « ce prisonnier après une si longue captivité, « et après les peines et les angoisses qu'il a « dû essuyer, surtout se présentant devant « vous si différent de ce qu'il était lorsqu'il a « quitté son pays ? André Casali est parti d'ici

« dans l'âge florissant de la jeunesse ; il en
« est parti libre et opulent ; il y revient âgé,
« pauvre, et encore meurtri de ses fers ! Ce
« qui doit nous surprendre, ce n'est pas que
« ses souffrances aient tellement altéré ses
« traits, qu'elles l'aient rendu méconnaissable ;
« mais c'est qu'il ait pu résister à tous les maux
« qu'il nous dit qu'on lui a fait endurer. »
Ces raisons firent disparaître les difficultés
amenées par l'altération de la ressemblance,
et les juges romains, se décidant, comme ceux
de Paris en la cause de *Baronet* (§. 75), d'a-
près les particularités de la personne du prévenu, et le défaut d'acte de décès que ses
adversaires ne purent présenter, ils rendirent
à leur prisonnier le nom et l'état qu'il réclamait (1).

§. 79. Nous suivrons Zacchias dans l'ordre   L'AGE.
d'exposition des raisons d'altération de la
ressemblance, en commençant d'abord par
l'âge.

Relativement à cette cause, personne n'i-
gnore combien la puberté est dissemblable de
l'enfance (§. 14, 15, 16, 17, 18, 19, etc.);
combien la jeunesse diffère de l'adolescence,
l'âge viril de la jeunesse, la vieillesse de l'âge
viril, etc. (§. 21 et suiv.); de sorte qu'on
a peine à reconnaître le même homme qu'on
a vu enfant dans celui qui a passé l'âge de la
puberté. Les femmes surtout, lorsqu'elles sont
parvenues à la vieillesse, sont tout-à-fait différentes de ce qu'elles étaient dans le bel

---

(1) *Zacchias, quæst. med. legal. consilium LXI.*

âge. Voyez aujourd'hui cette belle qui fait le bonheur de tous ceux qui l'approchent, par les grâces de son esprit et de sa personne, par les contours délicats de ses membres, par l'expression enchanteresse de ses yeux, par le souffle moelleux qui s'exhale de ses lèvres de rose, pareil au souffle balsamique du printemps ; demain elle aura perdu tous ses agrémens ; cette peau molle, douce, colorée, sera changée en un tissu sec, dur, âpre, pâle, ridé, d'un jaune tirant sur le brun ; ses membres ressembleront à ceux d'un homme faible, déjà avancé en âge ; ses yeux, devenus un ornement inutile, n'exprimeront plus rien ; son humeur aura également changé, elle sera ricaneuse et difficile. Quel triste sort pour les femmes qui, étant adorées dans leur jeunesse, sont regardées avec indifférence, et peut-être haïes dans la vieillesse !.... Ceci me conduit à parler des changemens qu'éprouve cette qualité du corps que nous appelons la beauté.

§. 80. Il est généralement dans la nature que les individus qui ont été très-beaux dans leur enfance deviennent laids à mesure qu'ils avancent en âge ; et qu'au contraire ceux qui sont laids étant enfans deviennent beaux dans la suite du temps ; ce qui explique naturellement le miracle qu'Hérodote attribue au temple d'Hélène, et qui s'est opéré dans la femme d'*Aristone*, qui, étant très-laide lorsqu'elle fut enlevée à *Aget*, son premier mari, était devenue très-belle avec le second. La même chose est arrivée, au rapport de *Tacite*, à *Livie*, femme de *Drusus*, et sœur de *Germanicus*, qui étant très-laide, les premières années de sa vie, devint une des plus belles femmes de l'empire romain.

Hérodote dit que les prêtresses d'Hélène ajustaient chaque jour la tête des enfans laids qu'on amenait au temple pour les faire devenir beaux ; mais ce changement s'explique sans le secours des prêtresses ; car la beauté dépend de la juste proportion de toutes les parties du corps ; nous regardons comme laids ceux qui dans leur enfance ont la tête très-grosse et les traits du visage très-saillans, en proportion du reste du corps ; et comme beaux les enfans dont la tête est petite proportionnellement au corps, et dont les traits du visage sont réguliers et très-petits. Or il arrive quelquefois dans les premiers qu'à mesure qu'ils avancent en âge, et que le corps prend un juste accroissement, la tête se trouve insensiblement en proportion avec le tronc, et que de laids qu'ils étaient, ils sont devenus beaux.

Le contraire arrive ordinairement à ceux qui naissent avec une tête petite : comme ces têtes ne croissent pas en proportion du reste du corps, ces individus nous paraissent ensuite laids, lorsque le corps, prenant son accroissement en tous sens, les traits du visage restent les mêmes et ne correspondent pas avec le volume du tronc, tellement qu'il semble, comme dans la plupart des statues fabriquées de nos jours, que cette tête ne soit pas faite pour le corps. Les Chinois, au rapport des voyageurs, sont communément dans ce cas. Quand ils sont enfans, nous dit-on, ils sont généralement beaux, parce qu'ils ont naturellement les yeux et le nez fort petits; à mesure qu'ils grandissent, ils perdent la symétrie de leurs membres; ils restent avec les yeux et le nez petits, tandis que le reste du corps prend une forme volumineuse et qui approche de la laideur. D'où l'on peut inférer que l'on ne doit pas appeler beau, mais simplement joli, ce qui n'a point encore acquis son entier développement; la beauté étant réservée pour les grands corps, en qui la nature a achevé de perfectionner toutes les formes.

Embonpoint et maigreur.

§. 81. Cette cause au reste n'est pas la seule à laquelle on doive attribuer les changemens qui s'opèrent dans l'ensemble de la figure humaine; mais il en est plusieurs autres qui sont inhérentes à la nature de chaque être animé.

1° Nous voyons tous les jours des jeunes gens, dont la figure était désagréable lorsqu'ils étaient sans barbe, devenir plus agéables dès qu'elle commence à paraître; ce qu'on doit attribuer, ainsi que le développement de toutes les parties, à la sécrétion de l'humeur prolifique et au mélange de cette nouvelle liqueur. Il arrive au contraire d'autres fois que ceux qui étaient beaux lorsqu'ils étaient encore imberbes, deviennent laids quand ils sont barbus, par suite de ce même développement qui s'amplifie dans certaines parties qui étaient auparavant proportionnées, et qui cessent de l'être parce que les autres parties, en qui la même cause n'agit pas, restent dans leur état primitif.

2° Le tempérament se modifie avec l'âge, et avec le tempérament, l'habitude du corps : ceux qui étaient maigres deviennent gras, et ceux qui étaient gras deviennent maigres ; ceux qui sont très-vifs, très-irritables, et en qui le système artériel est très-vivace, prennent beaucoup d'accroissement en longueur, et ont des formes moins agréables ; ceux qui sont moins irritables, qui sont plus froids, prennent moins d'accroissement en longueur qu'en largeur ; ils deviennent potelés, parce que la circulation, étant moins animée, permet à l'huile animale de se ramasser dans les cellules adipeuses. Le simple passage de la jeunesse à la virilité, époque où, comme nous l'avons déjà dit, les systèmes artériel et veineux se mettent en équilibre, fait dissiper une partie de cette belle vivacité, donne du ventre à ceux qui n'en avaient pas, change les formes, embellit ou enlaidit la personne.

3° La couleur des yeux et celle des cheveux, qui fait ordinairement partie des signalemens, éprouve surtout des changemens notables par suite des modifications des liquides et des solides, et par les moindres accidens de la vie humaine. Presque tous les enfans naissent avec les yeux bleus et les cheveux blonds ; cette couleur s'altère insensiblement ; le bleu se change en gris ou en brun clair ; les cheveux blonds deviennent châtains et passent insensiblement au brun ou au noir ; les cheveux noirs deviennent facilement

blancs ou gris, surtout dans les pays chauds,
même avant l'époque de la virilité. Les peuples septentrionaux conservent, il est vrai,
plus facilement leur chevelure blonde, mais
elle s'altère aussi quand ils viennent habiter
des pays chauds. En général, la couleur des
cheveux qui se conserve plus long-temps est
la couleur rouge, et avec elle les rousseurs
du visage, qui forment un type de physionomie assez durable ; vient ensuite la couleur
noire (1).

---

(1) La couleur des cheveux est, comme celle de
la peau, un attribut caractéristique des races humaines ;
elle varie suivant les pays, les latitudes, les climats,
les températures, etc. Dans nos climats, les couleurs
principales sont le noir, le blond et le rouge de feu ;
lesquelles ont sous elles le brun, le châtain, etc.,
pour le noir ; le châtain-clair jusqu'au rouge de feu,
pour le blond. Les cheveux roux coïncident fréquemment avec ces taches de rousseur qui sont plus ou
moins abondamment répandues sur la peau de certaines
personnes. Les cheveux conservent ordinairement,
pendant la jeunesse, une teinte moins foncée que celle
qu'ils doivent avoir, et qui se forme insensiblement.
Souvent ce qui doit être un jour blond approche d'une
teinte blanchâtre ; le blond devient plus rapproché du
châtain, celui-ci du noir, et les premières teintes du
rouge de feu augmentent de plusieurs degrés vers l'é-
poque de la vingt-sixième à la trentième année : mais il
n'y a rien en cela de bien constant, on les noircit ou on
les blanchit artificiellement. Mille causes nées des passions d'âmes, des maladies, des alimens, etc., influent sur la couleur, sur la vie du système pileux, et,
chez plusieurs individus, les poils blanchissent de très-
bonne heure, sans aucune raison évidente. Observons
cependant que les taches de rousseur qui accompagnent

§. 82. Le changement du climat dans lequel on est accoutumé de vivre, contre un autre tout différent, contribue aussi

Le climat.

---

le blond hardi ou couleur de feu, subsistent toujours, quoique la couleur des cheveux ait changé.

La teinte de la peau est bien aussi un des caractères qui distinguent chaque race, chaque peuple, sujet d'un grand empire, et même, en général, chaque famille ; cependant, influencée jusqu'à un certain point par l'air, le genre de vie et la température, la couleur de la peau est un signe très-infidèle pour reconnaître un individu. L'on sait que les blancs se basanent dans les pays chauds, et qu'exposée continuellement à l'air, la peau devient hâlée, tandis que, comme les feuilles, elles s'étiole à l'ombre, et qu'un visage basané devient blanc après un long séjour dans des appartemens renfermés. Il est d'ailleurs des peaux délicates qui changent de couleur plusieurs fois par jour, et la plus belle femme n'est pas toujours belle dans tous les momens de la journée.

Ce n'est donc pas sur des signes qui peuvent changer qu'on doit fonder un jugement d'identité, mais bien sur des caractères constans, indépendans des élémens et de la volonté de l'homme, tels que des rousseurs, des traits profondément gravés dans le tissu réticulaire, des cicatrices, etc. ; sur l'épaisseur des lèvres et du nez, la largeur du front, la face large ou étroite, convexe ou aplatie, le degré d'inclinaison de l'angle facial, etc., attributs constans qui indiquent une modification générale dans l'organisation de tels ou de tels peuples, de telles ou de telles familles. Ainsi, par exemple, si l'on y fait attention, le très grand nombre des habitans du pied des grandes Alpes, de la Savoie, de la Suisse et du Dauphiné, a un visage large, plein, les arcs de la mâchoire inférieure très-ouverts, avec le menton saillant, le plus souvent fendu. L'on pourrait ainsi faire un travail sur la physionomie des natifs des différentes provinces d'un vaste empire, auquel on ajouterait, dans les cas particuliers, les signes attachés beaucoup aux variations de la figure humaine (§. 41). Il est assez connu que des personnes très-maigres et disposées au marasme, à la fièvre hectique ou à la phthisie, deviennent quelquefois si grasses, par le changement d'air, que leur physionomie en est changée ; d'autres fois et dans des circonstances opposées, le contraire arrive. Quel est celui qui, après avoir habité dans diverses contrées, n'aura pas éprouvé que ses chairs étaient plus remplies, et en même temps plus molles dans un air lourd et nébuleux, que dans une atmosphère vive, ventilée et très-élastique ? Le simple changement de vent modifie notre volume dans le même pays ; nos vaisseaux sont plus gonflés, nos chairs sont plus dilatées avec les vents de *sud-est* et *ouest* qu'avec les vents du *nord* et du *nord-ouest*, qui nous condensent et nous rendent plus légers. Que ne doit-il pas arriver lorsque nous faisons un très-long séjour dans des contrées éloignées qui sont particulièrement sous le domaine de tels ou tels vents ? Eh ! que l'on considère bien, en embrassant d'un coup-d'œil géographique le monde entier, que le climat ne contribue pas seulement à la grosseur du corps, mais qu'il influe aussi sur sa longueur ; puisque dans tels pays la race humaine et toutes les races d'animaux sont petites, tandis que dans tels autres elles sont

---

à chaque individu ; les nuances susceptibles de changement ne seraient considérées alors que comme des accessoires qui fortifieraient d'autant plus l'affirmation d'identité, lorsqu'elles se rencontreraient.

d'une haute stature. Ainsi donc, si un individu est parti jeune, je dis avant le terme où la croissance est terminée, avant par exemple l'âge de vingt-un à vingt-deux ans, et qu'il ait fait un très-long séjour dans des terres éloignées, il pourra en revenir plus gras ou plus maigre, plus long ou plus court, plus coloré ou plus pâle, de manière qu'à peine le reconnaîtra-t-on. Nous en avons des exemples familiers dans nos villes maritimes, où des portions de familles transportées jeunes dans les îles, aux Échelles du Levant, et dans d'autres climats éloignés, paraissent à leur retour toutes différentes de l'autre portion qui était restée en Europe. On conçoit que sous le nom de climat j'entends l'air, les vents, la lumière, la chaleur, les météores divers, la terre, les eaux et les différens alimens, qui se changent en notre propre substance.

§. 83. Que les alimens aient la plus grande influence sur la physionomie et sur les formes de tout le corps, c'est ce qui a déjà été démontré (§. 42); nous ajouterons seulement ici que si l'on change tout à coup de genre de nourriture, soit forcément, soit par choix, l'on s'aperçoit d'abord d'un changement dans les forces, dans l'augmentation ou la diminution du volume du corps, dans le tempérament, dans les mœurs et dans l'ensemble du visage. L'expérience de tous les jours nous apprend combien nous devenons différens de nous-mêmes, lorsqu'ayant été accoutumés à une nourriture succulente, nous sommes forcés de l'abandonner pour une nourriture chétive et grossière : la même chose nous arrive quand nous passons de la misère à l'opulence ; bien plus, quoique nous ayons toujours une table bien servie, nous éprouvons un grand changement dans notre manière de sentir et d'agir, si nous abandonnons la nourriture animale pour la végétale, et réciproquement.

Les maladies §. 84. On apprend aussi par expérience que le propre de certaines maladies est d'altérer très - promptement la ressemblance. On connaît les effets de la petite-vérole et de plusieurs maladies de la peau, telles que les dartres rongeantes, l'érysipèle, la goutte rosée, et plusieurs variétés de lèpres, maladies si hideuses que les anciens leur avaient donné des noms de bêtes ; il en est de même du scorbut, de l'ictère, de la plique, et de quelques autres maladies plus rares. La siphilis fait quelquefois le même effet, et change très-vite une personne ; le remède qu'on lui oppose a parfois également la même propriété, puisqu'on observe qu'il produit par la suite plus d'embonpoint dans ceux qui lui ont été soumis. Les affections convulsives des muscles de la face, et les accidens d'apoplexie et de paralysie dénaturent entièrement la physionomie. Les maladies de matrice substituent au teint de lis et de rose une couleur plombée ; les engorgemens des viscères abdominaux donnent aux yeux et au visage une teinte jaune, livide ou verdâtre ; les maladies du cœur et des gros

vaisseaux rendent le visage bouffi et d'une couleur bleu livide, etc. ; les diverses sortes de
phthisies et la fièvre hectique réduisent à un
état de squelette celui que l'on avait connu
très-gras ; et certaines affections morbides du
tissu adipeux et des vaisseaux inhalans rendent prodigieusement gros celui que l'on
avait connu très-maigre. Enfin l'on n'ignore
pas que chez les jeunes gens, l'effet commun
des fièvres aiguës est de produire une croissance rapide ; tandis que chez les adultes, et
surtout chez les vieillards, certaines maladies,
telles que celles qui appartiennent à la goutte
et au rhumatisme, ont la propriété de dé-
former le corps et de le rapetisser.

Ces accidens n'influent pas moins sur le
moral ; on sait que les malades sont inquiets,
et qu'ils ont un caractère tout différent de
celui qui leur était propre dans l'état de
santé ; on connaît la bizarrerie des hypocondriaques, dont les bonnes ou les mauvaises
idées dépendent presque toujours du nombre
de selles qu'ils ont rendues dans la journée,
d'une bonne ou d'une mauvaise nuit. Ce changement dans le moral ne se borne pas à la
maladie, mais il subsiste souvent après sa
terminaison : les uns deviennent plus actifs,
plus spirituels ; les autres restent plus lourds,
plus calmes, moins intelligens et plus bornés
dans la mémoire.

§. 85. Il n'est pas moins connu que,   *Les passions d'âme.*
par une suite de l'effet des passions sur
toute l'économie animale, l'habitude de la
tristesse, du chagrin et de l'ennui laisse sur

la figure humaine une empreinte qui substitue à la fraîcheur de l'âge les rides de la vieillesse, le tiraillement des muscles, et ces sombres couleurs dont le désespoir nous offre le plus haut terme, tandis que la gaieté et le contentement, en épanouissant les forces du cœur, font succéder aux ombres de la mort toute la chaleur, tout le charme, l'éclat et l'ornement de la vie.

Est-il quelqu'un qui ignore que la crainte de la mort, ou la frayeur qu'inspire un péril imminent, change tout à coup le visage d'une personne? Combien d'exemples n'avons-nous pas d'hommes condamnés au dernier supplice qui sont devenus chauves dans une nuit? Ceux qui ont le courage d'assister ces malheureux, depuis la condamnation jusqu'à leur dernière heure, peuvent attester combien il en est peu qui ne soient pas défigurés, quelque tranquillité qu'ils affectent, et cela à un tel point que quelques-uns d'entre eux ont passé, en sortant de prison, pour des personnages supposés. *Lemnius* rapporte à cette occasion qu'un certain empereur ayant condamné à mort, pour cause de viol, un beau jeune homme, celui-ci fut tellement affecté de cette nouvelle, que sa barbe et ses cheveux en devinrent blancs, et que son visage fut si fort altéré en peu d'heures, qu'ayant paru devant le tribunal pour entendre son arrêt, il ne fut plus reconnu de personne, pas même de l'empereur, qui crut qu'on lui présentait un personnage supposé, ou que le coupable avait employé l'art pour blanchir sa barbe, ses cheveux et se défigurer;

mais qu'ayant vu ensuite que c'était là un effet naturel de la crainte du supplice, cet empereur fut touché de compassion et pardonna au jeune homme, le jugeant assez puni par la révolution qu'avait opérée en lui la crainte de la peine qui était due à son délit (1).

§. 86. Enfin il n'est pas moins vrai que le changement d'état ou de profession produit aussi des changemens dans les mœurs et dans la personne. L'aisance et la considération attachées à la naissance ou à certaines professions donnent à l'âme et à la physionomie un air de liberté et de grandeur que lui enlèvent, jusqu'à un certain point, l'état de servitude, l'indigence, les menaces, l'infamie. Il est rare, par exemple, à moins d'une grande force d'âme, que ceux qui ont séjourné quelque temps aux galères ou dans l'esclavage n'en sortent pas avec des traits altérés et des mœurs entièrement méconnaissables. Il en est de même des travaux auxquels la nécessité nous a forcés dans un changement de fortune ; ils impriment au corps des caractères souvent ineffaçables (§. 43), et à l'âme une manière de penser et de voir plus ou moins libérale, suivant l'esprit de corps attaché à l'exercice de chaque genre de profession. Ainsi nous avons vu dans ces derniers temps des hommes bannis de leur patrie, y revenir, après avoir végété long-temps chez l'étranger, avec une physionomie, des manières et des mœurs bien différentes

____

(1) *Schenchius, observ. med. lib.* 1.

de ce qu'elles auraient été s'ils eussent resté dans leur premier état.

SECTION III.

Indices les plus positifs d'après lesquels on peut juger l'identité.

Analyse de la cause de Baronet.

§. 87. Pour la cause de Baronet (§. 75), M. Louis examina particulièrement dans son mémoire à consulter,

1° S'il était possible de prendre un homme de soixante ans pour un homme de quarante-six ans ;

2° Si les taches qu'on appelle *envies*, *désirances*, peuvent établir une distinction ;

3° Si on pouvait se tromper aux traits de ressemblance répandus sur tout le corps de Baronet avec Babilot ;

4° Si les cicatrices que l'on observait sur Baronet provenaient de la même cause que celles qu'on disait exister sur le véritable Babilot. Nous suivrons notre ancien maître dans l'examen de ces quatre chefs, parce que sa consultation est par excellence tout ce qu'on peut dire de mieux sur cette matière.

Indices tirés de l'âge présumé.

§. 88. Et d'abord, quant aux apparences de jeunesse ou de vieillesse fournies par la physionomie, quoiqu'il serait fâcheux que l'état et la vie des citoyens pussent dépendre uniquement des traits plus ou moins sillonnés du visage ; et quoique, indépendamment de la différence que peuvent mettre à cet égard, entre deux personnes du même âge, les travaux, les maladies, et les peines de l'esprit et du corps (§. 45); quoique, dis-je, il soit constant que, toutes choses égales d'ailleurs, il y a des personnes de cinquante-cinq ans à qui on n'en donnerait pas quarante, et réciproquement, il n'en est pas moins vrai qu'on ne doit pas rejeter la possibilité d'établir l'âge de la vieillesse sur les caractères énoncés ci-devant (§. 23), après avoir bien pesé tout ce qu'il y a à considérer. Il est vrai aussi qu'on peut, dans des cas particuliers, établir sur l'âge présumé des présomptions fondées ; et c'est ce qui a été pratiqué pour Baronet, lequel paraissait avoir réellement soixante ans, et non pas quarante-six, comme il les aurait eus s'il eût été Babilot.

§. 89. Une circonstance importante, a dit M. Louis, c'est que François Babilot a déposé que son fils était né avec une tache de vinaigre à la cuisse, de la largeur d'un écu de six livres. Il est bien étonnant qu'on n'ait fait aucune attention à cette déposition, et qu'elle n'ait pas fourni la preuve la plus victorieuse contre la qualité supposée de fils de François Babilot, puisqu'il n'y avait aucun vestige de la tache indiquée à la cuisse du prisonnier. En effet, ces sortes de taches sont indélébiles, et si l'on employait quelques moyens pour les effacer, la nature de ces moyens et de leur opération est telle, qu'ils laissent des marques très-sensibles de leur effet, et une cicatrice plus difforme que la tache. Il n'y a d'autre ressource que de peindre ces taches de la couleur naturelle de la peau ;

mais il n'existait sur Remy Baronet ni tache, ni cicatrice d'une tache ; donc il n'était pas Babilot.

Traits erronés de ressemblance.

§. 90. Ce qui avait le plus augmenté la confusion entre deux individus qu'on n'avait pas vus depuis long-temps, c'était :

1° Divers traits de ressemblance, tels que d'avoir les épaules hautes, et d'avoir tous les deux des cicatrices au visage du côté droit; de même, dans la cause de *Martin Guerre* (§. 69), des cicatrices et des verrues ont servi long-temps à soutenir l'illusion, et à favoriser l'imposture ; et dans la cause du gueux de Vernon (§. 72), l'on argumentait aussi d'une cicatrice à la face de l'enfant;

2° C'était aussi parce qu'on disait que Remy Baronet avait eu une épaule luxée et un bras fracturé par une chute, accidens dont il avait dû rester des traces, que cependant les chirurgiens ont attesté n'avoir pas reconnues sur le prisonnier, qui, en conséquence, ne pouvait être Remy Baronet;

3° Un témoin avait déposé que, dans sa jeunesse, Baronet avait été blessé d'un coup de pierre au-dessus de l'œil, dont on voyait encore la cicatrice qui se perdait dans le sourcil droit : mais le témoignage uniforme de toutes les dépositions indiquait cette cicatrice au-dessus de l'œil gauche. On disait donc : Le prisonnier a des traits qui ne sont pas ressemblans à ceux de Remy Baronet, et il en a qui l'identifient à Babilot; donc il est plutôt Babilot que Baronet.

M. Louis commença par observer, avec juste

raison, qu'il n'y avait rien de plus incertain que les assertions produites dans l'affaire présente pour reconnaître à telle marque du visage quel était celui des individus qu'on voulait désigner, et dont l'un était absent depuis très-long-temps, et l'autre n'avait reparu au pays qu'après vingt-deux ans d'absence ; qu'on ne pouvait avoir de leurs traits, qui d'ailleurs avaient pu être altérés par l'âge, qu'une idée très-confuse; que les particularités accidentelles en ceux même avec qui l'on vit le plus familièrement, et qui seraient des signes distinctifs, ne sont jamais gravées dans l'esprit d'une manière assez précise pour qu'il n'y ait pas nécessairement erreur et contradiction dans le rapport qu'on en demanderait, à l'improviste, à quatre parens ou amis.

§. 91. Après avoir examiné attentivement le prisonnier, M. Louis trouva que Baronet était bossu, ce qui avait pu le faire confondre avec Babilot, dont les épaules étaient hautes ; mais il trouva aussi qu'il était boiteux, et qu'on ne s'en apercevait pas, parce qu'il avait pris l'habitude de marcher incliné de côté, ce qui peut-être avait été cause que la colonne de l'épine était contournée. Ces vices de conformation sont néanmoins très-différens de ce qu'on entend par avoir les épaules hautes, par être voûté. Relativement à la luxation et à la fracture qu'on supposait avoir existé, M. Louis n'en trouva effectivement aucune trace, mais seulement une cicatrice au bras, qui n'était qu'à la peau, et qu'on aurait pu prendre pour ce qu'on appelle la marque d'un très-gros

grain de petite-vérole, et dont il n'était jamais sorti d'esquille. Que s'ensuit-il, demande
M. Louis? « C'est qu'il est possible que Remy
« Baronet ait cru avoir le bras fracturé, par-
« ce qu'on le lui a dit. Ce n'est pas lui qui a
« caractérisé la nature de l'accident qu'il a
« éprouvé par une chute ; et pour peu qu'on
« ait de connaissance de ce qui se passe
« dans les campagnes, tant de la part des re-
« bouteurs que de la crédulité du peuple, on
« sait qu'il n'y a ni chute, ni contusion avec
« douleur et difficulté de mouvoir un mem-
« bre, qu'on ne le dise cassé; il y a toujours
« trois ou quatre côtes d'enfoncées, etc ; de-
« là tant de cures admirables, et en consé-
« quence, tant de réputations ridicules, pour
« la restauration des os, qui font préférer des
« paysans, des bergers dans les campagnes,
« des savetiers, des bourreaux même dans les
« villes, aux gens de l'art, dispensés par l'in-
« justice et la confiance aveugle du public,
« de cultiver cette partie essentielle de l'art,
« sur laquelle ils n'ont pas occasion d'acqué-
« rir de l'expérience. Le petit abcès qui est
« survenu a fait paraître la cure plus grave,
« et conséquemment le succès plus merveil-
« leux ; on lui aura peut-être montré une
« prétendue esquille sortie de cette ouver-
« ture. Nous avons des preuves journalières
« de ces supercheries des charlatans..... Ainsi
« il n'est pas étonnant que Baronet ait cru
« avoir le bras gauche cassé avec esquille. »

J'ajouterai à cet égard, aux observations
malheureusement trop justes de M. Louis, que
j'ai vu, il y a peu de temps, deux exemples

de ces supercheries, fournis non par des ra-
bouteurs, mais par un chirurgien, et par un
autre chirurgien-médecin; l'un chez une dame
de 60 ans, et l'autre chez un laboureur de 40
à 50 ans. Tous les deux avaient fait une chute;
la première s'était luxée le genou, et l'autre
la cuisse. On méconnut les luxations, et on
fit accroire aux malades qu'ils avaient la cuisse
fracturée : on appliqua, en conséquence, un
appareil très-serré, qui, ne produisant que de
vives douleurs depuis plus d'un mois qu'il existait, et ôtant aux malades le sommeil et l'appétit, les détermina à m'appeler en consultation. Ayant enlevé l'appareil, je fis toucher aux doigts aux chirurgiens qu'il n'y avait
point eu de fracture, mais qu'il y avait luxation ; le bandage avait seulement produit des
meurtrissures et des excoriations qu'il fallut
guérir. Il se forma chez le laboureur une ar-
ticulation artificielle.

Or, je le demande ; si on avait été dans
le cas de se servir du souvenir de cet accident
en recherche d'identité, et qu'on eût trouvé
des luxations à la place des traces, toujours
permanentes, d'une fracture, n'aurait-on pas
porté le jugement le plus erroné ?

§. 92. Relativement aux cicatrices, la plupart de ceux qui avaient cru reconnaître Babilot disaient qu'il avait un petit trou au visage
du côté droit, et celui qu'ils identifiaient avec
Babilot y avait au contraire une longue cicatrice. Le petit trou du vrai Babilot devait
être, suivant ceux qui prétendaient pour lui,
à l'une des joues, ressemblant à une petite

Cicatrices.

marque enfoncée qui aurait été comme l'effet
et la suite d'un coup reçu ; et en outre, il
devait avoir proche du cou, du même côté,
des *humeurs froides guéries*. Il s'ensuivait que
la cicatrice de Babilot était la suite d'une tumeur qui s'était terminée par la suppuration,
et dont le pus s'était fait jour, ainsi que de
coutume en pareil cas, par une ouverture
spontanée. Cette sorte de cicatrice doit être
ronde, et se trouver au cou, sous la mâchoire,
à la région des glandes susceptibles d'engorgement. Le prisonnier avait aussi dans le voisinage de ces parties une cicatrice ; mais elle
était longue, et s'étendait le long de la lèvre
externe du bord de la mâchoire inférieure,
depuis l'angle, jusqu'auprès du menton. Sa
largeur prouvait que la plaie avait été faite
par une cause externe, et qu'il y avait eu
contusion aux lèvres de cette plaie, lesquelles
ne s'étaient pas réunies par simple recolle-
ment, mais avaient suppuré avant de parvenir à la consolidation. M. Louis n'hésita
pas à la regarder comme la suite d'une division extérieure, comme l'effet, par exemple,
d'un coup de pied de cheval que Rémy
Baronet déclarait avoir reçu ; il conclut aussi
que cette différence dans la forme des cicatrices et dans leur nombre, puisqu'on dépo-
sait que Babilot en avait deux, et qu'il n'y
en avait qu'une chez Baronet, devait former
une induction péremptoire en faveur de ce
dernier.

Il ajouta, relativement à la cicatrice du sourcil
droit, qui, d'après les dépositions, aurait dû
se trouver au-dessus de l'œil gauche, la re-

marque importante : « que cette contrariété
« montre une erreur qui ne détruit pas le fait
« généralement avoué, et dont la marque est
« constante. J'ai cru (dit-il) entrevoir la raison
« de cette diversité sur un cas dont l'époque
« est ancienne; les déposans, à qui on ne peut
« supposer qu'une intelligence fort bornée,
« ont attribué au côté gauche, ce qu'effecti-
« vement ils ont vu à gauche; mais ce qui est
« à la gauche de l'observateur est à la droite
« de l'objet observé; voilà, je pense, la seule
« manière de concilier la vérité du fait avec
« l'erreur de sa désignation locale. L'expé-
« rience m'a donné plusieurs preuves de pa-
« reilles erreurs. » (1)

§. 93. Nous avons cru pouvoir dire (§. 70)
que, si, dans la cause de l'enfant Noiseu, le
parlement avait jugé moins par les titres que
par les données de physique animale, il ne
l'aurait vraisemblablement pas attribué à la
veuve *Labrie*; voici sur quoi est fondée ma
présomption :

1° L'enfant réclamé avait à la cuisse la cicatrice d'une plaie, signalement qui fut regardé comme équivoque, parce qu'il était
commun aux deux enfans : mais l'enfant Noiseu
avait une cicatrice occasionnée par un dépôt
auquel on avait appliqué un caustique ; au lieu
que la veuve Labrie déclara que la cicatrice
de son enfant provenait d'une tumeur légère

Analyse de la cause Noiseu.

_____

(1) La marque imprimée par le bourreau ne s'efface
jamais, quelque effort que l'on fasse. Elle est par conséquent un indice positif contre les repris en justice.

ou d'un bouton écorché par les langes dans le temps qu'elle le nourrissait, et qu'elle a pansé et guéri elle-même avec du cérat.

Or rien de plus aisé, suivant les principes de l'art, que de distinguer une cicatrice qui résulte d'un dépôt traité par des caustiques, de celle qui a été produite par un bouton écorché; la première, étant toujours le résultat d'une perte de substance, est par conséquent plus ou moins profonde, inégale et toujours assez considérable dans toutes ses dimensions. Tel était le cas où se trouvait l'enfant réclamé, au rapport du chirurgien Froment. La seconde cicatrice, celle qui provient d'un bouton écorché, ne peut être que l'effet d'une petite excoriation qui ne laisse qu'une trace très-légère. C'est cependant à quoi le Châtelet et le parlement n'ont pas fait une grande attention.

2° L'enfant contesté avait une cicatrice au bras droit : la veuve Labrie déclare que son enfant n'a jamais été saigné ; au contraire celui de la femme Noiseu l'a été. Trois chirurgiens déclarent *que cette cicatrice est la suite d'une incision faite avec un instrument piquant, comme lancette.* Les chirurgiens du Châtelet, requis également de dire leur avis, déclarent, au contraire, *que la cicatrice est la suite d'un abcès, et qu'il n'existe pas de marque de saignée.* La veuve Labrie ne donne aucun éclaircissement là-dessus; elle ne parle pas d'abcès, ce qui rend bien extraordinaire la divergence des chirurgiens. Cependant, autant il était aisé de se rappeler s'il y avait eu abcès, autant il l'était de vérifier si la cicatrice était la suite d'une saignée ou d'un abcès. Tout le monde connaît les cicatrices que laissent les saignées ; par la nature même de cette opération, elles sont étroites, oblongues, longitudinales ou obliques, sans perte de substance : au contraire, la cicatrice qui est la suite d'un abcès qui s'est fait jour de lui-même est ronde, plus affaissée que les parties environnantes, luisante, et plus large que la cicatrice d'une saignée. On a également passé légèrement sur ce point.

3° On se fonda aussi sur ce que l'enfant réclamé avait des grains de petite vérole, et que la femme Noiseu déclarait que son enfant ne l'avait pas eue : mais rien de plus possible qu'il eût eu cette maladie pendant le temps qu'il avait été perdu ! d'ailleurs la veuve Labrie ne prouvait qu'indirectement que son enfant l'avait eue ; car elle ne put pas dire le temps, ni en citer aucun témoin, ayant avoué qu'elle avait été elle-même le médecin de son enfant. Conséquemment cette preuve méritait à peine qu'on s'y arrêtât.

§. 94. Mais le principal tort qu'on a eu a été de ne faire aucune mention des vices suivans de conformation. La veuve *Labrie* déclara, dans l'interrogatoire qu'elle subit le 24 septembre 1768 , que son enfant *avait les pieds courts , épatés comme son père, et les doigts qui suivent le pouce joints et point fendus.* La veuve *Leblanc* , mère de la veuve *Labrie* , et *Bernard Labrie* , son beau-fils , avaient fait la même déclaration le 6 juillet 1768 , chez un notaire de Melun. L'enfant réclamé n'avait ni les pieds courts et épatés , ni les doigts joints. On ne pouvait pas dire, au reste, que cet enfant était né avec les pieds ainsi conformés, et qu'en grandissant ils étaient revenus à l'état ordinaire, parce que les pieds rétrécis et contrefaits ne changent pas de forme, à moins qu'on n'applique les ressources de l'art, dont les pauvres ne peuvent faire usage.

Les deux doigts qui suivent le pouce, joints et point fendus, étaient encore un signe plus concluant. On ne pouvait pas dire que les doigts s'étaient disjoints par l'accroissement de l'enfant; car, quand on naît avec les doigts joints, ils ne se disjoignent jamais d'eux-mêmes, étant attachés l'un à l'autre par les tégumens communs qui les couvrent en-dessus et en-dessous; en sorte que ces deux doigs n'auraient pu être séparés que par les secours de l'art, dont il serait resté des marques ineffaçables. On ne voyait rien de pareil à l'enfant réclamé; donc il n'appartenait pas à la veuve *Labrie.*

Analyse de la cause du faux de Caille.

§. 95. Dans la cause du sieur *de Caille* (§. 73), le parlement d'Aix ne se décida pareillement que par des traits vagues de ressemblance, au lieu que celui de Paris s'attacha à approfondir les raisons physiques d'identité des deux individus, et qu'il fut déterminé autant par la force de ces raisons que par les titres et les preuves morales. Le véritable de Caille fils était de petite taille; il avait un des genoux plus gros que l'autre, cagneux, tournés en dedans, et se touchant l'un l'autre quand il marchait; les jambes un peu tortues et les pieds mal tournés, la tête longue, le front élevé, les cheveux châtain-clair, le nez mince et aquilin, les yeux bleus et bien fendus, le teint blanc et les joues très-vermeilles; en un mot, il était, quánt à la figure, ce qu'on appelle beau garçon. La plupart de ces traits ne sauraient être altérés par quelque événement qui arrive..... Au contraire, il constait, par le signalement contenu dans divers enrôlemens de *Pierre Mège*, que ce soldat était haut de cinq pieds cinq à six pouces, qu'il avait les cheveux noirs et longs, le visage maigre et brun, le nez camard, les yeux petits, la tête ronde, la voix grêle, très-peu de barbe, la taille déliée (§. 45). Ce signalement était uniforme avec tout ce qu'on observait sur la personne de l'imposteur; donc il était plutôt Pierre Mège que tout autre individu.

§. 96. Mais les faits suivans donnèrent encore plus de lumière, et je ne puis que m'étonner encore, comme dans la cause *Noiseu*, de l'aveuglement singulier qui les avait fait méconnaître à Aix !

Le médecin et le chirurgien qui firent la visite de l'imposteur, par ordre du parlement de Paris, lui trouvèrent deux difformités occultes qui se rencontrent rarement, et qu'il n'aurait pas manqué de faire valoir comme caractéristiques, s'il eût été véritablement fils du sieur de Caille. *Ses deux mamelles n'étaient élevées au-dessus des hanches que de trois doigts, et il n'avait qu'un seul testicule, et même très-petit.* Les experts ajoutaient que, quant à la verge, il n'étoit pas plus favorisé de la nature. Or on demande : Ces défauts auraient-ils échappé à quatre nourrices, et empressées comme elles paraissaient l'être à faire restituer à leur prétendu élève son rang et son bien ? Auraient-elles négligé de le faire reconnaître à des marques si peu équivoques ? Ces vices de conformation étaient donc propres au prisonnier, et n'appartenaient aucunement au fils du sieur *de Caille* ; c'était à eux qu'il fallait rapporter la cause de la voix grêle et du défaut de barbe que l'on remarquait dans le soldat.

§. 97. De tout ce qui a été exposé dans ce chapitre, il me semble qu'on peut raisonnablement conclure qu'autant la question que je traite est importante, autant il est souvent difficile de la résoudre ; que les inductions tirées des rapports vagues de physionomie, du témoignage des hommes, de la reconnaissance des parens, nourrices, amis, domestiques, des titres même, peuvent être très-incertaines ; qu'au contraire il est possible, en y faisant une grande attention, de trouver dans l'examen physique de la personne des signes d'autant plus fidèles, qu'il n'est pas en notre pouvoir de nous les procurer ou de nous en défaire ; au lieu qu'il nous est possible de nous procurer tels titres mensongers que la circonstance peut exiger.

Ces signes peuvent se réduire aux suivans : aux indices de l'âge présumé, ayant égard à tous les antécédens (§. 88) ; à la stature ou grandeur du corps ; à la configuration des os de la tête, à celle du nez, à la grandeur ou à la petitesse des yeux, et à leur degré d'enfoncement dans l'orbite ; à la configuration du menton, pointu, carré, rond, fendu ; à l'ouverture de la bouche, à la couleur des cheveux, noire ou rouge (§. 81) ; à la grosseur ou à la petitesse des mains, à leur souplesse ou à leur rudesse, et à la longueur relative des doigts ; à la hauteur des épaules et à leur plus ou moins grand éloignement ; à la longueur et la grosseur du cou ; à l'état plus ou moins bien conformé du tronc ; à la disposition des genoux, des jambes et des pieds (§. 95) ; aux taches de la peau venues de naissance (§. 89) ; car, pour les élévations, on peut les détruire ; aux taches occasionnées par des brûlures, lesquelles ne s'effacent pas plus que les premières, ainsi qu'en ont fait la douloureuse expérience plusieurs galériens élevés aux emplois dans nos temps de troubles ; aux traces de fractures et luxations (§. 91) ; aux cicatrices et à leur différente nature, suivant la plaie à laquelle elles ont succédé (§. 92 et 93) ; aux vices de conformation (§. 94 et 96), et autres de cette nature.

Mais, ainsi que dans la médecine pratique, un ou deux signes isolés ne suffisent pas pour caractériser avec certitude une maladie, ou pour annoncer la mort ou le retour à la santé, mais qu'il en faut plusieurs qui concourent au même jugement, de même dans la médecine légale on ne doit pas se contenter de quelques signes isolés ; ces signes pouvant être communs à plusieurs personnes. Ce n'est que d'après l'ensemble de plusieurs signes qu'on peut se former une opinion, surtout s'ils concordent avec les preuves morales qui sont du ressort des tribunaux.

§. 98. Parmi ces preuves, j'aime à le répéter, on ne doit pas négliger celles qu'on peut tirer de la comparaison du caractère moral de l'individu (§. 43). M. Bruce, par exemple, arrivé des déserts de la Nubie, était si défiguré, qu'il fut méconnu par le bey qui commandait au Caire, avec lequel il avait eu des rapports avant son voyage ; mais ce prince lui ayant fait donner en présent, par un esclave, au sortir du palais, un panier d'oranges au fond duquel était cachée une bourse dont la pauvreté de l'étranger avait indiqué le besoin, et M. Bruce s'étant contenté de recevoir les oranges, et ayant refusé l'or, le bey reconnut à ce trait son ancien hôte et le fit revêtir d'une robe d'honneur (1).

§. 99. Pour que les médecins et chirurgiens puissent tirer une conclusion raisonnée des traits et accidens de la personne qu'ils observent, ils doivent,

1° Être très-éclairés et expérimentés ;

2° Ils ne doivent pas faire cet examen à la hâte et superficiellement ; mais il faut faire dépouiller le sujet et examiner attentivement toutes les parties du corps. Pierre Mège avait été examiné en Provence par des gens de l'art,

____

(1) Voyage aux sources du Nil., t. IV, sur la fin.

commis par le parlement d'Aix, qui ne s'é-
taient attachés qu'à des traits vagues de ressemblance, équivoques et superficiels. S'ils
eussent fait dépouiller l'imposteur, comme le
firent les experts de Paris, ils eussent observé
des signes toujours constans, dont la découverte n'eût pas manqué de terminer la procédure bien long-temps avant le terme où se
découvrit enfin la vérité.

§. 100. Avant de s'être bien assurés de la
nature des choses, les gens de l'art ne sauraient
non plus avoir trop de circonspection et trop
s'interdire toute assertion vague, parce que
leurs propos excitent toujours l'attention dans
des cas pareils, et tirent à conséquence. Ainsi,
dans l'affaire du gueux de Vernon (§. 72),
l'assertion inconsidérée du chirurgien qui disait reconnaître la cicatrice de l'enfant comme
l'effet d'une blessure qu'il avait pansée, eût
été une forte conjecture contre l'innocence,
et n'aurait pas permis de terminer sitôt la
procédure, s'il n'y avait pas eu contradiction
parmi les témoins sur le temps de la blessure,
si le chirurgien ne s'était pas ensuite coupé
dans son dire, et si surtout on n'avait pas apporté la preuve écrite de la mort de l'enfant
qu'on disait avoir été dérobé.

§. 101. L'état des citoyens peut encore être
altéré par les signes équivoques de leur sexe,
qui ont pu les faire inscrire sur les registres
publics pour autres qu'ils ne sont réellement;
mais je parlerai de ces cas rares dans un des
chapitres suivans, où je traiterai des prétendus
hermaphrodites.

CHAPITRE III.

De la durée relative et absolue de la vie.—Des époques les plus favorables à la mortalité. — De quelques autres questions qui peuvent concerner les contrats viagers, l'absence et l'amortissement (1).

§. 102. Je conviens que la matière de ce chapitre se trouverait plus régulièrement placée dans la partie de cet ouvrage qui traite de l'hygiène publique, et j'y reviendrai nécessairement alors ; mais cette matière m'a semblé tellement liée avec celle des deux chapitres précédens, qu'ils m'eussent paru incomplets, si je n'avais pas traité immédiatement après la question de la durée absolue et relative de la vie. Ne nous arrive-t-il pas souvent de nous demander si telle personne qui nous intéresse, et qui nous a quittés à tel âge pour aller habiter

Utilité de ces questions. Législation des absens.

(1) J'espère qu'on ne confondra pas les recherches contenues dans ce chapitre avec l'ouvrage de M. Williams Butte, intitulé : *Prolégomènes de l'arithmétique de la vie humaine;* 1812. Les données de cet auteur ne sont fondées que sur une application mystique des propriétés des nombres 3 et 7, auxquelles il assujettit les diverses périodes de la vie humaine ; ma doctrine, au contraire, n'est qu'une conclusion de l'observation de plusieurs faits.

des régions lointaines, peut encore être au nombre des vivans? Et d'ailleurs, lorsqu'après une très-longue absence, ou lorsque la naissance a eu lieu en pays éloigné, quelqu'un se présente pour réclamer un droit, n'entre-t-il pas dans les recherches d'identité de savoir, à défaut de titres, ou même avec des titres qu'on craindrait supposés, si l'âge très-avancé que l'individu se donne est présumable, ayant égard à sa constitution, à son genre de vie et au pays qu'il a habité?

Les Anglais, peuple qui spécule sur tout, ont été, je crois, les premiers à chercher à connaître les degrés de variation dans la durée de la vie humaine, et à établir par des observations quelque chose de fixe sur la mortalité des hommes à différens âges, pour servir de règle aux tontines et aux rentes viagères. Le travail, à cet égard, de MM. de Parcieux, Dupré de Saint-Maur, de Buffon et autres, continue, en France, à servir à cet usage. On a évalué, en général, qu'un individu, quelque bien constitué, bien portant, et à quelque époque de sa carrière que ce soit, ne peut promettre raisonnablement plus de dix ou douze années d'existence; et c'est sur ces calculs que sont fondées parmi nous la théorie et la pratique des contrats viagers. Il s'en faut cependant de beaucoup, ainsi qu'on le verra, que ces probabilités soient exactes; mais il fallait partir d'un point, plutôt que de n'avoir aucune base.

Autrefois aussi, dans quelques pays de droit écrit, un absent était réputé vivant pendant dix années, à l'effet de pouvoir succéder; en sorte que ses plus proches parens pouvaient prétendre aux successions échues à cet absent pendant ces dix années. La législation actuelle, en réglant ce qui a rapport aux absens (1), paraît, d'une part, avoir aboli les présomptions de vie et exiger des preuves de l'existence de l'absent pour autoriser ses ayanscause à agir de son chef et à en exercer les droits : d'une autre part, elle a étendu à trente années, et même à cent ans révolus, la durée présumable d'un individu (2), supposant, quant au terme de trente ans, de rigueur pour obtenir l'envoi en possession définitive des biens d'un absent, qu'il n'est pas possible qu'un homme vivant qui a disparu, accomplisse ce terme sans manifester son existence d'une manière quelconque. Dans le cas où l'absent a laissé une procuration, la même loi lui suppose, comme autrefois, dix années de vie (3), puisqu'elle n'autorise la poursuite de la déclaration d'absence, et l'envoi en possession provisoire (4), qu'après dix années révolues depuis sa disparition ou depuis ses dernières nouvelles. Enfin, comme on ne peut prescrire contre son propre droit (5), la même loi laisse à l'absent ou ses ayans-cause tout droit de pétition d'heredité ou autres qui pourront lui compéter, et qui ne peuvent s'éteindre que par le laps de temps établi pour la prescrip-

____

(1) Code Nap. l. 1, tit. 4.
(2) *Ibid.* §. 29.
(3) *Ibid.* §. 121.
(4) *Ibid.* §. 115.
(5) *Ibid.* liv. 3 , tit, 20

tion (1) ; ce qui paraît supposer que le législateur a moins eu en vue d'abolir les présomptions de vie que d'assurer la conservation et l'administration des biens des absens.

§. 103. Quelque oiseuses que ces questions puissent paraître aujourd'hui en matière civile, il n'est pas impossible qu'elles n'aient quelquefois leur utilité, surtout dans le cas où quelqu'un réclamerait un droit échu à un individu dont l'existence ne serait pas reconnue : il faut prouver alors que ledit individu existait quand le droit a été ouvert (2). Ces preuves, vraisemblablement, doivent être écrites, quoique la loi n'en dise rien; mais cette condition, qui peut être ou ne pas être, n'exclut pas les raisons de présomption de vie; la loi elle-même, comme je l'ai dit plus haut, ne se les étant pas interdites. Puis le législateur ayant investi les tribunaux d'un pouvoir discrétionnaire (§. 51), à eux appartient, dans des cas particuliers que la loi n'a pu prévoir, parce qu'elle n'est faite que pour les cas ordinaires, de la rendre parfaitement équitable. Ainsi il peut arriver des cas où le délai ci-dessus de trente ans serait trop long, comme lorsqu'il s'agirait d'un homme déjà très-âgé lorsqu'il a disparu; et d'autres cas où il serait insuffisant, comme lorsqu'il s'agirait d'un sourd et muet, d'un imbécille ou d'un mineur fort jeune, quand il a été emmené en pays étranger. Déjà la loi s'est prononcée ailleurs en faveur des mineurs

---

(1) Code Nap. §. 137.
(2) Ibid. §. 135.

et des interdits, en déclarant que la prescription ne courait pas contre ces individus (1). Il n'est pas impossible que, dans des cas de cette nature, et autres analogues, les dépositaires de ce que les citoyens ont de plus cher aient égard, dans leurs jugemens, aux considérations prises de l'âge qu'avait l'absent avant son départ, de son sexe, de l'état connu de sa santé et de sa constitution, du pays qu'il est allé habiter, comparées avec le temps de son absence et celui où il a cessé de donner de ses nouvelles.

Division de ce chapitre.

§. 104. Ce chapitre comprendra deux sections.

Dans la première, je parlerai des âges, des sexes et des saisons où il y a le plus de mortalité, ainsi que du terme le plus commun de la durée de la vie.

Dans la seconde, j'examinerai s'il est des causes, des circonstances, des conditions propres à favoriser, et même à procurer, dans un sens absolu, la longévité.

SECTION PREMIÈRE.

Des âges. — Des sexes. — Des saisons. — Des réunions d'hommes où il y a le plus de mortalité. — Du terme commun de la vie.

Ages de la vie où il y a le plus de mortalité.

§. 105. Nous trouvons dans les tableaux publiés par le bureau central d'admission des hôpitaux civils de Paris, année 1806, que la

---

(1) Code Nap. §. 2252.

proportion générale de mortalité des enfans, les sexes étant réunis, a été, pour cette année, de un sur trois; et que les années 25, 30, 40, 45, 50, 55, 60, fournissent un nombre de malades sensiblement plus fort que les années qui les accompagnent (1). Il résultait déjà aussi des tables de mortalité que les académiciens cités dans les articles précédens avaient dressées sur douze paroisses de la campagne et trois paroisses de Paris, et que M. de Buffon a publiées dans son immortel ouvrage (2); il résultait, dis-je,

1.º Par la table des paroisses de la campagne, que la moitié des enfans qui naissent meurent à peu près avant l'âge de quatre ans révolus; et par celle des paroisses de Paris, qu'il faut seize ans pour éteindre la moitié des enfans qui naissent en même temps; différence que M. de Buffon attribue à ce qu'on ne nourrit pas à Paris tous les enfans qui naissent, même à beaucoup près, mais qu'on les envoie dans les campagnes;

2.º Que, tant dans les campagnes qu'à Paris, les colonnes suivantes des nombres 50, 60, 70 et 80 ans, sont les plus chargées de morts, particulièrement celle de 60 à 70 ans. M. de Buffon, établissant là-dessus sa table des probabilités de la durée de la vie, en conclut qu'on peut espérer raisonnablement, c'est-à-dire parier un contre un, qu'un enfant à zéro d'âge vivra huit ans; à un an d'âge, qu'il vivra en-

---

(1) Journal génér. de méd. t. 38, mai 1810, p. 95 et suiv.

(2) Hist. natur. t. 4, p. 584 et suiv., éd. in-12.

core trente-cinq ans; à deux ans, trente-huit ans; qu'un homme à vingt ans vivra encore trente-trois ans cinq mois; à trente ans, vingt-huit ans, et ainsi de tous les autres âges; que l'âge auquel on peut espérer une plus longue durée de vie est celui de sept ans, puisqu'on peut parier qu'à cet âge on vivra encore qua-rante-deux ans trois mois; qu'à l'âge de douze ou treize ans on a vécu le quart de sa vie, puisqu'on ne peut légitimement espérer que trente-huit ou trente-neuf ans de plus; et de même qu'à l'âge de vingt-huit à vingt-neuf ans on a vécu la moitié de sa vie, puisqu'on n'a plus que vingt-huit ans à vivre; et enfin qu'avant cinquante ans on a vécu les trois quarts de sa vie, puisqu'on n'a plus que seize ou dix-sept ans à espérer.

Le lecteur jugera, d'après les mouvemens de population qui suivent, si ce calcul est parfai-tement exact.

Tables de mortalité de l'empire français.

§. 106. D'après un mouvement de la popu-lation en France pendant le cours de l'an 10 (1802), publié par ordre du ministre de l'in-térieur en fructidor an 11, la population de l'empire étant alors d'environ trente-un mil-lions huit cent soixante-dix mille quatre cent soixante individus, il y a eu cette année (notez que la vaccine commençait à être dans sa plus grande vigueur) un million quatre-vingt-dix-sept mille cent cinquante-sept naissances, et neuf cent quatre mille six cent quatre-vingt-douze décès, desquels décès,

352,803, de l'âge de 0 à 5 ans.
44,776, de l'âge de 5 à 10 ans.

25,093, de l'âge de 10 à 15 ans.
25,282, de l'âge de 15 à 20 ans.
44,280, de l'âge de 20 à 30 ans.
50,241, de l'âge de 30 à 40 ans.
61,459, de l'âge de 40 à 50 ans.
68,027, de l'âge de 50 à 60 ans.
86,765, de l'âge de 60 à 70 ans.
82,890, de l'âge de 70 à 80 ans.
28,685, de l'âge de 80 à 90 ans.
 5,134, de l'âge de 90 à 100 ans.
     55, depuis l'âge de 100 ans.

Il résulte donc que les différens degrés d'âge où il y a le plus de morts doivent être classés ainsi :

1° Depuis la naissance jusqu'à 5 ans.

2° De 60 à 70 ans, et de 70 à 80 ans.

3° De 5 à 20 ans.

4° De 40 à 60 ans.

5° De 30 à 40 ans.

6° Puis de 20 à 30, qui est l'âge qui offre le moins de mortalité.

Donc, à 5 ans, on a déjà perdu près du tiers des enfans nés en même temps ; à 20 ans, on a passé ce tiers ; de 40 à 41 ans, il a péri la moitié des naissances ; et à 70 ans, il en a péri plus des deux tiers. Donc cet âge de 70 ans peut être regardé comme le terme le plus ordinaire de la vie ; et c'est ce que le prophète-roi avait déjà exprimé dans un de ses psaumes, quoiqu'il soit dit aussi ailleurs dans l'Ecriture que ce terme est de 80 ans, parce que sans doute plusieurs parviennent à cet âge. Il est néanmoins évident, non-seulement d'après le tableau que je viens de citer, mais encore par toutes les observations que j'ai pu faire sur la durée commune de la vie, qu'il ne reste plus à l'âge de 70 ans qu'à peine la dixième partie de ceux qui seraient nés dans une année donnée. Il me paraît qu'à défaut d'autres titres, ce terme avait été fixé avec raison pour la durée commune sur laquelle il est permis de compter, et que le surplus n'est qu'une faveur très-incertaine.

Tableau de population d'un nombre de départemens au nord et au midi.

§. 107. Nous allons actuellement extraire de ce tableau un certain nombre de départemens, situés, les uns dans la partie la plus chaude de l'empire français, les autres dans les régions les plus froides ; situés, les uns en plaines, les autres dans des collines et dans des montagnes ; partie baignés par la mer, et partie dans l'intérieur des terres. La comparaison que nous faisons des divers âges où il y a le plus de mortalité, suivant les pays, deviendra très-utile à notre plan, et pourra servir à ajouter un article à l'hygiène publique.

La case *population* n'est peut-être pas des plus exactes, n'ayant pu puiser aux meilleures sources ; j'en excepte celle qui concerne le département des Alpes–Maritimes, tel qu'il était avant qu'on l'agrandît par une portion de la Ligurie ; j'ai vérifié par moi-même tout ce que j'en dis, et ce n'est pas le résultat des observations d'une année, mais de celles de plusieurs, et de la recherche dans les registres des paroisses, des âges de mortalité depuis 1790 jusqu'en 1803.

J'ai négligé de mettre à la fin de chaque ligne le total des morts, parce que plusieurs départemens, surtout ceux du nord, four-

MOUVEMENT COMPARATIF DE LA MORTALITÉ AUX DIFFÉRENS AGES DE LA VIE DANS LES RÉGIONS MÉRIDIONALES ET SEPTENTRIONALES DE L'EMPIRE FRANÇAIS.

MIDI.	POPULATION.	NAISSANCES.	de 0 à 5 ans.	de 5 à 10.	de 10 à 15.	de 15 à 20 ans.	de 20 à 25.	de 25 à 30.	de 30 à 35.	de 35 à 40.	de 40 à 45.	de 45 à 50.
de l'Hérault	275,915	10,298	2,788	503	199	130	190	199	157	204	255	265
du Gard	300,146	10,196	3,544	696	255	205	216	184	164	195	245	251
des Bouches-du-Rhône	309,133	10,385	2,925	684	227	427	256	301	275	288	537	501
du Var	271,703	9,065	2,223	551	151	103	177	170	146	175	199	185
des Alpes-Maritimes	93,965 *	3,777	1,564	201	70	54	67	47	54	61	90	70
des Basses-Alpes	218,066	4,716	2,072	131	105	86	60	05	71	76	89	109
TOTAL X	1,365,746	49,007	17,196	2,373	873	1,085	507	900	867	997	1,116	1,149

MIDI.	de 50 à 55.	de 55 à 60.	de 60 à 65.	de 65 à 70.	de 70 à 75.	de 75 à 80.	de 80 à 85.	de 85 à 90.	de 90 à 95.	de 95 à 100.	100 et au-delà.
de l'Hérault	248	529	249	399	381	222	257	115	49	19	
du Gard	287	241	364	597	478	404	798	97	24	9	1
des Bouches-du-Rhône	294	275	340	562	632	595	382	230	17	10	
du Var	221	172	559	265	420	340	562	68	35	12	
des Alpes-Maritimes	86	58	146	115	160	105	78	51	9	9	2
des Basses-Alpes	180	148	240	130	274	176	109	40	6	1	
TOTAL X	1,314	1,191	1,698	1,289	2,345	1,610	1,486	599	105	54	

NORD.	POPULATION.	NAISSANCES.	de 0 à 5 ans.	de 5 à 10.	de 10 à 15.	de 15 à 20 ans.	de 20 à 25.	de 25 à 30.	de 30 à 35.	de 35 à 40.	de 40 à 45.	de 45 à 50.
du Nord	862,001	28,648	8,916	1,069	524	451	645	500	542	695	797	840
de la Moselle	5,8..	17,615	3,087	504	153	185	159	217	199	201	218	251
du Jura	268,151	8,472	3,173	614	242	224	144	128	150	192	256	256
TOTAUX	1,401,293 **	40,587	15,376	2,017	919	860	910	801	891	1,086	1,251	1,377

NORD.	de 50 à 55.	de 55 à 60.	de 60 à 65.	de 65 à 70.	de 70 à 75.	de 75 à 80.	de 80 à 85.	de 85 à 90.	de 90 à 95.	de 95 à 100.	100 et au-delà.
du Nord	855	898	1,138	1,217	1,248	1,035	719	524	86	5	
de la Moselle	286	284	448	555	455	574	256	75	51	20	1
du Jura	288	790	558	501	408	540	91	66	40	66	1
TOTAUX	1,404	1,578	3,524	1,873	2,104	1,779	1,046	457	157	81	2

* Ancienne population avant la réunion d'une partie de la Ligurie à ce département.

** La population de ces trois départements septentrionaux excède cependant celle des six méridionaux de 135,987 individus.

nissant beaucoup de soldats, il est à présumer que les registres publics ne peuvent pas faire mention exacte de tous ceux qui périssent à la guerre.

§. 108. Ce tableau répète ce que nous avons déjà dit précédemment, relativement aux âges où il y a le plus de morts, et nous y reviendrons encore à la section suivante. Nous allons examiner actuellement pour lequel des deux sexes chaque âge est le plus fatal, et dans quelle saison de l'année, toutes choses étant d'ailleurs égales, il y a ordinairement plus de mortalité.

§. 109. Il est généralement vrai, d'après tous les mémoires de statistique publiés sur les divers départemens, et d'après le mouvement général de population que j'ai cité, qu'il naît en France plus de garçons que de filles : cette règle existe tant pour les départemens du midi que pour ceux du nord, à la différence que cet excédant de garçons est un peu plus considérable au nord qu'au midi ; ainsi, M. *Colchen*, préfet du département de la Moselle, a trouvé qu'il y naît proportionnellement chaque année un quarante-huitième de garçons de plus qu'à Montpellier (1).

De la mortalité relativement aux sexes.

Mais, abstraction faite des guerres et autres accidens qui peuvent diminuer le nombre relatif d'un sexe, en y regardant de près, on voit que tout est compensé, et que cette Pro-

____

(1) Statistique du département de la Moselle, p. 402 et suiv.

vidence, dont la contemplation de la nature prouve encore plus l'existence que tous les raisonnemens, a pourvu à ce qu'il y ait toujours à peu près égalité de nombre. Ainsi, dans le département de la Moselle, d'après le même préfet, il meurt chaque année un vingt-unième de femmes de plus que d'hommes, tandis que j'ai trouvé dans les départemens méridionaux qu'il y meurt plus d'hommes que de femmes, à peu près dans la proportion des naissances, ce qui établit l'équilibre entre les deux sexes.

Voici le résultat des recherches que j'ai faites à cet égard pendant plusieurs années dans le département des Alpes-Maritimes.

Morts dans le 1ᵉʳ mois de la
naissance. . . . . 37 garçons de plus
   Les 6 premiers mois. . . . 31 garçons de plus.
Age d'un an. . . . . 29 garçons de plus.
   de 2 ans à 2 ans ½. . . . . . 17 garçons de plus.
   de 4 ans à 4 ans ½. . . . . . 15 garçons de plus.
   de l'âge de 7 ans. . . . . . 1 garçon de moins.
   de 14 à 15 ans. . . . . 2 garçons de moins.
   de 20 à 30 ans. . . . . 47 hommes de plus.
   de 30 à 40 ans. . . . . 18 hommes de plus.
   de 40 à 50 ans. . . . . 44 hommes de plus.
   de 50 à 60 ans. . . . . 9 hommes de plus.
   de 60 à 70 ans. . . . . 4 hommes de moins.
   de 70 à 80 ans. . . . . 18 hommes de plus.

Presque égalité dans les âges intermédiaires, en compensant les différentes températures du département favorables à l'un ou à l'autre sexe.

Naissances en 1803 { garçons, 1,940 } 3,744.
                 { filles, 1,804 }

Morts en 1803. . . { mâles, 1,676 } 2,941.
             { femelles, 1,265 }

Dans un travail très-bien fait, auquel a bien voulu se livrer, à mon invitation, mon beau-frère, M. Moullard aîné, secrétaire particulier de M. le préfet du département des Forêts, sur la statistique de ce département, je trouve le nombre proportionnel suivant des naissances et des morts entre les deux sexes.

Naissances en 1806, { garçons, 13,845 } 26,468.
1807 et 1808. . . { filles, 12,625 }

Morts dans les mêmes { sexe mâle,   9 935 } 18,989.
années, à tout âge. { sexe femelle, 9,054 }

Il résulte de ce mouvement de population du département des Forêts, situé entre le deuxième degré quarante-cinq minutes, et le quatrième degré vingt-cinq minutes de longitude du méridien de Paris, et s'étendant en latitude du quarante-neuvième degré vingt minutes, à cinquante degrés trente minutes ; il ré ulte, dis-je, que, quoique sans comparaison beaucoup plus froid que celui des Alpes-Maritimes, il y a à peu près la même comparaison pour les deux sexes ; c'est-à-dire que l'excédant de mortalité du sexe mâle compense jusqu'à un certain point l'excédant que ce sexe a en naissances ; je dis jusqu'à un certain point, parce que l'on voit que les deux nombres ne correspondent pas encore, ce qu'il faut attribuer aux individus du sexe mâle qui périssent hors de leur département. Il est bon de remarquer que de ces dix-huit mille neuf cent quatre-vingt-neuf morts, il y en a déjà dix mille cinq cent quarante-six depuis la naissance jusqu'à l'âge de trente ans, avec un excédant de près d'un dixième pour les garçons.

J'ai trouvé, en formant les différens tableaux de mortalité annexés à la statistique du même département, que les cases les plus chargées dans le premier septénaire d'années sont celles depuis la naissance jusqu'à quatre ans et demi ; il en est de même dans le département des Forêts ; le second et le troisième septénaire le sont moins, et la mortalité va en augmentant depuis le quatrième septénaire jusqu'à la fin du dixième : ainsi ces deux grandes époques de développement de la vie physique, l'âge de sept ans, et celui de la puberté, se passent dans ces contrées avec un très-grand calme, et ne sont pas plus défavorables à un sexe qu'à l'autre. Relativement à l'âge critique pour le sexe du septième septénaire, je ne l'ai pas trouvé non plus plus dangereux pour ce sexe que pour le sexe mâle, puisqu'au contraire il meurt de quarante à cinquante ans plus d'hommes que de femmes ; de sorte que, s'il s'agissait d'avoir égard aux années climatériques, le sexe mâle aurait plus à les redouter dans les pays chauds que le sexe opposé, ce qui est peut-être l'inverse dans les pays froids.

Si néanmoins on compare la longévité relative des deux sexes des Alpes-Maritimes, l'on trouve qu'il parvient plus d'hommes que de femmes à un âge très-avancé, probablement parce qu'elles font des enfans de trop bonne heure ; ainsi, dans un tableau de population que j'ai dressé, indiquant l'âge de tous les individus, je trouve dans les deux sexes le nombre suivant de vieillards depuis soixante-dix ans jusqu'à cent ans.

De 70 à 80 ans, mâles, 988. ——— femelles, 844.
De 80 à 90 ans, mâles, 227. ——— femelles, 236.
De 90 à 100 ans, mâles, 39. ——— femelles, 21.

Vieillards, hommes, 1,254. ——— femmes, 1,101.

A Paris, si l'on peut tirer pour toutes les autres classes de citoyens une induction de ce qui se passe parmi les indigens, l'on trouve, dans les tableaux dressés par le bureau central d'admission des hôpitaux civils de cette capitale, que, sur le nombre de trente-un mille cinq cent trente-neuf malades traités dans ces hôpitaux pendant l'année 1806, il y a eu quatre mille quatre cent vingt-sept décès, et que la mortalité suivant les sexes a été pour les hommes d'un sur six, et pour les femmes d'un sur cinq;

Qu'il meurt un enfant mâle d'un jour sur six admis aux secours, et une fille aussi d'un jour sur dix admises;

Que parmi les malades de seize à vingt ans la mortalité est pour les hommes d'un sur dix-sept, et pour les femmes d'un sur dix-huit. De quarante-un à cinquante ans, la proportion des décès est pour les hommes d'un sur cinq, et pour les femmes d'un sur quatre. De trente-un à quatre-vingt-seize ans, la proportion est pour l'un et l'autre sexe d'environ un à un et demi.

Que de quatorze à vingt ans le nombre des malades hommes admis l'emporte toujours sur celui des femmes (1).

____

(1) Journal génér. de méd., t. 38, p. 94 et suiv.

§. 110. M. Double, dans son Histoire de la constitution médicale des six derniers mois de 1809, observée à Paris, remarque qu'en général, depuis près de dix années, l'équinoxe d'automne est moins funeste pour cette capitale que l'équinoxe du printemps, et que pendant celui-ci le nombre et le danger des maladies l'emportent de beaucoup sur l'autre. L'on voit en effet dans l'exposé des travaux et observations du bureau central d'admission des hôpitaux civils de Paris, en 1806, « que « les mois d'août, septembre et octobre, four- « nirent le plus de malades ; et ceux de « février, avril et mai, le plus de dé- « cès (1). » M. Double remarque aussi que cette proposition se trouve confirmée, pour Paris, par les recueils d'observations des maladies régnantes, publiés par Baillou, par Geof- froi, etc.; pour Vienne, par l'*Annus medi- cus* de Storck, par le *Ratio medendi* de Dehaen et celui de Stoll ; pour Madrid, par les observations de Thiéry ; et il est porté à croire qu'elle est également vraie pour toutes les grandes villes de l'Europe. Dans les cam- pagnes, au contraire, l'observation d'Hippo- crate consignée dans l'aphorisme 9. sect. 3, et toutes les observations des médecins qui sont venus après lui, prouvent que l'automne est vraiment la saison où les maladies y sont généralement plus fréquentes, plus opiniâtres et plus funestes.

Le savant médecin que nous venons de ci-

______

(1) Journal génér. de méd., t. 38, mai 1810, p. 99.

ter pense que les causes les plus générales de l'insalubrité de l'automne, dans les campagnes et dans les villes peu considérables, tiennent au passage d'une grande chaleur sèche à une température moindre et plus ou moins humide ; aux vapeurs malfaisantes des petites rivières, des ruisseaux, des marécages et des marais desséchés par les feux du soleil de l'été ; à la mauvaise qualité des eaux que l'on boit, suite nécessaire des considérations précédentes ; à l'abus des mauvais fruits, les seuls pour ainsi dire que mangent les habitans des campagnes, qui, par nécessité ou par avarice, vendent tous les bons dans les villes ; à l'affaiblissement qu'introduisent dans la constitution les travaux excessifs de l'été, travaux qui s'exécutent pour la plupart sous les ardeurs brûlantes du soleil ; mais que l'action de ces diverses causes étant à peu près nulle pour les habitans des grandes villes, ils doivent par conséquent être à l'abri de cette insalubrité de l'automne. M. Double compte aussi parmi les avantages des grandes villes le tumulte, le mouvement et l'agitation qui en sont inséparables, et qui deviennent pour un grand nombre d'individus, surtout dans un âge avancé, une cause salutaire d'excitation ; ce qui fait que Paris ne manque pas d'exemples de grande longévité, et que les octogénaires n'y sont pas rares (1). Pierre de Fournelle, docteur en médecine, y est mort le 5 décembre 1809, dans la cent vingtième année de son âge (2).

____

(1) Journal génér. de méd. n° 161 , p. 71 et suiv.
(2) *Ibid.* n° 160, p. 472.

§. 111. Suivant les observations de M. Colchen, cité précédemment, l'hiver et le printemps sont les deux saisons les plus meurtrières pour le département de la Moselle ; ce que j'ai observé pareillement en Suisse, en Savoie, et dans d'autres pays froids. L'hiver paraît être aussi la saison la plus meurtrière pour Turin, suivant les Annales de l'observatoire de l'académie de Turin, rédigées par le professeur Vassalli-Eandi. A Montpellier, d'après M. Mourgue, l'été et l'automne présentent plus de décès que l'hiver et le printemps.

J'avais d'abord cru qu'à Nice l'hiver, à cause de l'inconstance du temps, devait être la saison fatale aux vieillards, et j'avoue que j'ai été très-surpris, lorsque, mettant en note pour l'ancien et le nouveau régime l'âge, le sexe et l'époque des morts, j'ai vu que c'était précisément dans le temps des plus grandes chaleurs et au commencement de l'automne qu'il périssait un plus grand nombre de jeunes et de vieux.

Les mois de janvier, février, mars, avril et juin, sont ceux où il y a le moins de morts à Nice ; mais novembre et décembre sont ceux où il y en a un peu plus ; en septembre davantage, puis en août, ensuite juillet et octobre, qui sont les mois où il y a le plus de mortalité. En 1802, où le nombre des morts est monté dans cette ville à huit cent soixante-sept, sans épidémie, il y en a eu cinq cent cinquante-sept du 21 mai au 1er décembre. De sorte que, dans les premiers mois de l'année, le plus grand nombre de morts qu'il y avait en deux jours était de six ; dans les seconds, de sept ;

dans les troisièmes, de dix à onze, et dans les quatrièmes, de douze à treize ; et que l'espace de cent quatre-vingt-quinze jours s'est trouvé avoir absorbé plus des deux tiers des décédés.

Au contraire, dans les régions froides du même département, j'ai trouvé, en faisant le même comput que pour le chef-lieu, que ce sont les trimestres d'automne et d'hiver qui donnent le plus de morts. L'on peut par conséquent regarder comme une règle générale que, dans les pays très-froids, les saisons les plus meurtrières sont dans l'ordre suivant : l'hiver, l'automne et le printemps ; dans les régions tempérées, l'automne et le printemps ; dans les pays chauds, l'été et l'automne.

Les choses se passent de même en Égypte, indépendamment des effets de la peste. Il résulte de l'état de mortalité du Caire, dressé par M. Desgenettes, alors médecin en chef de l'armée française en Égypte, que cette ville, peuplée d'environ trois cent mille âmes, a eu, durant le séjour de l'armée, pour le nombre de trois cent soixante-huit jours, six mille quatre cent trente-neuf décès, dont plus de femmes que d'hommes, et plus d'enfans que de femmes, dans les proportions suivantes pour les mois de l'année, savoir :

	Brumaire et Frimaire an 7,	318.
	Nivose.	561.
	Pluviose, ...	396.
	Ventose	430.
Pour les 29 et 30	Germinal.	518.
	Floréal.	575.
	Prairia	559.
	Messidor.	604.
	Thermidor.	726.

Pour les 29 et 30 $\left\{\begin{array}{l}\text{Fructidor et complément. . . 736.}\\ \text{Vendémiaire an 8. . . . . . 550.}\\ \text{Brumaire. (1). . . . . 626.}\end{array}\right.$

§. 112. Relativement aux avantages que les campagnes peuvent avoir sur les villes, et réciproquement, on ne peut disconvenir, en faisant la comparaison du nombre des morts d'une population réunie avec celui de la même population éparse sur une grande surface, qu'il n'y ait, dans le premier cas, un excédant considérable dans tous les âges de la vie. C'est ce dont il est facile de s'assurer en prenant une somme égale de population dans les villes et dans les campagnes. Par exemple, prenant la ville de Paris, ou le département de la Seine d'une part, et le département du Nord de l'autre, dont la population est à peu près égale, on a pour le département du Nord vingt-huit mille six cent quarante-huit naissances, et vingt-deux mille deux cent soixante-dix-neuf décès : pour celui de la Seine (mouvement de population cité §. 108), vingt-trois mille huit cent cinquante naissances, et vingt-trois mille deux cent vingt-cinq décès. Desquels

8,507 de   0 à   5 ans.
1,609 de   5 à 10 ans.
  384 de 10 à 15 ans.
  517 de 15 à 20 ans.
  739 de 20 à 25 ans.
  725 de 25 à 30 ans.
  731 de 30 à 35 ans.
  795 de 34 à 40 ans.

____

(1) Courrier d'Égypte, 30 pluviose an 8.

910 de 40 à 45 ans.
980 de 45 à 50 ans.
1,051 de 50 à 55 ans.
995 de 55 à 60 ans.
1,1?9 de 60 à 69 ans
1,3?8 de 65 à 70 ans.
1,340 de 70 à 75 ans.
877 de 75 à 80 ans.
566 de 80 à 85 ans.
212 de 85 à 90 ans.
36 de 90 à 95 ans.
15 de 95 à 100 ans.
3 de 100 ans et au-delà.

Il est évident que tous les âges, jusqu'à quatre-vingts ans, sont beaucoup plus chargés que ceux du département du Nord, et que, malgré qu'il soit à présumer que beaucoup d'enfans périssent en nourrice hors de la capitale, cependant il reste encore un excédant énorme de décès sur ceux du département du Nord.

Saint-Pétersbourg, dont la population est présumée de deux cent cinquante mille âmes, a eu, en l'année 1805, sept mille cinq cent quarante-sept naissances, et huit mille six cent soixante-un décès; desquels trois mille trois cent trente-cinq enfans au-dessous de cinq ans; cent vingt-un vieillards au-dessus de quatre-vingts ans; vingt-sept au-dessus de quatre-vingt-dix ans, et quatre de l'âge de cent ans (1). Il est facile de juger que, si dans le reste de l'empise russe il y avait une mortalité semblable, cet empire serait bientôt dépeuplé.

Nice, petite ville, eu égard à ces grandes cités, et les autres villes du département des Alpes-Maritimes, ont aussi toutes les années,

____

(1) Moniteur du 13 mai, 1806. n° 133.

toutes choses étant égales , une proportion de morts plus grande que dans les campagnes. Il y eut en l'an 9, ou 1801 , pour tout le département, trois mille trois cent trente naissances, et deux mille cinq cent quatre-vingt-huit décès : Nice seule , peuplée de vingt mille âmes , eut sept cent quarante-sept morts, c'est-à-dire trente-sept et un tiers par mille de population ; Menton , peuplée de trois mille deux cent quatre-vingt-neuf , eut cent morts, c'est-à-dire trente par mille ; Peglia , peuplée de quatorze cents , eut vingt-huit morts, c'est-à-dire vingt par mille. Je trouvai au contraire un grand nombre de communes, peuplées de trois à quatre cents habitans, qui ne me donnèrent par an que trois à quatre morts, c'est-à-dire un par cent : d'où je conclus, comme les autres observateurs l'ont fait avant moi , que la proportion des morts est plus grande dans les villes que dans les campagnes , en raison directe de leur population. Ceci n'est pas une vaine théorie , mais un fait que j'ai vérifié avec le plus grand soin dans plusieurs pays que j'ai parcourus ou que j'ai habités.

Utilité des grandes villes. A qui.

§. 113. Mais si les grandes réunions d'hommes sont en général funestes pour la durée de la vie du plus grand nombre , il faut convenir qu'à un certain âge de la vie elles peuvent être avantageuses à ces êtres destinés à vivre plus que les autres , tant par rapport à leur constitution que par l'aisance avec laquelle ils peuvent se procurer les commodités de la vie. L'on a vu que Paris a un assez bon nombre de vieillards depuis l'âge de soixante-dix ans ; Saint-Pétersbourg a aussi les siens ; dans le nombre de deux mille trois cent cinquante-deux vieillards que j'ai comptés en 1805 dans les Alpes - Maritimes, depuis l'âge de soixante-dix ans jusqu'à celui de cent ans, j'ai trouvé pour Nice seule le nombre de douze cent vingt-trois, desquels,

> De 70 à 80 ans, 499 hommes, et 396 femmes.
> De 80 à 90 ans, 123 hommes, et 159 femmes.
> De 90 à 100 ans, 50 hommes, et 16 femmes.

De sorte que, si j'avais à parier pour la durée de la vie d'un habitant des villes ou d'un habitant des campagnes, je serais plus favorable à ce dernier, jusqu'à l'âge de cinquante à soixante ans, pour lui garanitr dix ans de vie ; et depuis l'âge de soixante à soixante-dix ans, je parierais le même nombre d'années pour le premier, ce que je ne ferais pas pour le second ; observation d'ailleurs qui a déjà été faite bien long-temps avant moi, et que je n'ai que le mérite d'avoir confirmée.

SECTION II.

Examen des circonstances et des conditions qu'on croit propres à procurer la longévité.

§. 114. L'homme célèbre qui occupait le ministère de l'intérieur en 1802 rendit public alors, par la voie de l'impression et par les journaux, *l'essai sur la longévité* du chevalier *John Sinclair,* dans lequel ce philanthrope propose à examiner, comme pouvant influer sur la durée de la vie, le climat, la force du corps,

Questions de sir John Sinclair.

la constitution des parens, le caractère des individus, leur condition, leur profession, le travail et l'exercice, les habitudes, et autres circonstances que je réserve pour la partie de l'hygiène publique, comme lui appartenant plus exclusivement (1).

Comme, indépendamment des calculs généraux sur la durée commune de la vie, on doit également faire entrer dans les présomptions de vie les circonstances particulières dans lesquelles peut se trouver un individu, je passerai en revue les opinions de sir John Sinclair, relatives à chacune des questions qu'il a proposées; ce qui formera la matière de cette section.

§. 115. Suivant l'auteur, les climats tempérés, et même les plus froids, sont les plus favorables à la longévité. La chaleur relâche et affaiblit insensiblement les corps, au lieu que le froid les fortifie et leur donne du ton. Dans les pays chauds, la nourriture n'est pas si substantielle que dans les pays froids; et, dans les premiers il y a généralement une plus grande propension aux différens excès, et aussi plus de moyens et d'occasions de s'y livrer.

Le climat froid est-il plus favorable ?

Il prétend aussi que, dans un climat tempéré, un ciel pluvieux paraît moins contraire à une longue vie qu'il n'y a lieu de le croire. En Irlande, dit-il, où l'air est humide, l'on voit cependant un grand nombre de vieillards, et la majeure partie de ceux qui ont rempli une longue carrière, soit en Angleterre, soit en Ecosse, ont passé leurs jours dans les comtés

____

(1) Journal génér. de méd. n° 70, p. 245 et suiv.

occidentaux, qui sont généralement les plus sujets à de fréquentes pluies.

Sir Sinclair observe encore que les pays les plus remarquables pour la longévité sont les pays montagneux; et nous lisons dans Pallas, ajoute le rédacteur de cet article du journal, que les habitans des districts hérissés de montagnes dans la province d'Isesk, au nord de la Sibérie, atteignent à une longue vieillesse; qu'il est fort commun d'y voir des gens de cent vingt ans. Ce qu'il y a de surprenant, c'est que les habitans des plaines voisines sont bien moins favorisés du côté de la santé et de la longueur de la vie. On peut ajouter encore que, suivant un mouvement de population de l'empire de Russie dressé sur des listes parvenues au Saint-Synode, de toutes les eptarchies de cet empire, il y aurait eu pendant l'année 1804, 1,358,287 naissances, et 789,818 décès, parmi lesquels, 1,501 personnes de l'âge de 90 à 95 ans; 1,257 de 95 à 100 ans; 159 de 100 à 105 ans; 71 de 105 à 110; 22 de 110 à 115; 22 de 115 à 120; 5 de 120 à 125; 2 de 125 à 130.

Total des morts en Russie, de 90 à 100 ans, ... 2,758.

Total au-delà de 100 ans, . . . 279 (1).

Total en France, des morts de 90 à 100 ans, ... 5,134.

Total des morts au-delà de 100 ans, ... 55.

Desquels, 12 de 101 ans; 10 de 102 ans;

---

(1) Voyez à cet égard le journal du soir, du 3 avril 1806.

12 de 103 ans ; 5 de 104 ans ; 5 de 105 ans ; 5 de 106 ans ; 1 de 107 ; 3 de 108 ; 1 de 116 ; et 1 de 118 ans.

Donc l'empire de Russie, placé, comme l'on sait, en très-grande partie, sous un climat glacé, paraîtrait plus favorable à la longévité que l'empire français, placé, en général, sous un ciel très-tempéré.

§. 116. J'ai d'abord été, à cet égard, de l'opinion de Haller, qui est celle adoptée par sir Sinclair ; mais, étant entré dans tous les détails sur cette matière, à cause des recherches de statistique auxquelles j'ai dû me livrer, je me suis déterminé à modifier mon opinion, et même à en changer.

1° Relativement aux effets de la chaleur et du froid, il est certain qu'une trop grande chaleur relâche, affaiblit, comme il est certain qu'un trop grand froid épuise la sensibilité et l'excitabilité, et produit par sa continuation la cessation de la vie : il est certain aussi qu'une chaleur modérée, comme un froid modéré, donnent des forces et de la vigueur, suivant l'état relatif des individus (1). Ces deux modifications des corps n'ont par conséquent l'une sur l'autre aucun avantage absolu. Quant à la nourriture, je conviens que, pour les pauvres, elle peut être plus abondante et plus substantielle dans les pays froids ; mais pour ceux qui jouissent d'une médiocre aisance, les gens du nord ne me paraissent pas avoir en cela aucune

Climat chaud.

---

(1) Voyez à ce sujet mon essai de **Physiologie** positive, §. 186, 266, et suiv.

supériorité sur ceux du midi. Par rapport aux excès, si on entend les excès dans la boisson des liqueurs fortes, certainement les peuples du nord l'emportent sur ceux du midi : on connaît le proverbe, *il boit comme un Suisse ;* et nous n'avons, que je sache, dans toute la Provence, aucun exemple de ces orgies de table si communes en Angleterre. Nos pères buvaient d'ailleurs beaucoup plus que nous, et l'on boit, en général, fort peu depuis la révolution, sans que l'on se soit aperçu que ce changement dans nos mœurs ait été de quelque prix pour la santé et pour la durée de la vie. Si l'on entend par excès l'abus dans les plaisirs de l'amour, il est douteux que les peuples méridionaux, quoique plus passionnés, fassent de plus grands excès; et les prouesses en ce genre sont relatives à la force des individus, et appartiendraient plutôt aux peuples septentrionaux.

2° Si les recherches d'Huffeland, de Haller et d'Easton, ont produit une somme assez forte d'exemples de personnes qui ont vécu au-delà de cent ans dans les pays froids, cela n'empêche pas qu'il n'y en ait également beaucoup dans les pays tempérés, et même dans les contrées chaudes. M. de Buffon en a recueilli un assez bon nombre pour la France et l'Italie (1). Si l'on en croit les relations des voyageurs, les habitans de plusieurs contrées de l'Asie, et même de la haute Egypte, mèneraient une très-longue vie exempte d'infirmités ; ce qui donne à penser qu'en ne lisant même que dans un sens figuré ce que l'Écri-

____

(1) Hist. natur, t. 11, édit. in-12, p. 152 et suiv.

ture nous dit de la longue vie des patriarches, on peut regarder comme possible que ces hommes, dans la simplicité de la nature et sous un beau ciel, aient pu pousser leur carrière au-delà de ce qui nous est connu aujourd'hui.

5· Mais il est surtout à remarquer que, quoique un plus grand nombre d'individus privilégiés fournissent en Russie une plus longue carrière qu'en France, la durée de la vie pourrait bien y être plus courte pour la multitude ; ce qui est une plus grande défaveur pour le genre humain en général que si cette brièveté n'était réservée qu'à quelques individus. On a vu, en effet, que le nombre des morts, après l'âge de 90 ans, est en France de 5154, et qu'il n'est en Russie que de 2758 ; preuve qu'il est plus rare d'y atteindre cette époque, et que la mortalité y est plus grande qu'en France dans les âges inférieurs. Ceux qui ont dressé des tableaux de longévité depuis l'âge de 100 ans auraient dû nous faire connaître aussi la durée de la vie du commun des hommes avant ce terme ; la question eût été mieux éclaircie.

4 Les soins qu'on prend en France pour s'assurer de l'âge véritable de tous les individus qui cessent de vivre nous mettent à même de faire une comparaison utile des cadres qui sont les plus chargés au nord et au midi de cet empire, pour déterminer au juste dans laquelle de ces deux régions l'on vit effectivement plus long-temps ; et c'est à ce dessein que j'ai dressé le tableau qui est à

l'art 107. En considérant le total qui termine chaque colonne de ce tableau, on trouve les quantités suivantes de morts ; savoir :

De o à 5o ans, au midi,   23,374.
De o à 5o ans, au nord , 20,923.

    Excédant de la mortalité du midi sur le nord , quoique la population de ce dernier soit plus grande. . . . .   2,351.

De 5o à 4o ans, au midi,   1,864.
De 5o à 4o ans, au nord,   1,977.

    Excédant du nord sur le midi . . . .   0,113.

De 4o à 5o ans, au midi,   2,259.
De 4o à 5o ans, au nord , 2,628.

    Excédant du nord sur le midi. . . . .   0,369.

De 5o à 6o ans, au midi,   2,5o5.
De 5o à 6o ans, au nord,   3,o42.

    Excédant du nord sur le midi . . . .   0,537.

De 6o à 7o ans, au midi,   5,387.
De 6o à 7o ans, au nord , 5,399.

    Excédant du nord sur le midi. . . . .   2,012.

De 7o à 8o ans, au midi,   5,855.
De 7o à 8o ans, au nord,   5,855.

    Excédant du midi sur le nord. . . . .   0,002.

De 8o à 9o ans, au midi,   2,085.
De 8o à 9o ans, au nord,   1,5o3.

    Excédant du midi sur le nord. . . . .   0,582.

De 9o à 100 ans, au midi,   0,216.
De 9o à 100 ans, au nord,   0,238.

    Excédant du nord sur le midi. . . . .   0,022.

Au-dessus de 100 ans, au midi,   2.
Au-dessus de 100 ans, au nord,   2.

Il résulte de cet examen : 1° qu'il y a un plus grand nombre de morts dans les régions méridionales, depuis la naissance jusqu'à l'âge de 5o ans, que dans les régions froides et septentrionales ; qu'ainsi de o à 5o ans, on peut parier plutôt pour ces dernières que pour les premières : aussi cette disposition naturelle a-t-elle fait que le nord a toujours fourni plus de soldats, et qu'il a toujours conquis le midi. Il est digne de la médecine de rechercher la cause de cette grande mortalité dans le plus beau temps de la vie, et d'y apporter remède s'il se peut.

2° Il paraît que les contrées méridionales sont beaucoup plus favorisées que les septentrionales, depuis 5o jusqu'à 70 ans, puisqu'elles ont un moindre nombre de décès ; et que, de 70 à 90 ans, il y a généralement un plus grand nombre d'hommes parvenus à cet âge que dans le nord, puisque les cadres de ces colonnes sont plus chargés. On peut aussi estimer qu'elles ne sont pas moins favorisées de 90 à 100 ans ; puisque, malgré l'infériorité de la population que j'ai prise pour exemple, l'excédant des décès, à cet âge, de la population du nord, est de très-petite valeur, eu égard à l'excédant de cette population sur celle du midi. Mais cela deviendra encore plus sensible en ne travaillant que sur un département seul et sur une plus petite population.

5° Le département des Alpes-Maritimes, dont j'ai parcouru et examiné en détail chaque commune, présente un grand avantage pour éclaircir la question actuelle, parce qu'il offre les deux extrêmes, le chaud et le froid; le premier, sur les bords rians de la Méditerranée, et le second dans les vallées sombres et glacées qui sont au pied des grandes Alpes qui le séparent d'avec le Piémont.

MIDI EN 1802.

NOMS DES COMMUNES.	LEUR POPULATION.	NOMBRE DES VIEILLARDS depuis L'AGE DE SOIXANTE ANS, et longévité.
MENTON, en plaine sèche..................	5,189 âmes.	400, dont trois de 95 ans. Longévité, 70 à 80 ans.
SOSPELLO, en plaine humide............	5,000	500. Longévité de 70 à 75 ans.
VILLEFRANCHE, en plaine très-sèche.	2,000	250. Longévité de 75 à 80 ans.
DULCE-AQUA, en plaine un peu humide.	1,500	50. Longévité de 70 ans.
PÉRINALDO, élevé, très-sec..............	1,550	60. Longévité de 75 à 80 ans.
PIGNA, en plaine sèche..................	2,500	100. Longévité de 70 à 75 ans.
PEOLIA, élevé, très-sec..................	1,400	150. Longévité de 75 à 80 ans.
EZE, élevé, très-sec..................	1,165	60. Longévité de 70 à 75 ans.
ROQUEBRUNA, élevé, sec..............	650	50. Longévité de 75 à 80 ans.
ISOLA-BUONA, en plaine sèche........	660	50. Longévité de 75 à 80 ans.
ROQUETTA-DULCE-AQUA, en plaine sèche.	527	50. Longévité de 75 à 80 ans.
TOTAL..................	17,741	1,440 vieillards.

NORD EN 1802.

NOMS DES COMMUNES.	LEUR POPULATION.	NOMBRE DES VIEILLARDS depuis L'AGE DE SOIXANTE ANS, et longévité.
LA BRIGA-VALLOA, en plaine arrosée..	2,800 âmes.	150. Longévité de 70 à 75 ans.
TENDE, à mi-côte sèche..................	1,700	120. Longévité de 65 à 70 ans.
LANTOSCA, plaine arrosée..................	1,454	80. Longévité de 65 à 70 ans.
ROCCABILIÈRA, à mi-côte sèche........	1,176	100. Longévité de 70 à 75 ans.
BREGLIO, en plaine humide..............	1,445	86. Longévité de 65 à 70 ans.
MOLINETO, élevé, sec, très-froid......	885	28. Longévité de 60 à 65 ans.
VENANSON, très-élevé, sec, très-froid..	200	10. Longévité de 55 à 60 ans.
SAINT-ÉTIENNE, en plaine froide.......	1,700	100. Longévité de 65 à 70 ans.
ENTRAUNES, plaine arrosée, froid.....	600	20. Longévité de 65 à 70 ans.
ISOLA-TINÉA en plaine humide et froide.	600	20. Longévité de 65 à 70 ans.
PÉAUNE, plaine ombragée et froide.......	850	50. Longévité de 60 à 65 ans.
BEUIL, très-froid, sec et élevé..............	725	25. Longévité de 60 à 65 ans.
VALDIBLORA, élevé et froid..............	850	50. Longévité de 60 à 65 ans.
S. MARTN-DE-LANTOSCA, en plaine humide.	1,200	55. Longévité de 65 à 70 ans.
TOTAL..................	16,165	994 vieillards.

Rempli de l'idée de décider cette question (peu intéressante d'ailleurs, si l'on considère que la vie n'est qu'une ombre fugitive, quelle que soit sa durée), j'ai pris la plus grande peine pour m'assurer par moi-même dans laquelle des positions méridionale ou septentrionale, de plaine ou de hauteur, d'humidité ou de sécheresse, il y avait davantage de vieillards et de mortalité, année commune, franche d'épidémie.

Je laisse Nice, dont j'ai déjà parlé, et dont la population absorbe près d'un cinquième de celle de l'ancien département, pour m'occuper des populations éparses dans onze communes au midi, et quinze communes au nord, et je dresse le tableau suivant, qui contient, outre le nombre des vieillards, l'estimation de la plus grande durée de la vie, prise, soit des registres des curés, soit de l'aveu d'un grand nombre de personnes les plus dignes de foi.

Si la partie méridionale offre un plus grand nombre de vieillards et des chances plus avantageuses pour le prolongement de la vie, elle offre aussi, année commune, moins de mortalité. En prenant pour objets de comparaison deux points bien opposés et en plaine, ayant à peu près la même population ; savoir : *Isola-Buona*, située au sud-est du département, et l'autre *Isola*, située dans la vallée de la Tinée, au nord-ouest, nous avons par an, dans la première, seize morts, et dans la seconde vingt-un. Egalement, nous avons à *Roquetta-dulce-Aqua*, placée aussi au sud-est, dix morts par an ; et à *Entraulnes*, village sis au nord-ouest, vingt morts.

S'agit-il de comparer les hauteurs, les lieux escarpés avec les plaines? je trouve, dans toutes les parties orientales et méridionales du département, que la mortalité est égale dans la plaine et dans la hauteur. J'ai été surtout frappé de la vue d'une petite ville nommée *Utelle*, jadis république au milieu de la monarchie, située sur un rocher calcaire, à pic et isolé, de la plus grande sécheresse, regardant le levant et le midi, où les vies de cent ans ne sont pas rares, et où la mortalité est très-petite. De là, et presque en face, vous voyez *Belvedere*, placé également sur un rocher, mais de granit, proche le torrent de *la Gordolasca*, privé du levant et du midi, et où les vies les plus longues ne sont que de soixante-dix ans. J'ai encore dans mes notes la petite commune de *Rora*, élevée sur *San-Salvador*, dans une belle position méridionale, peuplée de trois cents âmes, où il y avait plusieurs octogénaires; tandis que, parcourant la même ligne, et arrivé à *Robion*, après une heure de marche, j'y trouve qu'on y atteint à peine le terme de soixante-dix ans, sans autre raison de différence qu'une haute montagne placée vis-à-vis le village, qui y apporte les frimas, et qui le prive du soleil de l'est et du midi.

Faisant les mêmes observations comparatives dans les régions froides, au nord-ouest, je trouve que les lieux élevés sont moins favorisés que les plaines; et, sans entrer dans d'autres détails de localités, j'en vois la raison, ainsi que je l'ai prouvé ailleurs, en ce que les points élevés au nord sont plus exposés à la fréquence des vents froids, aux ouragans et aux changemens de température. On peut voir dans le tableau (§. 107) que le département du Jura, pays montagneux, est proportionnellement aussi moins favorisé que les autres départemens de la même catégorie.

J'ai observé aussi dans les Alpes-Maritimes que les situations humides sont peu favorisées; ainsi la mortalité de *Sospello*, par exemple, surpasse de beaucoup celle de *Saorgio*, toute proportion gardée : or Sospello est placée dans une conque des plus humides du département. J'ai fait la même observation dans plusieurs autres points des vallées, et je l'avais faite en Italie, surtout dans différens endroits de la province du Mantouan.

Donc il n'est pas exactement vrai, du moins partout, que le froid soit plus favorable à la longévité que le chaud; que les collines et montagnes soient plus favorisées sur ce point que les plaines, à moins que la hauteur ne jouisse de la salutaire influence du soleil du midi, et que la plaine ne soit ombragée. Peut-être l'opinion contraire est-elle devenue populaire, parce que dans les pays froids, la jeunesse courant aux armes, ou allant chercher fortune loin de son lieu natal, on y voit rassemblés plus de vieillards; au lieu qu'au midi les peuples moins belliqueux, et plus attachés au beau ciel qui leur a donné naissance, s'émigrent moins, et ne présentent au voyageur qu'un mélange de jeunes et de vieux, dont le nombre paraît plus petit, parce qu'ils sont disséminés. D'une autre part, il paraît assez constant que les climats excessivement chauds et excessivement froids, ainsi que ceux qui sont très-humides, sont les moins favorables à la durée de la vie de l'homme et des animaux; ainsi les voyageurs s'accordent à ne donner qu'une courte existence aux peuples qui avoisinent le plus les pôles. On dit qu'on ne vit pas très-long-temps dans les régions les plus chaudes de l'Amérique : M. Bruce cite le climat chaud et humide du royaume de Sannaar comme l'un des plus insalubres pour les hommes et les chevaux.

Au reste, un climat peu favorable, quel qu'il soit, exerce particulièrement son influence jusqu'à l'âge de soixante ans; et j'ai cru avoir assez bien observé, après Buffon et Huffeland, dans tous les pays que j'ai parcourus, que depuis cet âge les probabilités de la vie humaine suivent une raison croissante, et que l'on y est moins exposé que dans la jeunesse aux effets délétères de l'influence du climat.

§. 117. Sir Sainclair observe avec raison qu'une croissance lente et graduelle jusqu'à l'époque de l'âge mûr doit être considérée comme favorable à la longévité; en effet, on peut prédire une courte carrière à ces enfans qui grandissent beaucoup et très-promptement (§. 28). L'on s'accorde aussi à dire que, quoi qu'il y ait également de beaux vieillards parmi les personnes d'une grande taille, on voit cependant, en général, vivre plus long-temps les personnes d'une grandeur médiocre et d'une taille ramassée. C'est souvent au détriment de quelqu'une des parties du corps que l'on devient fort grand, et cette disproportion tend à produire la faiblesse ou les maladies. L'on voit aussi les personnes de grande taille plus portées à se courber; nécessairement la poitrine en souffre, et la respiration est gênée. Mais aussi

La forme du corps.

une petite taille est sujette à engraisser, et la corpulence est très-contraire à une longue vie. C'est ce qui arrive surtout dans les pays gras, humides, froids ou chauds. Les personnes d'une plus longue vie que j'aie vues dans les rochers arides et brûlans des Alpes-Maritimes étaient d'une taille ramassée et de la constitution la plus sèche, ce qui contrastait singulièrement avec le principe que j'avais reçu dans mes études, que la rigidité de la fibre était ce qui s'opposait le plus à une longue vie.

§. 118. On ne peut nier que ce ne soit un avantage en faveur de la longévité d'être né de parens robustes et exempts de maladies héréditaires. A force de soins, dit sir Sinclair, et non sans beaucoup d'inquiétudes, il est possible de conserver l'existence à un être chétif, tel que *Cornaro;* mais ce n'est qu'à ceux qui sont nés de parens sains et forts, et qui sont doués d'une excellente constitution, qu'il est permis de s'attendre à une longue vie, et de se flatter de jouir de tous les agrémens et des plaisirs qu'elle offre.

La constitution héréditaire.

Cependant cette circonstance, quoique très-favorable et digne d'être mise en ligne de compte dans les présomptions de vie, est peut-être moins sûre que la précédente, à cause des accidens divers propres à altérer la constitution physique que nous avons reçue en naissant : il serait possible, je l'avoue, de voir une suite de générations des mêmes hommes dans un pays où les enfans ne s'écarteraient jamais de la condition et de la profession de leurs pères ; et je crois l'avoir ouï dire de la Hollande, avant qu'elle participât aux révolutions politiques qui ont troublé le reste de l'Europe. Mais cette règle n'ayant pas lieu dans la plupart des états policés, il en résulte que rarement les enfans ressemblent à leur père, au physique et au moral. Par exemple, indépendamment des excès en tout genre et de la débauche, nous pouvons naître de parens joviaux, peu soucieux de tout ce qui fait le tourment d'un homme très-civilisé, et qui, par cela même, ont fourni une très-longue carrière ; et nous, par suite des circonstances où nous nous trouvons, nous lancer dans un monde orageux, nous adonner à une vie contemplative, nous consumer en projets, être dévorés d'ambition ou du désir de gloire ; de là, habitude de concentrations de forces dans le cerveau et mouvemens vicieux vers le foie, viscères toujours sympathisans ensemble ; par conséquent, disposition aux maladies de tête et du foie, probabilité d'apoplexie, etc. ; de là, conséquemment, des générations d'apoplectiques, d'hépatitiques, etc. Un autre, issu de parens sains, reçoit un coup à la poitrine, ou exerce une profession qui use à la longue cet organe ; il vivra moins que ses pères, et, ce qui est bien plus à déplorer, il engendrera des êtres qui auront la poitrine faible, etc., etc. Nous reviendrons sur ce sujet dans l'hygiène publique, en traitant des maladies héréditaires.

Le caractère, §. 119. Notre auteur dit avec fondement qu'il paraît qu'un mélange de bonne humeur et de gaieté de caractère, autrement dit d'enjouement, contribue aussi à la longévité;

Tels étaient tous les hommes très-avancés en âge que j'ai connus, et avec lesquels j'ai vécu ; et c'est à cette cause, remarque le rédacteur du journal, qu'on peut attribuer le grand âge qu'ont atteint plusieurs seigneurs français, surtout avant la régence d'Orléans. Comme le caractère d'enjouement est particulier au tempérament sanguin, on pourrait ajouter que ce tempérament peut être présumé le plus propre à la longévité.

Les personnes irascibles, ainsi que celles qui se laissent aller au découragement, continue sir Sinclair, et succombent sous le poids des traverses de cette vie, ne doivent pas espérer d'avoir une longue existence. Celles aussi qui émoussent leur vivacité et épuisent leurs forces par une étude opiniâtre ou par quelques travaux laborieux de l'imagination, parviennent rarement à la vieillesse. Dans une longue liste de 1711 personnes qui ont vécu à peu près un siècle, notre auteur n'a trouvé que Fontenelle parmi les savans de marque ; et il n'attribue sa longue carrière, qui n'a cependant pas tout-à-fait atteint le siècle, qu'à la douceur de son caractère et à cet enjouement constant qui a fait dire qu'il a été *jeune* jusqu'au dernier moment de *sa vieillesse*. Cette observation se trouve souvent vraie ; mais je ne crois cependant pas que la culture des lettres produise toujours le même effet : je trouve que Voltaire a vécu assez long-temps, et que Pythagore, Platon et autres premiers sages de la Grèce ont fourni une assez longue carrière. Ce qui abrège la vie de la plupart des lettrés, c'est l'envie,

l'ambition et autres passions qui viennent bien
de la culture des lettres , mais non des lettres elles-mêmes , qui , comme je l'ai dit dans
mon livre sur l'apoplexie (1) , sont plutôt propres à relever et à soutenir les forces , à chasser les ennuis et les chagrins inséparables de
la vie sociale.

La condition de la vie et la fortune.

§ 120. Quoiqu'il soit vrai qu'en général
ce ne sont ni les grands , ni les riches , ni
ceux qui mettent une confiance aveugle dans
les remèdes , qui parviennent à la vieillesse ,
mais que ce sont ceux qui prennent beaucoup d'exercice , qui sont souvent au grand
air , et dont le genre de vie est simple et
tempéré , il est vrai aussi qu'il ne faut pas
que la vie soit trop pénible , et qu'on a besoin
d'une certaine fortune pour se procurer dans
la jeunesse une nourriture qui suffise à réparer les forces épuisées par le travail , et dans
la vieillesse les petites aisances que cet âge
nécessite.

Par exemple , je ne crois pas que ce soit
au climat seul qu'on doive attribuer la plus
grande durée de la vie des habitans de la
partie méridionale des Alpes-Maritimes ; le
genre de vie et de travail y font aussi beaucoup. Comme cette partie est riche en oli-
viers , le peuple est mieux nourri et se fatigue moins. Je vois d'ailleurs que dans cette
partie même , comme à *Gospello*, à *Saorgio*,
où le terrain est moins bon , où le cultiva

___

(1) *De Apoplex. disquisit. theor. pract. p. 12.*

teur mange beaucoup de figues sèches pour
sa nourriture, et où il est obligé de monter
longuement et péniblement pour aller travailler ses champs, il y a moins de longévité
et un plus petit nombre de vieillards. Combien à plus forte raison la constitution ne
doit-elle pas être usée par les travaux des
habitans de la partie du nord, qui sont toujours sur les rochers, et dont la nourriture
est très-mauvaise. Ainsi je trouve dans la petite commune de *Venanson*, pays élevé et
difficile, où l'on mange plus de châtaignes
que de pain, que, terme moyen, sur vingt
naissances, deux parviennent à peine à l'âge
de cinquante ans. C'est ce que j'observe aussi
journellement parmi les pauvres cultivateurs
des roches pelées et ingrates de la basse Provence.

Quels sont en général dans les villes et les
villages les plus beaux vieillards? Ceux qui
jouissent d'une honnête aisance, et dont les
travaux de l'esprit et du corps n'ont pas été
trop considérables. On a beau dire, pour
consoler le pauvre, qu'il a pour lui une meilleure santé et une plus longue vie, le fait
est que les riches qui n'abusent pas de leur
fortune ont plus de moyens que lui pour vivre long-temps.

§. 121. Il faut aussi avoir le plus grand
égard à la profession dans les présomptions
de vie, n'y ayant aucun doute que la longévité ne dépende beaucoup de la manière dont
une personne est occupée. Nous avons déjà
vu qu'un travail très-pénible, accompagné

d'une mauvaise nourriture, abrège singulièrement la vie. Il en est de l'homme comme
des animaux : un cheval qu'on fait beaucoup
travailler et qu'on nourrit bien vit néanmoins très-long-temps; mal nourri, il est au
contraire bientôt épuisé. J'ai connu des moines de l'ordre de la Trappe qui habitaient la
montagne de *Tamier*, non loin de mon lieu
de naissance, occupés sans relâche, ou à
des travaux de la campagne, ou à des offices du chœur, et ne vivant absolument que/
de pain, d'herbes et de racines assaisonnées
avec du sel; à peine un d'entre eux pouvait-
il atteindre l'âge de cinquante ans. J'ai observé pareillement que les coureurs, les mes-
sagers piétons et les chasses-marée parcourent
rarement une longue carrière.

D'autres professions, sans être pénibles,
sont néanmoins malsaines, et ne permettent
pas de vivre long-temps; telles sont celles des
doreurs, des miroitiers, des verriers, des plombiers, des mineurs, des vidangeurs, etc.

En général les fermiers, les laboureurs,
les jardiniers qui cultivent un terrain facile
et profitable, les gentilshommes et bourgeois de
campagne, les ecclésiastiques sans ambition, les
marins et les pêcheurs, les menuisiers, ébénis-
tes et autres ouvriers dont le travail s'exerce
sur des matières propres, qui ne font point de
poussière, et qui exigent un exercice modéré, sont ceux qui vivent le plus long-temps.
On a observé aussi que les soldats d'infan-
terie qui ont survécu aux fatigues et aux dangers de la guerre sont ordinairement remarquables par le grand âge auquel ils parvien-

nent, et par leur constitution forte et vigoureuse. La régularité à laquelle ils ont dû s'accoutumer, l'habitude de se tenir droits et de marcher de même (ce qui devient pour eux un exercice naturel et salutaire), et l'heureuse conformation que leur a donnée la nature, tout est combiné en leur faveur.

§. 122. Du reste, il est deux états du genre humain dans lesquels on parvient rarement à une grande vieillesse ; celui de l'homme absolument sauvage, et celui de l'homme très-civilisé ; le premier, à cause des difficultés de la subsistance, et le second, a cause de l'action trop exaltée du moral sur le physique. Ce n'est guère que dans cet état moyen, où l'on s'abandonne bien plus aux sentimens naturels qu'aux erremens de l'esprit, qu'on peut espérer une heureuse vieillesse, qui, dans le fait, n'est pas en notre pouvoir, malgré toutes les ressources de la science et de l'art perfectionnés, mais qui est entièrement l'ouvrage de la nature. L'on ne peut se dissimuler que, dans cet apogée des choses actuelles, le physique de l'homme n'ait beaucoup dégénéré, et qu'il est très-douteux qu'aucun habitant de l'Europe civilisée soit aujourd'hui réellement heureux. Or peut-on vivre long-temps sans un bonheur réel ? C'est ce qui fera vraisemblablement que les tables de longévité qu'on dressera dans vingt ans d'ici seront moins consolantes que celles qu'on trouve dans l'ouvrage du chevalier Sinclair. Sans doute la religion et la philosophie sont là pour porter à nos maux un

Effets de l'état sauvage et de l'état civilisé sur la longévité.

baume consolateur ; mais leur voix a peine à se faire entendre à travers cette atmosphère de vices où nous naissons, où nous vivons, qui devient notre nourriture, et que nous sommes même parvenus à croire dangereux de ne pas partager avec tous les autres hommes. Aussi la mort, cette vengeresse des maux de l'humanité, vient-elle nous assaillir plus tôt au milieu de nos plus brillans projets. J'ai lu autrefois qu'à Londres, pays où l'on a poussé la civilisation aussi loin que possible, un centième des habitans meurt d'apoplexie ou subitement, un quinzième de mélancolie, un quatre-vingt-quatrième de mort violente, en y comprenant le suicide. Déjà les mêmes causes commencent à produire chez toutes les nations les mêmes effets; les morts subites sont devenues aussi fréquentes que jamais, les maladies de langueur et les affections vaporeuses se sont multipliées, et le suicide commence à pousser des racines assez étendues.

Il résulte du dépouillement des tableaux de mortalité dressés par les municipalités de Paris, que, pendant l'année 1809, il y a eu dans cette ville six cent cinquante-huit apoplexies, vingt-un cas d'asphyxie, quatre-vingt-dix morts subites indéterminées, cinquante-trois suicides ; et parmi les autres causes de destruction, qui tiennent à la lésion des organes de la sensibilité, deux mille sept cent cinquante-neuf décès provenant d'affections comateuses, hypocondriaques, spasmodiques ou nerveuses locales (1).

____

(1) Bulletin de pharmacie, deuxième année, mai 1810, statistique médicale.

En 1811, le total des décès, à Paris (sur une population de 649,412, en temps de paix, et de 573,784 en temps de guerre), a été de 16,488, dont :

De Phthisie pulmonaire .].	2,354.
Lésions organiques généra es.	2,040.
Lésions organiques particulières.	1,988.
Asthme humide.	1,543.
Accouchemens.	1,305.
Fièvres adynamiques.	996.
Fièvres ataxiques	644.
Affections spasmodiques	943.
Affections nerveuses locales	852.
Affections comateuses	770.
Apoplexie	621.
Phlegmasies cutanées	582.
Morts subites.	83.
Suicides.	88.
Hydrophobie.	1.
Petite-vérole.	418.

En outre, 272 cadavres déposés à la Morgue pendant l'année 1811 (1).

Je puis assurer qu'à Marseille, et même dans toutes les petites villes maritimes environnantes, ces affections sont devenues, depuis quelques années, infiniment plus répandues qu'auparavant ; et dans seize mémoires sur l'apoplexie, envoyés de diverses contrées au concours annoncé par notre société pour cette année 1810, et à l'examen desquels j'ai assisté, partout se trouve d'une voix unanime cette vérité, que les causes de destruction provenant d'excès ou de vices de la sensibilité, sont plus fréquentes aujourd'hui que ja-

____

(1) Journal de bibliographie médicale, juillet 1812.

mais, surtout dans les grandes villes et les villes commerçantes.

Il est constaté par des feuilles publiques de Paris, en date du 31 mai 1806, que pendant deux mois le nombre des suicides, tant à Rouen que dans les environs, s'est élevé à soixante. En Suède, cette maladie devient plus commune que jamais, ainsi qu'en Danemarck. Pendant le cours des mois de juin, juillet et août, on a observé plus de deux cents suicides à Copenhague (1).

---

(1) Bulletin des sciences médic. de la société médic. d'émul. de Paris, juillet 1808, pag. 198.

CHAPITRE IV.

Des motifs d'interdiction et de presque interdiction. — De la folie habituelle et périodique. — De la folie temporaire. — Du suicide. — Des sourds et muets. — Des somnambules — De l'ivresse. — Des qualités des testateurs et des témoins.

§. 123. Pour devenir fou il faut avoir été sage ; c'est pour cela que la folie ne peut dater que de l'époque où l'homme a acquis toute sa raison, et que l'on a toujours qualifié d'idiots ceux qui sont restés dès l'enfance privés de l'usage ou de l'exercice de cette raison dont est capable le commun des hommes.

Suivant les philosophes, la raison est une manière de penser et d'agir absolument conforme à l'ordre et aux lois éternelles et immuables qui régissent l'univers ; mais cette définition est trop recherchée pour le commun des hommes : les jurisconsultes définissent la raison dont nous voulons parler ici, et qui suffit pour exclure la présomption de folie devant les tribunaux, « une aptitude à « juger des choses comme le commun des

Définition de la raison et de la folie.

« hommes, jointe à l'accomplissement de tous
« les devoirs sociaux indispensables. » Tel est
le sage de la loi.

La folie ou le délire, car c'est la même
chose, « est un jugement faux ou erroné de
« la part d'une personne qui veille, sur les
« rapports d'objets qui se rencontrent le plus
« fréquemment dans le cours de la vie, et sur
« lesquels tous les hommes portent le même
« jugement, joint à l'inobservation des règles
« les plus triviales de la société ; le délire est
« surtout évident, lorsque ce jugement est
« fort différent de celui que la même per-
« sonne avait coutume de porter habituelle-
« ment. » Tel est le fou de la loi.

Mais ce n'est pas par quelques actes isolés
qu'on doit s'aviser de décider qu'un homme
a perdu le sens et la raison ; car telle est la
triste condition de l'humanité, que le plus
sage n'est pas exempt d'erreur.

> Le monde est plein de fous, et qui n'en veut pas voir
> Doit se tenir tout seul, et briser son miroir (1).

C'est seulement lorsque, dans la majeure
partie des actions de sa vie, cet homme agit
en imbécille, en fou, en furieux ; lorsque la
raison n'est plus pour lui qu'un accident, et
qu'elle ne se laisse apercevoir que de loin en
loin, tandis que les paroles et les actions de
tous les jours sont les paroles et les actions
d'un insensé.

Cette distinction est d'autant plus nécessaire,
qu'il a paru dans quelques cas tellement impossible qu'un homme sage commît une ac-

____

(1) Du Tilliot, *fêtes des fous.*

tion éclatante et marquée de folie dans l'état de santé et dans l'usage commun de la vie, que cette seule action a été regardée suffisante pour faire une preuve parfaite de folie, et que plusieurs actions de sagesse n'ont pu contre-balancer une présomption fondée sur une aussi faible base.

D'un autre côté (admirez la contradiction de l'esprit humain), comme si la raison était un fardeau trop lourd qu'il faille secouer de temps à autre, pour laisser un libre cours aux passions dont la raison est l'opposé, l'on avait établi de tout temps et dans tous les pays des époques où l'on rendrait une sorte de culte à la folie. La Grèce a eu ses bacchanales, Rome ses saturnales ; on a célébré pendant plusieurs siècles dans tous les pays chrétiens la fête des fous, et on la célèbre encore, à ma connaissance, à Aix et à Tarascon ; nous avons tous les ans notre carnaval ; dans tous les pays musulmans, la folie est une profession agréable et lucrative, honorée pendant la vie et après la mort. Des moines s'exercent, en tournant sans cesse sur eux-mêmes, et par d'autres pratiques, à parvenir à perdre la raison : preuve de ce témoignage tacite de toutes les nations, que l'état permanent de raison est un état forcé, et que des accès temporaires et partiels de folie sont des accidens humains qui ne doivent pas faire ranger absolument un individu dans la classe des insensés.

§. 124. Les principales aliénations mentales peuvent se rapporter aux trois classes suivantes :

1° A la manie ou à la fureur, qui est une aliénation portée au plus haut degré, dans laquelle le furieux est poussé à des mouvemens dangereux pour lui-même et pour les autres;

2° A la démence, qui est une aliénation où l'individu ne prononce que des discours sans suite et sans cohérence d'idées, et où il est privé de tout raisonnement;

3° A l'imbécillité, qui est une faiblesse d'esprit causée par l'absence ou l'oblitération des idées, naturelle ou acquise. Le plus haut point de l'imbécillité est celui où l'homme n'éprouve que des mouvemens simples produits immédiatement par la sensation animale, tels que ceux qui sont nécessaires pour entretenir la vie et pour faire éprouver les premiers besoins. On appelle ces individus, dont j'ai donné l'histoire ailleurs (1), idiots, stupides, crétins. Ils se trouvent naturellement exclus de l'ordre social, puisqu'ils y sont absolument étrangers, et qu'on peut les regarder comme des monstres parmi la race humaine.

Mais ces grandes divisions ont une infinité de nuances qui les rendent susceptibles de beaucoup de sous-divisions, dont nous nous occuperons en les considérant séparément.

§. 125. L'homme, dans ces trois états (manie, démence, imbécillité), est plus ou moins privé de la faculté de comparer et de juger. Du défaut de cette faculté dérivent, d'un côté, l'impuissance d'administrer, d'agir, d'exprimer une volonté éclairée sur les choses qui

---

(1) Traité du goître et du crétinisme, à Paris, chez Bernard, libraire, 1800.

intéressent la personne même, ou sa famille et ses concitoyens ; de l'autre, la nécessité de remettre à un tuteur le gouvernement de l'insensé et de son bien ; et quoique la loi actuelle ne parle que des majeurs, parce que depuis le Code le mineur est en tutelle, ses dispositions sont censées s'étendre sur le mineur, s'il est émancipé, puisqu'alors il peut jouir de ses biens et les administrer.

Ainsi d'après notre législation, qui est aussi sur ce chapitre celle de tous les états policés, le majeur qui est dans un état habituel d'imbécillité, de démence ou de fureur, doit être interdit, même lorsque cet état présente des intervalles lucides. Tout parent est recevable à provoquer l'interdiction de son parent ; il en est de même de l'un des époux à l'égard de l'autre. Dans le cas de fureur, si l'interdiction n'est provoquée ni par l'époux, ni par les parens, elle doit l'être par le procureur impérial, qui, dans les cas d'imbécillité, ou de démence, peut aussi la provoquer contre un individu qui n'a ni époux, ni épouse, ni parens connus. La cause est portée devant le tribunal de première instance (1).

La loi prescrit ensuite les formes à suivre pour établir d'une manière sûre les faits d'imbécillité, de démence ou de fureur ; elle veut qu'ils soient articulés par écrit, et que ceux qui provoquent l'interdiction présentent les témoins et les pièces ; que le conseil de famille soit assemblé pour donner son avis, les

Dispositions des lois sur les aliénés.

____

(1) Code Napol., tit. 11, §. 489, 490, 491 et 492.

intéressés à l'interdiction pouvant y assister, mais sans voix délibérative ; que le défendeur soit interrogé dans la chambre du conseil, ou, s'il ne peut s'y présenter, dans sa demeure, par un des juges, assisté du greffier, et en présence du procureur impérial ; que le jugement sur une demande en interdiction soit public, les parties entendues ou appelées ; qu'en cas d'appel du premier jugement, le défendeur soit encore interrogé par le tribunal d'appel ou par un commissaire (1).

Telles sont les précautions de notre législation pour ne pas priver un citoyen, sans des motifs bien fondés, de l'exercice d'un des plus précieux de ses droits, celui de disposer de sa personne et de ses biens : c'était aussi là l'esprit des lois romaines : *Observare prætorem oportebit*, disent-elles, *ne cui temere citra causæ cognitionem plenissimam, curatorem. Det. Lex. 6. §. ff. de curat. furios.*

Législation sur les divers degrés d'aliénation mentale.

§. 126. Mais le législateur ayant considéré que l'absence de la raison nécessaire pour se conduire avait différens degrés, et qu'il n'était pas juste de leur appliquer à tous le même cachet d'interdiction, a plus ou moins limité le droit du défendeur à l'administration de sa personne et de ses biens, suivant le degré d'obscurcissement de sa raison. Dans le cas d'éclipse totale de cette étincelle divine, elle considère l'interdit comme un mineur, et lui

---

(1) Code Napol., §. 493, 494, 495, 496, 498 et 500.

nomme un tuteur, et un subrogé tuteur (1); dans le cas où il reste encore un peu de raison, et que la démence n'est pas de nature à exiger l'interdiction totale, le tribunal, mû par les circonstances, peut ordonner que le défendeur ne pourra désormais plaider, témoigner, emprunter, recevoir un capital mobilier, ni en donner décharge, aliéner ni grever ses biens d'hypothèques, sans l'assistance d'un conseil qui lui sera nommé par le même jugement (2). Enfin, dans des cas moindres, mais où cependant la facilité d'une personne et son défaut de discernement pourraient l'entraîner à une prodigalité et à des démarches ruineuses, la loi déclare aussi qu'il pourra lui être défendu de plaider, de témoigner, d'emprunter, etc., sans l'assistance d'un conseil (3); ce qui prouve qu'elle regarde les prodigues, qui sont nommés seuls dans cet article, comme des espèces d'insensés, incapables non-seulement de gérer leurs biens, mais encore de servir de témoins, et de remplir les fonctions civiles.

§. 127. La loi s'occupant ensuite des cas où l'aliénation viendrait à cesser, et où par conséquent l'interdiction doit aussi cesser, ordonne, avec juste raison, que la main-levée ne sera prononcée qu'en observant les formalités prescrites pour parvenir à l'interdiction, et que l'interdit ne pourra reprendre

---

(1) Code Napol., §. 505.
(2) Ibid., §. 499.
(3) Ibid., §. 513.

l'exercice de ses droits qu'après le jugement de main-levée (1).

§. 128. Enfin, statuant pareillement sur la valeur des actes antérieurs à l'interdiction, la loi déclare qu'ils pourront être annulés, si la cause de l'interdiction existait notoirement à l'époque où ces actes ont été faits; quant aux actes qu'on voudrait attaquer après la mort d'un individu, pour cause de démence, ils ne pourront l'être qu'autant que son interdiction aurait été prononcée ou provoquée avant son décès, à moins que la preuve de la démence ne résulte de l'acte même qui est attaqué (2).

Division de ce chapitre.

§. 129. Je suivrai autant qu'il me sera possible ces espèces de divisions qui semblent admises par le Code; et quoique les caractères que présente chaque genre d'aliénation varient à l'infini, je tâcherai cependant d'en donner des descriptions telles qu'on puisse les reconnaître avec facilité. Je diviserai par conséquent ce chapitre en sept sections.

La première traitera de la manie, de la démence, et de l'imbécillité ou de l'idiotisme.

La seconde, de la mélancolie, de l'hypocondriasie, et de quelques autres cas de folie partielle.

La troisième, de l'ivresse, et de l'effet de certaines affections et maladies qui produisent une aliénation temporaire.

____

(1) Code Napoléon, §. 512.
(2) *Ibid.* §. 503 et 504.

La quatrième, des sourds et muets et des somnambules, relativement au moral de leurs actions.

La cinquième, des maladies qui supposent qu'un testateur n'a pu être sain d'esprit.

La sixième section sera consacrée à cette question : *Si le suicide est une preuve de folie.*

Dans la septième section je ferai à la jurisprudence l'application des principes développés dans les sections précédentes, ayant soin, pour me garder de toute erreur, de ne jamais perdre de vue les deux principes suivans :

1° Que s'il n'est que trop vrai que l'espèce humaine est sujette à cette calamité, de perdre le don du ciel qui la distingue de la brute, il est vrai aussi que des séducteurs déhontés sont toujours prêts à profiter de la faiblesse d'autrui, et que des héritiers avides ne tentent que trop souvent de faire prononcer une interdiction contre un sujet, quoique sain d'esprit, dont ils veulent d'avance s'assurer les biens;

2° Que si la loi doit aux insensés la même protection qu'aux mineurs, et que si elle doit plutôt regarder avec commisération que punir avec rigueur les délits involontaires qu'ils peuvent commettre, l'intérêt de la société n'exige pas moins impérieusement que les coupables ne puissent échapper à la peine qu'ils ont méritée, en feignant une aliénation d'esprit qu'ils n'ont jamais eue ; qu'ainsi, en traitant cette matière, il faut non-seulement poser les preuves de l'existence de l'aliénation, mais encore faire déduire, de l'absence de ces preuves, qu'un semblable état ne peut existter.

§. 13o. Je conviens avec un auteur moderne, qui a traité cette matière après moi (1), que, dans les cas de démence bien manifeste, on n'a pas besoin du rapport des médecins pour la constater, et qu'il est souvent plus sûr pour s'en convaincre d'en appeler au témoignage de plusieurs voisins, ou à celui des gens qui, vivant journellement avec cette personne, sont plus à portée de l'observer, et sont mieux en état de discerner si elle a ou non l'esprit dans son assiette ordinaire ; surtout s'il ne s'agit de la part du médecin que d'une ou deux visites à une personne qu'il n'aura peut-être jamais vue. Mais si nous considérons, 1° que la folie a très-souvent une cause matérielle produite par des maladies antérieures, ou encore existantes ; 2° qu'il s'agit souvent de décider si un état d'aliénation est fixe ou temporaire, curable ou incurable, et si l'on peut compter ou non sur la durée d'une guérison que le malade et ses amis présentent comme certaine ; dans ces cas et autres analogues, quelle autorité peut être compétente, excepté celle des médecins? D'ailleurs nous avons déjà démontré combien le témoignage de la multitude peut être fallacieux (§. 76), et nous aurons encore occasion d'y revenir : quelle comparaison peut-il y avoir entre les assertions d'un grand nombre, si

Si l'autorité des médecins est compétente dans ces matières.

---

(1) Feu M. Belloc, cours de méd. légale, p. 155.

l'on veut, de personnes ignorantes, ne jugeant que d'après leur manière d'être, peu intéressées à la chose, et se laissant facilement séduire, et les décisions motivées, rendues avec connaissance de cause, par des médecins vrais, probes, éclairés, connaissant à fond le fort et le faible de la nature humaine, ayant pour garantie leur réputation et la dignité de leur état ? Démocrite était regardé comme fou par tous ses concitoyens, et Hippocrate, appelé pour le guérir, découvre au contraire en lui tous les principes de la véritable sagesse. J'ai vu plusieurs fois des hommes livrés à l'étude des sciences naturelles, être considérés comme insensés par leurs concitoyens ; et dans un pays où l'on aurait oublié jusqu'au nom de la vertu, celui qui serait voué entièrement à son culte ne serait-il pas, même par ses parens et ses amis, jugé digne des Petites-Maisons ?

SECTION PREMIÈRE.

De la Manie. — De la Démence. — De l'Imbécillité.

§. 131. L'ESPÈCE de folie que l'on est convenu d'appeler *manie* est ainsi nommée parce que le malade est sujet à entrer en fureur, et à devenir en cet état un ennemi redoutable pour lui et pour les autres ; accident dans lequel ne tombent communément pas les insensés des autres classes. Il arrive que cette fureur est provoquée par un délire qui s'exerce sur tous les objets, et par un état maladif de tout l'ensemble du système sensitif ; mais très-souvent ce délire n'est que partiel, et la fureur qu'il suscite n'est provoquée que par le remuement, pour ainsi dire, de l'idée sur laquelle on délire. De même l'insensé appelé maniaque n'est pas nécessairement dans un état à inspirer toujours de la frayeur. Il y a des manies colériques, des manies gaies, des manies tristes, des manies orgueilleuses, des manies craintives. Tel se croit un moineau, un vase de terre ; tel autre se figure être un orateur, un comédien, un empereur, un dieu, un Hercule, etc.

§. 152. La manie universelle, ou le délire furieux sur tous les objets, pour être le spectacle le plus hideux et le plus terrible, n'est pas cependant le genre d'aliénation le plus commun et celui qui laisse le moins d'espoir de guérison, vraisemblablement parce qu'il est le plus souvent produit par une cause physique. Il faut néanmoins convenir que presque tous les délires partiels commencent par la manie universelle ; c'est-à-dire que l'individu qui est tombé dans une aliénation quelconque commence par être furieux, indomptable, par délirer sur toutes choses, pour reprendre ensuite insensiblement l'usage de sa raison sur tous les objets, si on en excepte celui sur lequel il s'est formé un jugement faux.

Manie générale.

Qui n'a pas eu occasion de voir un maniaque dans son accès, et de gémir sur ce triste sort, réservé exclusivement à l'espèce humaine ! Les yeux fixes, sanglans, tantôt hors de l'orbite, tantôt enfoncés, le visage rouge, les vaisseaux gorgés, les traits altérés, tout le corps en con-

traction, il ne reconnaît plus ni amis, ni parens, ni enfans, ni épouse, ni rien de ce qu'il
avait de plus cher. Sombre, furieux, rêveur,
cherchant la terre nue et l'obscurité, il s'irrite
du contact de ses vêtemens qu'il déchire avec
les ongles et avec les dents, même de celui
de l'air et de la lumière, contre lesquels il s'é-
puise en sputation et en vociférations. Aussi
ennemi de lui-même que des autres, et doué
d'une force plus qu'humaine, il se consume
nuit et jour en mouvemens convulsifs. La nature bienfaisante ou plutôt l'épuisement amè-
nent-ils un instant de repos, l'insensé retrouve
ses fureurs dès que son gardien, trompé par
cette fausse tranquillité, approche de son gui-
chet pour lui ouvrir ou pour lui être utile;
quelques-uns même, conservant le principe
de la ruse et l'idée du mal au milieu de la déraison universelle, affectent un calme trompeur, un retour de sagesse, pour vous engager
à briser leurs fers, et se jettent ensuite traî-
treusement sur leur bienfaiteur; quelques-uns
aussi, mais plus rarement, semblables aux hy-
drophobes, vous avertissent de vous reculer,
parce qu'ils ne sont pas les maîtres de réprimer l'instinct atroce qui les domine.

La faim, la soif, le froid, le chaud deviennent souvent pour le maniaque des sensations
inconnues; d'autres fois ces sensations sont
extrêmement exaltées; il dévore alors, plutôt
qu'il ne mange, les alimens qu'on lui donne;
il dévore même ses excrémens!

Du reste, tel est l'effet de toutes les passions
fortes, de toutes les contentions d'esprit; on
est, pendant leur durée, insensible à toute la

rigueur des saisons et à l'aiguillon des premiers besoins; le relâchement arrivé, on devient d'autant plus affamé, et on est d'autant plus susceptible de toutes les impressions, qu'on leur avait résisté plus long-temps. Mais il ne faut pas croire que le maniaque soit soustrait aux lois naturelles, quoique paraissant leur être devenu étranger. J'ai vu, à l'hôpital des fous de Marseille, un soldat furieux qui avait déjà déchiré plusieurs couvertures que je lui avais fait donner successivement, à cause de la rigueur de la saison, mourir de froid dans la nuit.

Manie partielle.

§. 133. La manie partielle tient à l'incohérence d'un certain nombre d'idées, tandis que sur tout le reste le malade raisonne comme les autres hommes. Si l'objet de cette manie est gai, flatteur, séduisant, comme l'espoir de faire fortune, de devenir un personnage important, d'exceller dans quelque art particulier, etc., l'incohérence des idées n'a rien de terrible, pourvu qu'on ne la contrarie pas; ce sont plutôt alors des fous aimables, s'il est permis de se servir de ce terme dans une semblable calamité. Tel était, par exemple, ce fou qui croyait que toutes les marchandises qui entraient dans le port du Pyrée étaient à lui, et qui jugeait très-sainement de l'état de la mer, des orages, des signes qui pouvaient faire espérer l'heureuse arrivée des vaisseaux ou craindre leur perte; celui dont Horace nous a fait une peinture si ingénieuse, qui croyait toujours assister à un spectacle, et qui, suivi d'une troupe de comédiens imaginaires, était devenu à lui-même un théâtre, où il était tout à la fois et l'acteur et le spectateur : il observait d'ailleurs tous les devoirs de la vie civile, etc. Telle est une infirmière de l'hôpital des Martigues, qui se croit en relation avec le Saint-Esprit, et qui entre en fureur maniaque lorsqu'on la contredit : d'ailleurs fort bonne fille, très-zélée et officieuse envers les malades.

L'état du malade est au contraire triste et sombre, si sa raison est dérangée par l'effet d'un objet désagréable ; par exemple, une disgrâce en amour, une terreur religieuse, une offense reçue, une perte considérable, une privation d'emploi, etc. Le genre de folie qui résulte de cette cause détermine plus souvent que dans le premier cas (folie par un objet agréable) des accès de manie ou de fureur, qui peuvent même être poussés jusqu'à l'extrême, par la vue de la personne qu'on regarde comme ennemie, par les paroles, par les couleurs, ou par tel autre accident qui ait quelque trait avec l'objet de la folie. A part ces circonstances, ces fous sont paisibles, obéissans, officieux, raisonnables en conversation, jusqu'au moment où ils rencontrent dans le discours ou dans les choses quelque analogie avec ce qui fait l'erreur de leur jugement. Telle était une fille de vingt ans, blanchisseuse de profession, que j'ai soignée à l'hôpital des Martigues, fille sage d'ailleurs et de mœurs irréprochables. Ayant aimé en secret un jeune homme dont la conscription l'avait privée, elle s'était imaginée que la mère de son amant l'avait fait partir à dessein de l'éloigner. Triste, rêveuse et irascible depuis cette époque, elle cachait cependant sa haine, jusqu'au moment où, étant au lavoir avec cette femme qu'elle connaissait à peine, elle fit éclater son ressentiment par des injures et des coups. Plusieurs scènes de cette nature firent conduire cette fille à l'hôpital, où, après un séjour de quelques mois, j'étais parvenu à lui faire entendre le nom de sa prétendue ennemie sans trouble et sans émotion. On lui permet de sortir, et elle reste calme jusqu'au moment où elle se rencontre avec l'objet de sa fureur. Alors nouvelles scènes. Ramenée à l'hôpital, elle y prend la fièvre bilieuse, qui, opérant dans son cerveau une plus grande révolution que les secours physiques et moraux d'abord employés contre sa folie, lui fit oublier ce qui avait dérangé son esprit; elle put même voir impunément ces objets peu auparavant odieux, mais elle était tombée dans une sorte de fatuité.

État physique des fous partiels.

§. 134. Quand ces fous partiels sont occupés de la recherche de leur prétendu bonheur, ou de leurs projets de vengeance, ils n'éprouvent, comme les vrais maniaques, ni faim, ni soif, ni froid, ni chaud. Si on les contrarie, ils entrent les uns et les autres très-vite en fureur. Vous leur voyez l'œil fixe et hagard, et un appareil de contraction dans les muscles de la face qui annonce évidemment le trouble dont ils commencent à être agités, et dont ils ne seront bientôt plus les maîtres de contenir les éclats.

§. 135. La répétition fréquente des accès de manie partielle, la présence continuée des objets qui y donnent lieu, la solitude, les contradictions, l'abus des liqueurs fortes et des mets succulens, l'insolation trop long-temps prolongée, et tout ce qui tend à accélérer le mouvement du sang et à échauffer, font dégénérer un délire partiel en manie générale. Ce passage est plus ou moins prompt, suivant le grand nombre d'idées incohérentes; car il se produit parmi elles une espèce de contagion qui fait que l'incohérence, qui n'affectait d'abord qu'une classe, passe successivement dans les autres; de sorte qu'il arrive souvent que celui qui ne délirait que sur un objet, délire sur plusieurs au bout de quelques années, et finit par perdre entièrement l'usage de sa raison; c'est ce qu'on voit arriver très-fréquemment dans les hôpitaux des fous.

§. 136. Je ne saurais donner de la démence une idée plus juste que celle qu'en a donnée M. Pinel : « On ne peut mieux, dit cet auteur « célèbre, connaître la démence, qu'en la met- « tant en opposition avec la manie délirante, « pour bien saisir leurs dissemblances. Dans « celle-ci, la perception des objets, l'imagina- « tion, la mémoire peuvent être lésées; mais « la faculté du jugement subsiste souvent, « c'est-à-dire l'association des idées. Le ma- « niaque, par exemple, qui se croit Maho- « met, et qui coordonne tout ce qu'il fait, « tout ce qu'il dit, avec cette idée, porte en « réalité un jugement; mais il allie deux idées « sans aucun fondement, c'est-à-dire, que son « jugement est faux; au contraire, dans la dé- « mence, il n'y a point de jugement, ni vrai ni « faux; les idées sont comme isolées, et nais- « sent à la suite les unes des autres, mais elles « ne sont nullement associées, ou plutôt la fa-

Démence.

« culté de la pensée est abolie. J'en puis citer
« pour exemple un aliéné que j'ai eu souvent
« sous mes yeux ; jamais une image plus frap-
« pante du chaos que ses mouvemens, ses idées,
« ses propos, les élans confus et momentanés
« de ses affections morales : il s'approche de
« moi, me regarde, m'accable d'une loquacité
« exorbitante et sans suite ; un moment après,
« il se détourne et se dirige vers une autre per-
« sonne, qu'il assourdit de son babil éternel
« et décousu : il fait briller ses regards et sem-
« ble menacer ; mais comme il est autant in-
« capable d'une colère emportée que d'une
« certaine liaison dans les idées, ses émotions
« se bornent à des élans rapides d'une efferves-
« cence puérile, qui se calme et disparaît d'un
« clin-d'œil. Entre-t-il dans une chambre, il
« a bientôt déplacé et bouleversé tous les meu-
« bles ; il saisit avec ses mains une table, une
« chaise qu'il enlève, qu'il secoue, qu'il trans-
« porte ailleurs, sans manifester ni dessein, ni
« intention directe. A peine a-t-on tourné les
« yeux, il est déjà loin, dans une promenade
« adjacente, où s'exerce encore sa mobilité
« versatile : il balbutie quelques mots, remue
« des pierres, et arrache de l'herbe qu'il jette
« bientôt au loin pour en cueillir de la nou-
« velle ; il va, vient et revient sur ses pas ; il
« s'agite sans cesse, sans conserver le souvenir
« de son état antérieur, de ses amis, de ses
« proches ; ne repose la nuit que quelques
« instans, ne s'arrête qu'à la vue de quelque
« aliment qu'il dévore, et il semble être en-
« traîné par un roulement perpétuel d'idées
« et d'affections morales décousues qui dis-

« paraissent et tombent dans le néant aussitôt
« qu'elles sont produites. »

En résumant, M. *Pinel* trace ainsi qu'il suit
les caractères de la démence : « Succession
« rapide, ou plutôt alternative non interrompue
« d'idées isolées et d'émotions légères et dis-
« parates, mouvemens désordonnés et actes
« successifs d'extravagance, oubli complet de
« tout état antérieur, abolition de la faculté de
« percevoir les objets par des impressions
« faites sur les sens, oblitération du jugement,
« activité continuelle sans but et sans des-
« sein, et nul sentiment intérieur de son exis-
« tence (1). »

§. 137. Tel est aussi, à peu de chose près,
le caractère de la démence que j'ai observée
à l'hôpital des fous de Marseille et à l'hôpital
des Martigues : j'ajouterai seulement,

1° Que la manie que l'on a traitée par des
évacuations immodérées et par un régime at-
ténuant et affaiblissant outre mesure, dégénère
facilement en démence ;

2° Que, malgré la rareté des accès de manie
dans ceux qui sont tombés dans la démence,
il y a cependant des aliénés qui en sont susceptibles à certaines saisons, suivant la constitution des individus, et le régime fortifiant ou
peu nourrissant qu'on leur fait suivre. Il y a,
depuis quinze ans, deux fous en démence à
l'hôpital des Martigues, dont l'un nommé *Pages*,

----

(1) Journ. génér. de méd., février, 1810, p. 184. Extrait du Traité de l'aliénat. mentale, par M. Pinel,
deuxième édition.

pensionnaire et bien nourri, entre en manie complète aux solstices et aux équinoxes, et dont l'autre, nommé *Dufau*, moins bien nourri, reste en démence permanente, sans jamais redevenir maniaque et se trouver dans le cas d'être renfermé.

Imbécillité de naissance.

§. 138. L'imbécillité ou le crétinisme (§. 124) a une infinité de nuances, depuis celle du crétin parfait dans laquelle l'homme, au-dessous même des animaux par l'instinct, ne mène qu'une vie végétative douée de locomotion, jusqu'à celle où il peut même passer pour spirituel, surtout s'il est dans ces positions élevées où les moindres mouvemens commandent l'admiration. Je vais décrire quelques-unes de ces espèces intermédiaires de faiblesse d'esprit ou d'imbécillité, telles que je les ai observées :

Première espèce. Elle se rapproche beaucoup de la démence; mais elle en diffère, 1° en ce qu'elle vient de naissance; 2° en ce que les individus ont plus de propreté, et ne sont souvent pas dépourvus de beaucoup d'adresse dans les mains. Parmi ces insensés, il en est en qui les sensations sont tellement confuses, qu'elles n'ont jamais pu produire l'association des idées les plus simples. On voit qu'ils ont la tête remplie de mots qu'ils débiteraient pendant un jour entier, si on voulait les écouter, sans qu'il y ait aucune liaison entre eux, de manière que, dans le même instant, ils sautent, d'une divinité fabuleuse, par exemple, à un objet trivial qui n'a aucun rapport avec les paroles précédentes. Ces hommes sont souvent plus déraisonnables que l'enfant qui commence à parler. Ils ne diffèrent du crétin que par l'existence de la mémoire, et par l'attention qu'ils sont capables de donner à leurs besoins ; ils diffèrent du maniaque, en ce qu'il n'est pas nécessaire de les attacher.

DEUXIÈME ESPÈCE. D'autres coordonnent quelques idées simples, mais d'une manière tellement confuse, qu'ils remplissent mal les devoirs les plus communs de la société. On peut les assimiler aux enfans de sept à huit ans.

TROISIÈME ESPÈCE. Quelques-uns, surtout parmi ceux dont l'éducation a été cultivée, sont capables d'idées plus composées, de manière toutefois que leurs actions ne correspondent pas avec leurs discours. Doués d'une prodigieuse mémoire, vous les entendez quelquefois parler savamment du beau et du laid, du bien et du mal moral, du juste et de l'injuste ; mais c'est comme si l'on avait appris une harangue à un automate. Privés de jugement, incapables d'application pratique, on les voit, sortant de débiter une sentence contre une action honteuse, la commettre eux-mêmes aussitôt, comme s'ils n'en avaient jamais parlé. Comme la mémoire présente chaque jour à l'insensé une multitude d'objets dont il n'aperçoit pas l'incohérence, il forme à tout instant de nouveaux projets qu'il poursuit avec une précipitation d'esprit égale à celle avec laquelle il les abandonne, pour en embrasser d'autres qui ne sont pas moins absurdes, et dont la ridicule exécution consume rapidement toute sa fortune. C'est autour de cette classe d'insensés, qu'on peut assimiler aux impubères, que se réunissent les charlatans et les fripons, et où l'indécence s'accole au ridicule.

§. 139. L'imbécillité ou la fatuité démontrée pouvoir exister avec la mémoire, et qui consiste spécialement dans l'impuissance naturelle de coordonner et de juger, peut aussi survenir accidentellement aux hommes doués de facultés intellectuelles au plus haut degré; avec cette différence cependant que la mémoire disparaît avec les autres matrices de la raison humaine. Nous parlerons dans une section particulière des maladies du système sensitif qui peuvent amener la fatuité. Nous avons déjà vu (§. 49) que quelques hommes, arrivés à un degré extrême de décrépitude, tombent naturellement dans la fatuité; mais je veux spécialement m'occuper ici de la décrépitude rendue prématurée, 1° par l'abus des plaisirs de l'amour; 2° par la gloutonnerie et par l'ivresse. Il est de fait qu'on observe beaucoup moins de décrépitudes séniles que de décrépitudes accidentelles amenées bien avant le temps par l'usage immodéré du coït. Rien ne porte un si prompt affaissement dans les puissances du sentiment et du mouvement comme les fréquentes évacuations de la liqueur séminale, et les fréquens ébranlemens donnés au système nerveux. J'ai beaucoup connu de vieux libertins de cinquante à soixante ans, ils avaient perdu la faculté de juger et ne pouvaient plus supporter la réflexion; ils étaient d'une facilité extrême à s'émouvoir; ils promettaient tout, parce qu'ils n'avaient pas la force de refuser , ni le courage d'examiner pourquoi ils accordaient. La fausse tendresse, la trompeuse superstition , la cupidité sous le masque du désintéressement, trouvaient auprès d'eux un accès facile , un succès certain.

Il est rare que les gros mangeurs soient fort spirituels ; insensiblement toutes les facultés se concentrent dans l'estomac. Mais les ivrognes sont les plus malheureux , du moins aux yeux de la raison : si la pléthore continuelle dans laquelle ils s'entretiennent ne se termine pas par l'apoplexie , elle relâche tellement peu à peu les vaisseaux du cerveau , que les liqueurs les plus fortes ne suffisent plus pour leur redonner du ton. Les buveurs connaissent parfaitement cette marche qu'ils sont forcés de suivre. D'abord il leur suffisait de boire encore du vin pour réparer l'atonie occasionée par l'usage journalier et immodéré de cette boisson ; insensiblement ils ont dû recourir à l'eau-de-vie, puis à l'esprit de cerises , puis à l'esprit de vin , qui même ne suffit plus pour leur redonner le ton dont ils sentent avoir besoin. De pareils hommes deviennent inutiles à eux et aux autres ; encore à la fleur de l'âge , ils cessent d'avoir une volonté ; dans le ménage , ils portent la quenouille.

§. 140. La démence , l'imbécillité et quelques autres genres de folie , dont je parlerai à la section suivante , restent à peu près toujours dans le même état ; mais le délire qui s'accompagne du caractère de fureur est très-souvent périodique ; c'est-à-dire que, laissant une trève au malade , il n'a lieu qu'à de cer-

Délire périodique.

taines époques, entre lesquelles le sujet jouit de toute sa raison, et paraît se conduire et juger en tout comme les autres hommes, si l'on en excepte certaines idées, dont le réveil peut susciter en tout temps un nouvel accès.

§. 141. Ces paroxismes de manie sont plus ou moins fréquens; il y en a qui n'ont lieu qu'une fois dans l'année, au printemps; d'autres ont lieu aux solstices et aux équinoxes; d'autres se reproduisent tous les mois ou tous les quinze jours, ou plus souvent. Dans ce dernier cas ils laissent au malade une espèce d'étourdissement et de stupidité, qui ne saurait guère s'appeler un intervalle lucide. Mais quand l'intervalle est au moins d'un mois, deux à trois jours après le paroxisme il ne reste plus chez le malade de trace de folie; à plus forte raison quand l'intervalle est beaucoup plus long. Ces paroxismes durent ordinairement huit jours; quelquefois ils vont jusqu'à quinze jours; et plus ils sont longs, plus l'affaissement qui leur succède retarde dans l'individu le plein usage de sa raison.

§. 142. Ordinairement les accès ne prennent pas tout à coup, mais ils ont pour signe précurseur une irascibilité que l'on observe dans les traits, dans les gestes et dans les paroles de l'insensé. J'ai vu des malades qui sentaient leur approche; ils avaient fait des rêves effrayans, ils éprouvaient un bruit dans la tête; ensuite ils se sentaient monter quelque chose de bas en haut, comme dans *l'aura epileptica,* puis ils perdaient les sens , ils tombaient ; on les relevait, et ils étaient furieux.

§. 143. La colère , l'usage du vin et des liqueurs fortes rappellent très-vite les paroxismes chez plusieurs individus. J'ai vu des fous à l'hôpital de Marseille, lorsque j'en étais le médecin , qui y avaient séjourné plusieurs années , et à différentes reprises , uniquement par leur imprudence. Le régime que l'on y suivait alors contribuait tellement à retarder les paroxismes, que l'on faisait quelquefois sortir des malades après avoir mis leur sagesse à l'épreuve pendant un an. Mais le premier usage qu'ils faisaient de leur liberté étant de s'enivrer, on les ramenait bientôt à leur premier gîte. J'ai été témoin de plusieurs de ces cas : persuadé de la raison du malade , j'avais contribué à le faire sortir. Ainsi, malgré tout ce que l'on a écrit pour combattre ma manière de voir, je reste convaincu que la sobriété retarde les paroxismes , et que la saignée , les tempérans et les délayans en diminuent l'intensité. Il y avait à ce même hôpital un menuisier dont le caractère doux et honnête m'avait particulièrement intéressé , et qui depuis long-temps avait régulièrement tous les quinze jours un paroxisme de manie. Cet insensé fut atteint d'une inflammation de poitrine , qui exigea l'emploi de deux saignées, d'un régime sévère, et l'usage prolongé du petit-lait. Je fus fort surpris le quinzième jour de ne pas voir le paroxisme que j'attendais : il fut retardé jusqu'au quarante-cinquième jour , encore fut-il trèsfaible , et dura-t-il fort peu de temps. Depuis lors ce menuisier alla de mieux en mieux ; et je suis convaincu par d'autres exemples que j'aurais peut-être eu le plaisir de le voir tout-à-fait rendu à la raison (car dans les intervalles il était fort docile), si je ne l'eusse perdu de vue.

§. 144. N'est-il pas en effet très-probable, comme nous le dirons plus bas, que le retour des paroxismes dépend de la pléthore périodique des vaisseaux du cerveau, qui se relâchent après avoir été violemment distendus ; qui se remplissent successivement encore, par suite de la disposition du sujet, pour produire l'accès ordinaire ; qui deviennent gorgés tout à coup par une cause excitante, telle que l'intempérance, la colère, un exercice violent, l'insolation, etc. ? Quand la maladie n'a pas détruit le ton naturel des vaisseaux, la diète, l'obscurité et le repos que l'on fait garder au malade durant le paroxisme, rétablissent le cerveau dans son état primitif ; mais si les paroxismes sont souvent répétés, et si le malade s'expose aux causes déterminantes, il reste si peu d'intervalles lucides, qu'il tombe dans une manie permanente, ou, comme nous l'avons vu, dans la démence ou la stupidité.

§. 145. Les causes de la perte de la raison sont extrêmement variées, et dépendent autant des accidens moraux que des accidens physiques : il en résulte qu'on ne peut assigner à cette maladie aucun traitement exclusif. Ces causes néanmoins doivent être connues du médecin légiste pour qu'il puisse déterminer avec plus de fondement la certitude d'une guérison.

§. 146. Parmi plusieurs maniaques confiés à mes soins, et dont le plus grand nombre était du sexe féminin, 1° l'amour a été la cause la plus fréquente de la folie et la plus difficile à surmonter ; 2° la démence religieuse, aussi très-difficile à surmonter ; 3° des événemens malheureux, et cette cause s'efface insensiblement ; 4° des accès répétés d'épilepsie, conduisant à une manie jusqu'ici incurable ; 5° des paroxismes fréquens d'hystéricisme et d'hypocondriasie ; 6° des transports d'humeurs du dehors au dedans . du tronc et des extrémités à la tête , que la doctrine des fluxions parvient quelquefois à régulariser.

Une femme confessée par un de ces prêtres cachés, soi-disant plus saints que les autres, et menacée de l'enfer si elle ne renonçait pas à un second mariage qu'elle avait contracté, tombe dans un délire furieux qui durait depuis plusieurs jours. Appelé auprès d'elle, mon premier soin fut de la faire dormir ; ensuite on fit paraître à son réveil un homme revêtu des habits d'un autre prêtre , aussi en odeur de sainteté , qui lui donna l'absolution ; puis on la fit voyager. Elle fut rendue heureusement à la raison, qu'elle n'a plus perdue depuis.

Une autre femme apprend que son fils chéri, qui était de la conscription, avait été enlevé par les gendarmes ; à l'instant, délire furieux qui a duré pendant deux mois . pres-

que sans interruption. En vain lui présentâmes-
nous un congé supposé, et lui donna-t-on
toutes les assurances possibles ; en vain même,
quelques jours après, le fils s'offrit en personne à la vue de sa mère ; tous ces moyens
furent inutiles, et ce ne fut que par des saignées, du petit-lait, des bains, des douches,
du camphre et du vinaigre distillé qu'on parvint, au bout de deux mois de traitement,
à rétablir cette malheureuse mère, qui n'a
point eu de rechute. Ce second exemple prouve
que le traitement moral ne suffit pas, et qu'il
doit être combiné avec des moyens physiques, même lorsque la première cause est
morale.

§. 147. Le cerveau, principal intermède
de l'âme pour la pensée, peut être affecté idiopathiquement ou sympathiquement. Une commotion, un coup reçu à la tête, un accident
d'apoplexie, ou telle autre affection comateuse,
peuvent mettre au rang des insensés celui
qui était le plus sage des hommes. Il est peu
de médecins un peu expérimentés qui n'aient
eu occasion de remarquer les grandes altérations que certaines fièvres malignes portent dans les facultés intellectuelles. J'ai vu
une demoiselle, auparavant très-ingénieuse,
prendre pendant plusieurs jours, dans la convalescence de ces fièvres, ma canne pour un
aliment, et la ronger comme un morceau
de pain. Thucydide, témoin oculaire de la
peste qui ravagea Athènes, rapporte que
quelques Athéniens avaient oublié jusqu'à leurs
noms. Certains poisons narcotiques, tels que la

ciguë, la jusquiame, le stramonéum, etc., n'a-
gissent quelquefois pas moins sur le cerveau,
et produisent une stupéfaction plus ou moins
durable. On peut rapporter aussi aux vices
idiopathiques de cet organe qui produisent
la folie, ou qui y disposent dès l'enfance,
1º la dislocation de la boîte osseuse, au moment de l'accouchement, par le forceps ou
autrement, ou par un de ces accidens si communs dans l'enfance ; 2º les impressions funestes faites au cerveau par les narcotiques,
tels que l'opium, le sirop de pavot, la thé-
riaque, donnés imprudemment aux enfans,
dans quelques pays, par les nourrices ; 3º l'a-
bus du mercure dans le traitement des maladies vénériennes, et dont M. Double a
vu deux cas qu'il a guéris (1) ; 4º la rentrée
d'une humeur morbifique quelconque qui
était au dehors. « Une jeune personne de
« quatorze ans, dit M. Amard, de Lyon,
« d'une intelligence précoce, fut atta-
« quée de la teigne après une éruption
« considérable de petite-vérole. La teigne
« ayant disparu, la malade tomba dans la
« langueur, avec perte de l'appétit, fièvre
« lente et vomissement de pelotons de vers.
« Pendant cette affection, la malade babil-
« lait continuellement sans jamais déraison-
« ner, et l'on remarquait du relâche quand
« la teigne paraissait au dehors. Le moral
« s'est insensiblement affecté : la jeune per-
« sonne jouit d'ailleurs d'une bonne santé ;
« mais elle s'emporte quand on la contra-

____

(1) Journ. génér. de méd., février 1810, p. 189.

14.

« rie, jusqu'à tomber en convulsion. Alors il
« y a suffocation apparente, sanglots, ho-
« quet douloureux : ces crises durent trois
« ou quatre heures; d'autres fois elle reste
« dans la stupeur pendant dix ou douze jours;
« ensuite elle se lève, change de place, ba-
« bille et varie sans cesse ses occupations,
« ses affections et sa conversation (1). »

La folie idiop·thique guérit quelquefois par
une secousse violente qu'éprouve le cerveau ;
ainsi on a vu des coups reçus à la partie opposée
d'un œil devenu aveugle, ou d'une oreille devenue sourde, rendre l'exercice de leurs fonctions
à ces organes malades. Une jeune fille de dix-
huit ans fut amenée des champs à l'hôpital des
Martigues, furieuse et maniaque, sans qu'on
en sût trop la raison. On l'avait renfermée dans
une chambre dont la fenêtre avait des barreaux trop écartés l'un de l'autre. Après environ une semaine de séjour sans amende-
ment, cette insensée essaya, pendant la nuit,
de passer à travers les barreaux pour se sauver; ce qu'elle fit effectivement, se préci-
pitant de la fenêtre en bas, à environ cinquante pieds de profondeur. Heureusement,
elle rencontra dans sa chute une planche at-
tachée au mur en forme d'auvent, qui, par-
tageant la chute, en modéra les effets, et
tomba avec la malade. On lui croyait au moins
les membres brisés; pas du tout : je ne lui
trouvai que quelques contusions qui exigèrent encore quinze jours d'hôpital; elle re-

____

(1) Journal général de médec., août 1807, p. 431.

tourna ensuite chez elle en bonne santé de corps et d'esprit ; car elle avait repris sa raison depuis sa chute, et je n'ai pas eu avis qu'elle l'eût perdue de nouveau. Il est à remarquer que cette fille appartenait à une famille entachée de folie, et que sa mère était déjà à l'hôpital pour cause d'imbécillité.

§. 148. Les affections sympathiques du cerveau ne sont pas moins fréquentes. La rétention ou la suppression du flux menstruel, celle des hémorroïdes habituelles, la privation des plaisirs de l'amour, certaines maladies du bas-ventre, sont autant de causes déterminantes d'accès de folie. Qui n'a pas eu l'occasion d'observer cette variété de phénomènes et d'accidens, tous plus extraordinaires les uns que les autres, qu'éprouvent les femmes quand elles sont attaquées d'hystérie et de nymphomanie ? M. Amard fait mention d'une demoiselle, âgée de trente-six ans (et nous en avons vu une semblable), « d'un tempérament bilieux, « très-irritable, sujette à des frayeurs, fatiguée « par de mauvaises digestions, des douleurs « de tête et d'hypocondre, avec gonflement « de la rate ; hilarité insolite avant l'époque « des règles, bien-être extraordinaire ; ensuite « air sombre, rêveur, agitation dans tout le « corps, chaleur remontant du ventre à la « tête. Alors imagination pervertie, pen-« chant à des actes de fureur, envie prononcée « de se détruire. Pour éviter ce penchant, « elle prend, par anticipation, toutes les pré-« cautions que la crainte d'un pareil crime

« peut lui suggérer (1). » On ne peut presque pas douter que ce ne soit là un effet de la manière d'être morbide des ganglions et plexus abdominaux, qui réagissent sur le sensorium commun. C'est là une des causes de folie la plus sujette à période, celle dont les accès se sentent venir, dont les idées sont les plus noires, et que l'on a guérie plus souvent avec des purgatifs. Mais, en dernière analyse, à force d'être fatigué, le cerveau s'affecte lui-même idiopathiquement ; ses vaisseaux affaiblis se prêtent à la distension, à l'engorgement, ou bien toute la substance de ce viscère incompréhensible tombe dans l'affaissement. J'ai vérifié plusieurs fois ce que l'ouverture du crâne des fous a fait voir à Morgagni ; savoir : la dureté du cerveau, et l'engorgement sanguin de ses vaisseaux, dans la manie et la mélancolie ; la flaccidité, jointe à l'épanchement séreux, dans la fatuité et l'imbécillité (2).

§. 149. M. Pinel, qui est un grand maître dans l'histoire médicale de l'aliénation mentale, dit avoir observé, d'après un ensemble imposant de faits, que le développement de cette triste maladie n'est jamais antérieur à l'époque de la puberté ; que les deux divisions d'années comprises depuis vingt jusqu'à trente, et depuis trente jusqu'à quarante, sont

Ages où se développe la folie.

---

(1) Journ. génér. de méd., août 1807., p. 432.
(2) *Morgagni, de sed. morb. epistol.* 8, 45, 52, 61.

les plus fécondes en aliénés ; qu'il y en a un nombre bien moindre dans la dixaine comprise entre quarante et cinquante ; et enfin un nombre plus petit encore depuis cinquante jusqu'à soixante (1). Ce professeur célèbre en a ainsi jugé d'après le climat de Paris, dans lequel il a écrit. Au contraire, dans la plupart des cas de folie par amour que j'ai observés, ils ont eu lieu de quinze à vingt ans ; ce qui tient sans doute à l'antériorité de la puberté dans les contrées méridionales (§. 33). Il faut aussi excepter de ces décisions générales l'idiotisme originaire, ou par vice de conformation ; la démence et la stupéfaction mentale par accident maladif (§. 147); l'imbécillité accidentelle, qui peut avoir lieu en tout temps avant l'âge de soixante ans (§. 139); et après cet âge, la décrépitude ou la démence sénile (§. 49 et 159). Quant à la folie suscitée par le développement des grandes passions, par une imagination exaltée et par l'abus des diverses affections mentales, il est clair qu'elle ne peut avoir lieu que dans ces époques de la vie qui en sont le plus susceptibles, c'est-à-dire depuis l'âge de vingt à soixante ans (§. 123).

§. 150. Peut-être les sages sont-ils plus près de la folie, proprement dite, que ceux qui s'abandonnent à leurs passions sans frein et sans mesure. Dans le fait, il n'est pas question d'insensés dans l'histoire des peuples sau-

Signes précurseurs de la folie.

(1) Journ. génér. de méd., février 1810, p. 186.

vages ; on ne les trouve que dans les pays civilisés. S'abandonner brutalement aux premiers
élans de *l'amour de soi offensé* est bien un
acte de déraison , mais qui préserve ordinairement d'une démence continue : dissimuler,
au contraire , et paraître gai lorsqu'on a lieu
d'être triste , est un acte de la raison nécessaire
en société , mais qui produit des impressions
fâcheuses chez certains individus doués d'une
sensibilité excessive. Occupés uniquement de
l'idée ou de l'affection qu'ils sont obligés de
concentrer , ils leur associent insensiblement
toutes les autres idées et affections , et ils se
montrent bientôt, sans qu'ils s'en aperçoivent
eux-mêmes , différens de ce qu'ils étaient auparavant, par le changement opéré dans leurs
traits, dans leurs gestes , dans leur caractère,
dans leurs discours et dans leurs actions , et
qui décèle leur position avant qu'elle se soit
manifestée par des signes très-éclatans. Mais
expliquons ces différentes altérations.

Leurs traits. Les yeux deviennent ordinairement un peu égarés et enfoncés dans les
orbites ; le regard est fixe , les paupières sont
rembrunies , tout le corps prend une couleur
plus ou moins brune ou jaunâtre.

Leurs gestes et leur caractère. Les uns pleu-
rent sans motif apparent ; les autres manifestent de la joie et des ris sans sujet , malgré
un état grave ou un âge raisonnable ; ils s'affligent de ce qui devrait les réjouir ; ils admi-
rent ce qui ne mérite aucune attention ; ils
aiment ce qu'ils devraient haïr, et *vice versâ*.
On en voit qui étaient doux et affables , devenus tout à coup rudes, emportés et furieux ;

d'autres au contraire, mais plus rarement, naturellement emportés et furieux, ont changé de caractère sans cause apparente, et sont devenus doux, mornes et timides.

Leurs discours. Ils parlent à tort et à travers sans aucune suite ni raison; on en voit s'entretenir seuls comme s'ils parlaient à quelqu'un; ils se servent de paroles insignifiantes; ils ne répondent jamais à propos, ou bien ils changent à tout moment de sujet sans en finir aucun, etc.

Leurs actions. S'ils sortent de chez eux, on les voit prendre une route incertaine, ou ils paraissent indécis sur celle qu'ils prendront; ils marchent indifféremment dans la boue ou dans le beau chemin; quelques-uns font des grimaces, et laissent aller leur corps à plusieurs mouvemens comme un pantomime; d'autres jettent des pierres ou crachent sur les passans, les insultent ou les poursuivent sans raison ni motif; la plupart méconnaissent ou feignent de méconnaître ceux pour qui ils avaient eu jusqu'alors du respect; vous les voyez refuser le salut à ceux à qui ils le doivent, et saluer les personnes de la plus basse condition; plusieurs font à propos de rien des générosités gratuites, ou sous des conditions ridicules, à des étrangers, au préjudice des parens, sans qu'ils aient reçu de ceux-ci aucun sujet de mécontentement, etc.

§. 151. Dans un voyage que fit le professeur Joseph Frank en Angleterre, et particulièrement à *Greatford* pour y voir et admirer le célèbre docteur Willis, mort depuis peu (1) ; il s'informa particulièrement de lui, si, conformément à la théorie du docteur Gall, alors fort en vogue, il avait observé que la structure du crâne influât considérablement sur l'aliénation : à quoi répondit ce grand bienfaiteur de l'humanité (aussi célèbre en Angleterre pour la guérison des fous que l'abbé de l'Epée l'était en France pour l'instruction des sourds et muets), « qu'il avait déjà fait plusieurs fois « attention à la structure singulière du crâne « qu'il avait rencontrée chez quelques aliénés ; « mais que, comme il avait remarqué une sem- « blable conformation de tête chez des hom- « mes qui n'avaient pas donné le moindre signe « de folie ; et que d'un autre côté il avait vu « des maniaques sur le crâne desquels on ne « pouvait remarquer la moindre aberration « de l'état naturel, il n'avait pas cru, et qu'il « ne croyait pas encore qu'une explication « des symptômes de la folie puisse se tirer de « la structure du crâne : qu'en outre la gué- « rison qu'on obtient de quelques manies, « accompagnées cependant d'une conforma- « tion particulière, pendant que cette con- « formation reste la même, prouve que la « cause du mal ne gît pas dans cette struc- « ture (2). »

Ceci cependant ne contrarie pas ce que nous avons dit (§. 147), et doit s'entendre de la structure originaire du crâne, que M. Gall avait seule en vue, et non de sa défectuosité accidentelle.

---

(1) En décembre, 1807, âgé de quatre-vingt-dix ans.
(2) Journ. génér. de méd,, juin, 1806, p. 221.

§. 152. Nous allons examiner à présent quel genre de folie est le plus susceptible de guérison, et à quels signes on peut espérer une guérison radicale qui nous autorise suffisamment à rendre un individu à la société. Nous tirerons également la plupart des choses que nous allons dire sur ce sujet de la pratique du même docteur Willis, et de quelques autres observations faites en Angleterre.

« De toutes les espèces de folie sympathi-
« que, la plus commune est celle qui prend
« sa source dans les maladies du foie. Chez
« le sexe, la matrice tient, sous ce rapport, le
« même rang que le foie. La folie hérédi-
« taire consiste plutôt en une disposition
« qu'en une maladie bien caractérisée : c'est
« pourquoi la guérison de cette espèce n'est
« pas rare, bien qu'elle soit difficile. Il est
« vrai que les rechutes sont plus commu-
« nes dans cette espèce que dans les au-
« tres. Les récidives ne peuvent en général
« s'éviter, si les individus rétablis se retrou-
« vent dans les circonstances qui ont la pre-
« mière fois produit la maladie.

« Il est rare de voir l'aliénation disparaître
« tout à coup ; c'est pourquoi, alors même
« que le malade paraît rétabli, il faut tou-
« jours s'attendre à quelques petits accès dans
« la suite. Ces rechutes apparentes sont d'un
« heureux présage.

« Les espèces de folie les plus faciles à
« guérir sont celles qui se développent subi-
« tement, qui se manifestent comme une ma-
« nie parfaite. Cette folie est aussi le plus sou-
« vent curable, qui prend naissance dans une

« disposition ou un *habitus* évidemment ma-
« ladif du corps.

« La folie est d'autant plus difficilement
« guérie, que le malade paraît parfaitement
« sain. Quand la méthode convenable échoue
« dans ce cas, communément tout espoir est
« perdu. La manie qui vient à la suite de
« l'épilepsie est incurable. On peut en dire
« autant de celle qui résulte du mauvais em-
« ploi du mercure. » (Assertion contredite
par les succès de M. Double, dont les lumières méritent toute ma confiance. Voyez
le Journ. génér. de médec., n° 162, p. 189.)

« Le temps exigé pour pouvoir déclarer un
« malade incurable est indéterminé. Le cours
« d'une seule année, dans le cas même où la
« méthode la plus convenable aurait été em-
« ployée ne suffit pas pour autoriser à porter
« un jugement sûr de l'incurabilité de cette
« maladie. C'est sans fondement que quelques
« journaux étrangers ont dit que, de dix alié-
« nés, nous en guérissions neuf (c'est Willis
« qui parle). Dans quelques espèces de manie,
« cette proportion serait trop petite ; mais
« malheureusement, dans la plupart, elle excé-
« derait celle que nous obtenons.

« Il est important pour le médecin, dans le
« traitement de la manie, de savoir quelles
« sont les occupations favorites du malade qu'il
« doit permettre, et celles qu'il doit interdire.
« A mesure que l'aliénation se développe, le
« malade perd le goût des occupations pour
« lesquelles il avait auparavant une inclination
« décidée. Celle-ci est remplacée par d'autres
« inclinations qu'on doit regarder comme des

« symptômes de la maladie. Il ne faut, sous
« aucun prétexte, permettre au malade de s'y
« laisser aller; de même qu'il ne faut jamais
« donner lieu à la reproduction des idées qui
« ont causé la maladie ou qui la rappelleraient.
« On doit également empêcher avec soin toutes
« les actions qui dépendent de la maladie, et
« peu à peu elles cesseront. Remarque-t-on
« au contraire quelque inclination propre à
« l'état de santé qui a précédé, ce symptôme
« est un des meilleurs qu'on puisse espérer :
« c'est pourquoi il convient de favoriser ces in-
« clinations, et de mettre le malade en état
« de les suivre, autant que cela est possi-
« ble (1). »

D'après les détails que nous avons sur l'hôpital des fous de Saint-Luc à Londres, cette
maison en contenait trois cents en 1795, et
six cent quarante autres personnes attendaient
leur entrée à l'hôpital. De ces trois cents, le
nombre des incurables était de cent quinze.

On avait admis dans l'année..	{ 110 hommes. 153 femmes. } 265.
Il en est guéri.	{ hommes. . 37. } 108. { femmes. . 71. }
Malades restés aliénés . . . . 100.	263.
Paralysés, épileptiques, etc. . . . . 28.	
Morts. . . . . 27.	

La proportion des hommes aux femmes était
de deux à trois. La guérison des hommes aux
femmes presque d'un à deux. Du reste, si le
traitement des aliénés a fait de très-grands pro-

---

(1) Journ. génér. de méd., juin, 1806, p. 220 et suiv.

grès en Angleterre, il paraît aussi que le nombre de ces malheureux y est très-considérable; Londres a l'asile d'Yorck, l'hôpital de Saint-Luc et un grand nombre de maisons de santé dans ses environs. En 1800, le nombre des seuls aliénés pauvres et sans asile chez leurs parens se montait à dix-sept cent soixante-trois, et le roi avait été autorisé par le parlement à faire construire plusieurs hôpitaux pour trois cents malades chacun (1); ce qui offre la preuve de ce que nous avons dit (§. 150), que la folie est un fruit de la civilisation.

A Paris, en 1806, l'hôpital de Charenton, destiné au traitement des aliénés, a donné des soins à trois cent soixante-trois indigens, dont trois cent quarante-huit hommes et quinze femmes. Sur ce nombre, cent quarante-six hommes et huit femmes sont sortis présumés guéris; cinquante hommes et trois femmes sont sortis non guéris : enfin il est mort trente-cinq hommes et une femme; et comme il restait cent-vingt aliénés au 31 décembre, la mortalité a été de 1 sur 6 $\frac{75}{100}$ (2).

Cette notice, extraite du compte rendu du bureau central d'admission des hôpitaux civils de Paris, ne peut infirmer en rien ce que nous avons dit et ce que nous dirons encore d'après l'expérience, des proportions plus grandes d'insensés parmi les femmes que parmi les hommes, puisque les insensées indigentes sont plus ordinairement recues à l'hôpital de la Salpêtrière qu'à celui de Charenton; cette notice,

---

(1) Journ. génér. de méd., novembre 1809, p. 336.
(2) *Ibid.*, tom. 38, mai, 1810, p. 95.

dis-je, prouve aussi qu'il y a un plus grand nombre de guérisons parmi les femmes que parmi les hommes.

§. 153. En résumé général de ce qui vient d'être rapporté, et de ce que nous avons observé nous-mêmes, nous trouvons :

1° Que les femmes sont plus susceptibles de folie que les hommes, mais qu'elles offrent aussi beaucoup plus d'espoir de guérison solide ;

2° Que, des diverses espèces de folie, la manie est celle qui offre le plus de chances de guérison, et que l'idiotisme, la démence et la fatuité guérissent rarement, pour ne pas dire jamais ;

3° Que, des deux variétés de manie, la manie générale, traitée dans les deux ou trois premiers mois de son origine, présente un grand nombre d'exemples de guérison ; et qu'au contraire la manie partielle en présente très-peu. Cette manie est un des cas qui trompent le plus souvent les médecins, parce que, séduits par la longue tranquillité des malades qui n'ont pas eu occasion dans leur retraite de rencontrer les objets de leur délire, ils les croient totalement guéris. Je me rappellerai toujours de deux fous de l'hôpital de Marseille, qui étaient parvenus, par une bonne conduite longtemps soutenue, à obtenir leur sortie ; je leur faisais subir, à cet effet, un dernier examen, quand ma conversation, étant tombée adroitement et à dessein sur le sujet connu de leur délire, je vis que leurs yeux commençaient à s'égarer, les muscles de la face à se contracter, et les paroles à être moins soumises ; ce qui fit renvoyer à une autre fois leur élargissement. J'en dirai autant du délire mélancolique ;

4° Que la folie héréditaire, dont j'ai vu quelques exemples, se guérit quelquefois, si on la traite lorsqu'elle est encore plutôt une disposition qu'une maladie ;

5° Que la folie par cause morale se guérit plus difficilement que celle qui est produite par des causes physiques ;

6° Que, parmi les aliénations par cause physique, celles qui dépendent d'un vice sympathique sont plus facilement guéries que celles qui tiennent à un vice idiopathique ;

7° Que la démence ou la fatuité qui succède à la manie est incurable ;

8° Que le meilleur signe du retour à la raison est lorsque l'on s'aperçoit que le malade quitte ses inclinations d'insensé et qu'il reprend les occupations et les habitudes qu'il avait avant de perdre la raison.

Précautions à porter dans les rapports en ce genre.

§. 154. Le médecin appelé pour donner son avis sur l'état d'une personne qu'on suppose aliénée doit, avant tout, s'informer :

1° Si cette personne a intérêt ou non à paraître aliénée, ou si ceux qui poursuivent l'interdiction sont intéressés à l'obtenir ;

2° Si l'on peut fonder quelque soupçon de chagrin, de dépit amoureux, de terreur, ou autres passions fortes qui aient précédé cet état, ou s'il y a eu quelque maladie à la suite de laquelle il se soit manifesté un dérangement dans les fonctions intellectuelles ;

3° Si, dans la famille, il y a eu quelque individu dans le même cas ;

4 Il sera bon aussi d'interroger auparavant les voisins et les connaissances du malade, pour savoir ce qu'on en pense généralement.

Après ces préliminaires, on observera tous les signes corporels (§. 150) ; on questionnera adroitement la personne sur différens objets, et on l'entretiendra un certain temps, en faisant bien attention à ses réponses. On reviendra sur les mêmes questions, afin de savoir si ses réponses ou ses répliques varient, si elle a conservé ou non de la mémoire, s'il y a de l'ordre ou de la confusion dans ses idées. Dans les intervalles de non-aliénation, on ne manquera pas de revoir le malade dans le temps présumé des paroxismes, et en général, à moins d'une conviction entière, on exigera plusieurs visites avant de porter son jugement.

En faisant son rapport, le médecin doit exposer le genre et le caractère de la folie ; dire si elle n'a pour objet que certaines idées, ou si est absolue ; si elle est continuelle, ou si elle a des intervalles plus ou moins longs, durant lesquels la personne jouit de l'intégrité de ses facultés intellectuelles ; depuis quel temps dure l'aliénation, et si elle est de nature à pouvoir être guérie ; spécifier enfin les signes sur lesquels on fonde sa décision, et les précautions que l'on a prises pour ne pas être induit en erreur La même réserve est nécessaire lorsqu'on est requis pour examiner si une personne est rentrée dans son bon sens, et lorsqu'on est tenu de le certifier (1).

§. 155. Ce que nous venons de dire sur les causes et les signes de ces trois ordres principaux d'aliénation et sur les procédés à suivre pour les constater, se rapporte également aux autres espèces que nous allons considérer dans les sections suivantes.

SECTION II.

De la Mélancolie.—De la Jalousie.—De l'Hypocondriasie. — De l'Hystéricie. —De quelques autres espèces de folie partielle.

Mélancolie.

§. 156. M. PINEL (2) a fait quatre espèces principales d'aliénation mentale, qui sont là *manie* ou *délire général ;* la *mélancolie,* ou *délire exclusif ;* la *démence,* ou *abolition de la pensée ;* l'*idiotisme,* ou *abolition des facultés intellectuelles et affectives.* Dans le fait, la mélancolie, portée à son plus haut degré, est un genre d'aliénation très-propre à provoquer l'interdiction, d'autant plus qu'alors il va souvent jusqu'à la fureur ; mais comme dans cette espèce il est différens degrés qui n'empêchent pas de remplir les devoirs de la société, et qui doivent seulement être notés pour des cas particuliers, j'ai cru devoir la séparer des trois premières, lesquelles ont été regardées

____

(1) Belloc, cours de méd. légale, p. 147.
(2) Traité l'aliénation mentale, deuxième édition.

de tous les temps, par les jurisconsultes, comme excluant de droit, ceux qui en sont atteints, des fonctions de la société. Tel était l'illustre Pascal, homme à qui je voudrais bien ressembler, et qui croyait, dit-on, avoir un côté du corps de verre. Tel était encore ce capucin du département du Lot, que Belloc a connu, qui s'était profondément mis dans l'esprit que sa peau était tapissée, en dessous, de morue, et qui, à cela près, raisonnait parfaitement bien et était un bon prédicateur, etc. Il en est de même de toutes les autres espèces de folie partielle dont nous parlerons, et qui ne provoquent l'interdiction légale que lorsqu'elles ont atteint un *maximum* qui peut devenir dangereux.

§. 157. Les anciens, observant que les mélancoliques étaient toujours fâcheux, tristes, ennemis de la joie, attribuèrent la cause de cet état à la présence d'une bile noire qui a presque toujours été synonyme avec le mot *colère*. Cœlius Aurelianus, qui de tous les anciens a le mieux écrit sur la manie, combattit avec raison cette opinion (1); et j'ai vu également quatre cas de *mœlena* où les malades ne présentaient aucunement les caractères de la véritable mélancolie.

Néanmoins l'on ne voit, en général, susceptibles du délire mélancolique que certaines constitutions; ce sont particulièrement les sujets secs, maigres, dont la peau est brune ou

Ce que c'est que la mélancolie.

---

(1) *Cœlius Aurel. morb. chronici: lib.* 1, *cap.* 6.

olivâtre, les yeux, les sourcils et les cheveux noirs ; dont les veines sont remarquables par leur ampleur et leur distension ; dont le pouls est plutôt lent que fréquent, et dont la respiration , *suspirieuse* parfois, annonce assez la lenteur de la circulation ; dont la marche est grave et les manières sont mesurées, et qui déjà depuis l'enfance ont montré de l'inclination pour les choses sérieuses plutôt que pour les jeux et les autres amusemens ; constitution où tout annonce dans le cerveau un état de tension originaire plus considérable que dans les autres tempéramens. De là, sans doute (si la physique peut contribuer à l'explication de phénomènes aussi obscurs), cette aptitude aux sciences, cette tendance manifeste à la réflexion et à la méditation, cette rudesse dans les mœurs, cette opiniâtreté dans les opinions, ces excès dans le vice comme dans la vertu, l'amour de l'austérité, de la solitude, le penchant au stoïcisme, le mépris de la vie.

Cette même tension du cerveau est nécessaire pour former les grands hommes, pour soutenir les empires, pour abattre les faux préjugés ; mais portée à un degré trop haut en quelques points (ce qui devient très-facile), l'âme n'est plus le temple du génie, le siége de la raison ; elle est le siége de la folie, et d'une folie d'autant plus dangereuse qu'elle transforme en vertus publiques le meurtre, le parricide, le suicide.....

Les hommes sont plus susceptibles de cette affection que les femmes, et elle arrive plus fréquemment dans l'âge viril que dans tous les autres âges de la vie.

§. 158. Les personnes ainsi disposées sont naturellement plus timides et plus craintives que les autres hommes. Plus capables d'idées abstraites, elles embrassent avec chaleur et suivent avec constance le projet qu'elles ont conçu; et si dans le principe elles n'en ont pas reconnu l'absurdité, elles ne le poursuivent pas moins, quelque incohérent qu'il soit, et se roidissent contre les obstacles. Le mélancolique s'irrite des oppositions et de ce qu'on ne partage pas son idée favorite; il en conclut défavorablement pour tout le genre humain. De là une crainte continuelle qui rend la personne pensive, soupçonneuse et réservée dans toutes les affaires de la vie. Si ce délire dure long-temps, et qu'il soit survenu au malade une suite de sensations douloureuses ayant quelque rapport avec l'objet de sa crainte, il étendra ses soupçons et sa méfiance sur sa femme, sur ses enfans, sur ses amis et jusque sur ses propres sensations.

Entreprendrai-je de décrire les diverses espèces de délire comprises dans la mélancolie? Elles varient comme les situations de la vie dans lesquelles se trouvent les différens hommes qui naissent avec le tempérament que j'ai décrit, depuis la mélancolie amoureuse jusqu'à la mélancolie religieuse et la démonomanie; mais, dans toutes les espèces, le délire consiste dans la fausse perception d'un objet quelconque, poursuivi avec ardeur, accompagné de cette crainte de prétendues embûches, de cette défiance, de cette réserve dont j'ai parlé, et qui sont sans fondement.

§. 159. Le délire mélancolique a ceci de

différent de la manie, que l'on n'y tombe que peu à peu. Il est souvent précédé et annoncé de longue main par une tristesse insolite, par un dégoût du monde, par des palpitations et différens mouvemens spasmodiques, par une inquiétude vague durant la veille, et des rêves affreux pendant le sommeil. On en guérit, dans les commencemens, par un traitement méthodique ; mais le mal est incurable lorsqu'il est très-avancé.

De l'hypocondriasie.

§. 160. Il y a chez certaines personnes un état moral particulier, approchant quelquefois de la démence, qu'on reconnaît au concours des circonstances suivantes, et que *Cœlius Aurelianus* et tous les anciens ont confondu avec la mélancolie : langueur, indifférence, ou défaut de résolution ou d'activité pour toute sorte d'entreprises ; disposition au sérieux, à la tristesse et à la timidité ; crainte que tous les événemens à venir ne se terminent malheureusement, ou de la manière la plus fâcheuse : en conséquence, attente d'un mal grave, suscitée et entretenue par les soupçons les plus légers et les moins fondés. Ces sortes de personnes sont particulièrement attentives à l'état de leur santé ; à la moindre variation de leurs sensations ordinaires, vous les voyez trembler pour leur existence, et s'épuiser dans la recherche des causes et des effets ; leur croyance et leur persuasion à cet égard sont même des plus opiniâtres, tandis que leur inconstance est extrême pour tous les autres objets.

Cet état, connu du vulgaire sous le nom de *vapeurs*, et des médecins sous celui de *mal hypocondriaque*, est une maladie réelle, qui a son siége dans le bas-ventre, d'où elle répand le trouble et le désordre dans tous les systèmes, sensitif, vasculaire, musculaire et dermoïde.

Grouillement fréquent des intestins, émission de vents par haut et par bas, gonflement des précœurs, palpitations, vomissemens, froid des extrémités, bouffées alternes de chaud et de froid; sensations salées, poivrées, etc. à la langue et aux yeux (j'ai vu cet accident); défaut d'appétit, d'autres fois appétit vorace, constipation; d'autres fois diarrhées; rêves effrayans, douleurs en diverses régions, etc; tels sont les symptômes attachés à ces sortes de malades, que le vulgaire plaint rarement et qu'il appelle du nom de *lunatiques*, parce qu'ils sont très-souvent d'une grande gaieté, ou d'une grande tristesse, sans sujet apparent.

J'ai eu vraiment plusieurs fois occasion de vérifier dans cette malheureuse maladie la belle observation de feu M. Cabanis, que tandis que les maladies de poitrine et les fièvres de langueur entretiennent chez les malades un caractère gai, ouvert et confiant, au contraire celles des viscères du bas-ventre, en relation avec la veine-porte, et qui sont ordinairement sans fièvre, produisent un caractère sombre, soupçonneux, et facile à se désespérer.

§. 161. Cette maladie affecte principalement les personnes de ce tempérament que les anciens ont nommé *pituiteux*, dont la fibre est molle et lâche, dont les digestions sont pénibles, et qui mènent une vie très-sédentaire; celles surtout qui exercent des professions qui excluent l'activité, et plus encore celles qui joignent à la privation d'un exercice corporel le maniement de matières malpropres, ou malfaisantes ; nous avons dans la première classe les gens de lettres, les juriconsultes, les commis d'administration et de bureaux ; dans la seconde, les cordonniers, les tailleurs, les chandeliers, les peintres, les plombiers, les ferblantiers et autres de cette espèce. On observe encore la même chose chez ceux qui ont éprouvé de grandes maladies, ou qui ont passé par les grands remèdes, surtout si, ayant eu un embonpoint considérable, cet embonpoint s'est dissipé avant que les vaisseaux aient repris assez d'élasticité pour suppléer au point d'appui qu'ils viennent de perdre.

Différence entre la mélancolie et l'hypocondrie.

§. 162. Au premier coup-d'œil, le mélancolique et l'hypocondriaque ont, quant au moral, quelques traits de ressemblance, en ce que l'un et l'autre sont toujours saisis d'une certaine crainte pour un objet illusoire, et en ce qu'ils se nourrissent sans cesse de soupçon et de défiance, presque toujours dirigés contre leurs parens et leurs meilleurs amis ; mais ils diffèrent en ce que,

1° L'habitude du corps du mélancolique (§. 157), est l'opposé de celle de l'hypocondriaque ;

2 La crainte du mélancolique est accompagnée de réserve, de prudence et du secret ; elle ne détruit pas le courage. Au contraire, celle de l'hypocondriaque est timide, variable, crédule et confiante. L'illusion du mélancolique est plus relative au bien moral

qu'au bien physique : il croira, par exemple, être environné de fripons ; que le monde est conjuré pour ne pas lui rendre assez d'égards, pour l'avilir, pour le perdre. Rarement est-ce la crainte de la destruction de son corps qui le fait délirer ; au contraire, il est souvent prêt à se donner la mort. Le point central du délire de l'hypocondriaque roule entièrement sur sa santé ; et l'idée de sa destruction prochaine est celle dont il vous étourdit sans cesse, et qui l'emporte sur tous les autres raisonnemens. Le premier a quelque chose de noble, de libéral ; le second est tout-à-fait matériel ; il rapporte tout à soi.

§. 163. L'hypocondriasie diffère encore de la mélancolie, en ce qu'elle attaque aussi souvent les femmes que les hommes. Ils est vrai que l'on confond assez volontiers dans celles-ci cette maladie avec l'hystérie ; mais elles peuvent avoir des signes particuliers qui les distinguent, et dont il est inutile de parler ici : d'ailleurs les symptômes de l'hystérie amènent presque toujours ceux de l'hypocondriasie ; car il est impossible que les affections de l'utérus ne se communiquent d'abord à tous les viscères, qui, comme lui, reçoivent leurs nerfs du grand sympathique, et successivement à tout le reste du système sensitif ; témoin la chlorose et les autres cas de rétention ou de suspension du flux menstruel, dans lesquels rien n'est aussi bizarre, rien n'est aussi déréglé que l'imagination des malades. Quoi qu'il en soit, l'hystérie, ainsi que l'hypocondriasie, produisent chez les femmes la plupart des accidens

L'hystéricisme

moraux que nous avons détaillés ci-dessus :
on les voit ne nous entretenant tout le jour
que de leur mal, de leurs visions, de leurs
craintes, se plaignant sans cesse de ne pas
recevoir de leurs maris, de leurs enfans, de
leurs parens et amis tous les égards qui leur
sont dus ; écoutant avec avidité tous les discours qui ont quelque rapport avec leur
sensation ; oubliant tout le reste, et jusqu'aux soins domestiques, pour ne rêver
qu'aux suites fâcheuses qu'elles supposent être
à chaque instant à la veille de les assaillir.
Cet état produit à la longue la manie, la démence ou la fatuité, suivant les tempéramens
et les constitutions.

Jalousie.

§. 164. Je ne quitterai point les questions relatives au délire mélancolique sans parler de la jalousie, que je regarde comme un
véritable délire. Il est d'autant plus essentiel
d'en dire un mot, que le Code pénal actuel
ayant beaucoup parlé de l'adultère, et ayant
beaucoup ajouté aux droits et à la puissance
des maris (1), il est de toute justice de prévenir
l'abus de la force envers la faiblesse d'un sexe
souvent coupable, il est vrai, mais encore
plus souvent calomnié.

On dit que la jalousie est, parmi les passions, ce que la rage est parmi les maladies ;
la plus inconcevable dans son principe, la
plus difficile à guérir, la plus terrible dans
ses effets. Pour moi, je connois deux espèces de jalousie ; l'une qui tient à l'égarement

------

(1) Code pénal, §. 324, 336, et suiv.

des sens, provoquée par leurs besoins, et l'autre qui n'est qu'un égarement de l'esprit : la première nous est commune avec les animaux, qui en deviennent enragés ; la seconde, à peine connue des peuples sauvages, appartient entièrement à l'homme civilisé. Elle naît de ce désir exalté des préférences, de commandement, d'exclusion en fait de sentimens, d'estime, de tendresse et d'attachement, que certains enfans mal élevés manifestent dès le berceau : elle a ses racines dans l'orgueil et dans l'amour de soi mal dirigé. Elle s'empare aussi-bien du vieillard décrépit, déjà dépouillé des élémens des passions, que de l'adolescent jouissant de toutes les forces de la vie.

Ces deux espèces sont également condamnables ; mais la première est quelquefois généreuse : parfois l'amant jaloux tombe aux genoux de l'objet qu'il a offensé, et fait l'aveu de son erreur. L'autre espèce est toujours cruelle : elle se replie de cent manières pour inventer de nouvelles embûches où elle tombe avec sa victime ; ses jouissances sont dans les maux qu'elle cause, et bien loin de naître comme l'autre d'un extrême amour, elle s'accompagne très-souvent de la haine.....

Ce genre de délire affecte particulièrement les constitutions physiques ($. 157) propres à la mélancolie ; il est une véritable erreur de l'âme, fixe, permanente, exigeant un traitement comme les autres délires, ne se dissipant pas de lui-même, et ne pouvant s'éteindre que long-temps après la destruction de ce qui en faisait l'objet ; au lieu que la jalousie (*passion*)

se calme par la jouissance , et cesse spontanément avec la fougue du tempérament.

J'ai vu les jaloux résister pendant long-
temps, comme les autres insensés , au froid le
plus vif, à la chaleur, à la faim, à la soif,
au sommeil ; je les ai vus, quoique faibles par
l'âge et les infirmités, parcourir à pied , sans
s'arrêter nulle part, des espaces considérables,
qu'ils n'auraient pas osé parcourir dans la vigueur de leur âge et de leur santé. Du reste,
la cruelle illusion dans laquelle ils sont en-
fante à chaque instant de nouveaux fantômes
et de nouveaux soupçons ; elle embrasse successivement, comme dans la mélancolie et
l'hypocondrie, les parens, les amis, les domestiques, et jusqu'aux étrangers et aux in-
différens. Eh ! qu'on y fasse une sérieuse attention, le soupçon pour le jaloux est toujours
une certitude !....

Instincts dé-
pravés.

§. 165. Je terminerai cette section en parlant de certains instincts dépravés, qui, assez
souvent , ont rendu des individus ennemis nés
de leurs semblables , quoique d'ailleurs ils
sentissent toute l'horreur de ces aveugles impulsions. Je ne parle pas de quelques hommes
puissans qui ont existé , et qui s'amusaient,
disait-on , à tuer des hommes ; c'était là un
effet de la mauvaise éducation qu'ils avaient
reçue ; mais on aura observé que la plupart
des hommes naissent avec un goût décidé,
qu'on appelle trivialement *manie* , pour faire
des vers , pour composer des livres, pour bâtir
des maisons, pour travailler le fer ou le bois,
etc. Ces inclinations qui nous entraînent ne

sont pas toujours exemptes d'un peu de folie, et leur excès peut bien quelquefois mériter les Petites-Maisons; mais je veux parler ici d'un instinct plus dangereux, celui de faire mal à autrui, et celui de dérober. Les enfans sont très-sujets à ce premier penchant qui dure quelquefois toute la vie. J'ai été particulièrement témoin de l'instinct irrésistible de dérober, même parmi des gens bien élevés, et dans leur enfance souvent châtiés pour ce vice; ils en concevaient la plus grande honte, et dans l'âge mûr cependant ne pouvaient pas s'en défendre, lorsque l'occasion s'en présentait.

J'ai eu une domestique, très-bonne chrétienne, très-sage et très-modeste, qui ne pouvait pas s'empêcher de dérober en secret, à moi et aux autres, même des choses de la plus petite importance, et qui convenait de toute la turpitude de cette action. Je la fis mettre à l'hôpital comme folle, et paraissant revenue à résipiscence, après une longue épreuve, elle fut placée au nombre des servantes : peu à peu, malgré elle, son instinct la reprit; et sans cesse combattue par son mauvais penchant d'un côté, et par l'horreur qu'elle en avait de l'autre, elle tomba dans des accès de manie, et mourut subitement dans la violence d'un de ces paroxismes (1). Quelle meilleure preuve pourrais-je avoir que cet instinct cruel,

---

(1) C'était bien le cas d'appliquer à cette fille la doctrine du docteur Gall, mais je ne lui ai pas trouvé les tubérosités du vol. *O vanitas!*

irrésistible, appartient à la famille si nombreuse des aliénations partielles?

SECTION III.

De l'Ivresse.—De quelques passions et maladies qui produisent une aliénation temporaire.

§. 166. INDÉPENDAMMENT des divers genres d'aliénation que nous avons considérés jusqu'ici, et qui sont ordinairement fixes et permanens, et indépendamment aussi du dérangement des facultés intellectuelles, occasioné par les maladies aiguës et chroniques, que nous analyserons à la cinquième section de ce chapitre, il est encore divers accidens de la vie qui portent à cette raison, si facile à se troubler, des atteintes momentanées, qui rendent l'homme différent de lui-même, et l'empêchent d'être maître de ses actions. Tels sont,

1° L'ivresse;

2° Des passions d'âme extrêmement vives;

3° Des besoins impérieux;

4° Des dérangemens passagers dans l'ordre des fonctions animales.

§. 167. L'ivresse, que Sauvages a appelée *apoplexia temulenta*, *coma soporiferum*, ressemble tellement à l'apoplexie, que ce grand médecin crut devoir avertir de prendre garde de s'y tromper. Elle trouble la raison, elle rend le corps chancelant, et produit le délire et le vertige. Il y a des hommes qu'elle rend frénétiques et furieux; d'autres chez qui elle produit un sommeil léthargique, la respiration stertoreuse, avec bruit, comme dans la véritable apoplexie. Elle isole, pour ainsi dire, le corps humain d'avec les corps extérieurs, et comme l'ont fort bien remarqué MM. Thomas, Trotter et Double (1), elle lui donne la faculté de résister au froid et à la contagion.

Les substances enivrantes agissent sur les nerfs et sur le cœur, c'est-à-dire qu'elles agissent comme sédatives et comme excitantes. Les liqueurs fermentées (et l'opium chez les Orientaux), prises en petite quantité, donnent du courage, de l'esprit, de la gaieté, de l'amabilité, c'est-à-dire qu'elles excitent légèrement. Prises à une trop forte dose, elles excitent outre mesure, ou produisent une cessation subite de presque toutes les fonctions. Elles déterminent en général l'affluence d'une plus grande quantité de sang à la tête, d'où résulte une tension plus ou moins grande des vaisseaux du cerveau; tension qui produit, suivant ses degrés, tous les effets intermédiaires, depuis une certaine énergie jusqu'à la fureur, et jusqu'à la compression qui cause l'assoupissement et l'apoplexie.

Morgagni rapporte qu'un homme âgé de cinquante-cinq ans, reconduit chez lui dans un état d'ivresse, le soir du 16 janvier 1757, fut trouvé le surlendemain matin mort à terre dans la ruelle de son lit. Il en fit la dissection, et il trouva les vaisseaux de la pie-mère et du plexus choroïde extrêmement gorgés, au point qu'il n'avait pas encore vu une pa-

____

(1) Journ. génér. de méd., avril 1807, p. 458.

reille distension (1). Tel est l'état ordinaire du cerveau des personnes mortes dans l'ivresse.

Comme nous l'avons déjà dit, l'effet postérieur de ces congestions souvent répétées du cerveau est un affaissement profond, connu de tous les ivrognes, qui savent très-bien que pour le guérir il faut recourir de nouveau à l'usage du vin ou de l'eau-de-vie. De là vient que, parvenus à l'âge de quarante à cinquante ans, la plupart ne sont plus en état de travailler que quand ils ont bu. J'ai connu plusieurs notaires de campagne qui ne pouvaient dresser un acte que quand ils étaient à demi ivres ; des chirurgiens qui ne pouvaient saigner, et des perruquiers qui ne pouvaient faire la barbe que quand ils avaient bu. La main leur tremblait à jeun, et ne pouvait se prêter à leur volonté ; triste alternative des ivrognes, qui les oblige enfin ou à rester toujours imbécilles, ou à se maintenir toujours dans un degré quelconque de fureur!

§. 168. L'ivresse est très-souvent accidentelle, ou bien elle est produite par des substances narcotiques autres que les liqueurs spiritueuses. L'idiosincrasie fait beaucoup pour la facilité de s'enivrer ; tel perd la raison pour avoir bu un verre de vin, ou pour avoir essayé de fumer une pipe de tabac. et tel autre la conserve dans une longue suite d'orgies. J'ai éprouvé moi-même qu'un verre de vin pur,

---

(1) *De sed. et caus. morbor. epist.* 6 , n° 9.

bu lorsqu'on est très-fatigué, fait plus d'effet qu'une bouteille dans tout autre temps. Il faut aussi avoir égard à la nature du vin, plus ou moins propre à enivrer. Il arrive encore que, par une mauvaise plaisanterie ou par méchanceté, on mette dans le vin des substances narcotiques et enivrantes, telles que du tabac, du stramonéum, de l'opium, etc. ; lesquelles font très-vite extravaguer, et produisent la fureur ou font perdre connaissance. Diverses substances gazeuses, impropres à la respiration, telles que le gaz azote, hydrogène, acide carbonique, agissant sur l'économie animale d'une manière sédative, produisent au plus haut degré la plupart des symptômes de l'ivresse, et il est probable que les eaux minérales acidules, qui enivrent aussi quelquefois ceux qui en boivent trop, agissent comme un diminutif de la vapeur du charbon, en frappant de stupeur le système sensitif.

§. 169. Nous disons souvent, lorsque nous nous cherchons, qu'il existe en nous deux volontés qui déterminent tous nos mouvemens; l'une dirigée par cette raison éternelle qui renferme dans son sein tout ce qui est absolument beau, bon et juste, et qui ne nous porte qu'à des actes conformes à l'ordre général qui régit l'univers; l'autre qui, soumise à la loi de la conservation de chaque individu, ne produit que des mouvemens relatifs au tempérament de chaque être, à la dominance de ses principaux organes, et à l'impulsion des deux agens conservateurs, le *plaisir* et la *douleur*. La perfection serait dans l'harmonie de ces deux volontés ; mais on la cherche encore, et l'on est forcé de convenir que la sagesse consiste à adapter les lois non à la perfection qu'on ne trouve pas, mais à l'imperfection reconnue.

Pour n'avoir pas été faites pour des hommes qui ont des passions, et qui ne seraient rien sans les passions, les lois de *Dracon* sont restées sans exécution ; mais les législateurs qui lui ont succédé, et qui ont senti que leur mission était de diriger les passions vers le bien général, et de leur opposer un frein salutaire, lorsqu'elles deviennent ou qu'elles sont excessives, ont souvent usé d'indulgence envers des coupables qui n'avaient pas été les maîtres de leur premier mouvement. Quelquefois en effet les passions dérangent tellement l'harmonie du sensorium commun, qu'elles provoquent des actions qui n'auraient pas eu lieu dans l'état ordinaire. Ainsi il est généralement connu que la colère, la crainte, la peur, une grande surprise, nous privent, au moment où elles agissent, de l'usage de la raison, et même de celui de nos sens ; souvent ils nous font voir alors ce qui n'existe pas, et après ces orages passagers il nous arrive également de ne plus nous ressouvenir en aucune manière de ce que nous avons fait. Ne méritent-ils pas le silence du mépris ceux qui, n'ayant jamais été émus, vous observent froidement *qu'il fallait vous modérer ?*

§. 170. L'homme, ne fût-il que le sage de la loi (§. 123), est le maître de ses mouvemens lorsqu'il a le temps de la réflexion : mais l'idée inattendue d'un mal réel ou imaginaire suscite dans un instant indivisible une suite de mouvemens aveugles qui éclatent avant que la raison ait pu être consultée ; malgré nous, et à notre insçu, voilà un changement dans les forces du cœur, des nerfs, des muscles, de l'estomac, dans la couleur même de la peau. Ainsi la colère ou l'indignation, excitées par la présence ou l'idée du mal, commencent à agiter vivement le sensorium, à quadrupler son influence sur le cœur, il bat vivement ; le pouls devient fréquent, la force musculaire augmente, le sang passe dans les plus petits vaisseaux ; il en fait découvrir où l'on n'en apercevait point : et si la présence du mal ne s'éloigne pas, le cerveau distendu et engorgé détermine une fureur frénétique qui étouffe ce qui reste de raison...... Il est aujourd'hui, j'en conviens, beaucoup de ces hommes qui, sachant concentrer tous ces mouvemens extérieurs, ne froncent pas même le sourcil en recevant une injure ou un affront ; mais leur vie intérieure n'en est pas moins altérée, ce qui se prouve par le désordre momentanné de leurs paroles et de leurs actions.

La haine, ou la fuite d'un mal qui n'est pas présent, est un diminutif de la colère, produisant les mêmes effets, mais mitigés. Elle est la source des préventions.

Une grande terreur, née subitement, double quelquefois les forces ou les abat totalement ; elle excite les convulsions, rend confuses les sensations, précipite le cours du sang, et peut même anéantir la vie, suivant ses de-

grés..... La crainte d'un mal qu'on croit inévitable affaiblit l'entendement, étouffe les
forces du cœur, détruit l'appétit, supprime
la transpiration, efface les vaisseaux rouges
de la peau, relâche les sphincters, donne la
diarrhée, et détend tous les muscles..... Que
ne peut la douleur ? que ne peut l'anxiété ?
maux d'autant plus puissans, qu'ils irritent directement les nerfs, qu'ils portent le trouble
dans tous les organes du sentiment et du mouvement ! Avaient-ils fait attention à ces effets
immédiats et irrésistibles de la puissance vi-
tale, ces bourreaux qui avaient inventé la
question ?.....

La recherche du bien peut être suivie des
mêmes résultats au moment de son obtention.
Une bonne nouvelle imprévue, une grande
joie, une jouissance immodérée, amènent le
délire des sens, interceptent pour quelque
temps la raison, précipitent le cours du sang,
et ont quelquefois produit des morts subites.

§. 171. Il ne faut pas moins remarquer que
quoique les passions soient communes à tous
les hommes, puisqu'elles sont le mobile nécessaire de la plupart de leurs actions, leur
force ou leur manifestation varient,

1° Suivant l'âge et les constitutions individuelles, puisqu'il est des sujets plus sensibles,
plus excitables que d'autres ; en qui la même
cause produira des effets qu'on n'observera
pas chez une autre personne. On voit aussi
le même individu ne pas se passionner toujours de la même manière ; mais il sera plus

ou moins irritable , suivant l'état de sa santé ,
et selon les circonstances où il se trouve ;

2° Suivant l'éducation reçue, première modération des passions. Plus on est rapproché de
l'état de nature , plus on est disposé à se laisser
aller à la direction de toutes les impulsions
aveugles ;

3° Suivant la nature du climat et le genre de
vie de ses habitans ; car la force ou la faiblesse
des passions varient singulièrement chez tous
les peuples de la terre. Tel peuple est calme ,
parce qu'il vit sous une latitude plus septentrionale et qu'il ne boit que de l'eau ; tel autre,
placé au midi, et faisant usage des vins très-fu-
mans de son sol, est nécessairement emporté ;
il faudrait l'anéantir pour prévenir les excès de
ses emportemens. J'ai entendu blâmer l'ancien
gouvernement du Piémont, de ce qu'il n'avait
pas été plus sévère envers les excès auxquels se
porte quelquefois le peuple piémontais ; mais
on avait négligé de voir que cette clémence et
cette modération des premiers législateurs de
ce pays résultaient de l'étude qu'ils avaient
faite de la nature du sol et du génie des habitans. Une trop grande rigueur eût irrité le mal;
au lieu qu'on était déjà parvenu, en adoucis-
sant les mœurs par l'exemple et par les préceptes, à rendre ces excès beaucoup moins
fréquens.

§. 172. J'entends par besoins impérieux
(§. 166) certaines affections déterminées
par l'aiguillon de notre propre conservation ,
ou par celui de la reproduction de l'espèce.
J'aurais plus volontiers donné à ces affections le

nom de passions, terme qui dérive du mot *pati*, parce qu'elles sont quelquefois de véritables souffrances; mais j'ai préféré le nom de *besoins*, pour les distinguer des passions d'âme, que *les besoins* surpassent en énergie et en nécessité.

La faim et la soif, en effet, sont des besoins si impérieux, qu'ils troublent la raison, qu'ils produisent un délire furieux, à étouffer tous les sentimens naturels, à faire dévorer nos semblables, et jusqu'à nos propres enfans, ainsi que l'histoire des misères humaines n'en fournit que trop d'exemples. Aussi, à défaut de lois positives, la loi naturelle a-t-elle toujours excusé celui qui a faim de dérober partout où il trouve de quoi satisfaire à ce besoin pressant.

Le besoin de la reproduction n'est pas moins actif, impérieux, absorbant toutes les autres facultés, principalement chez les individus brillant de jeunesse, de force et de santé. Quels terribles effets ne produit pas l'amour méprisé, passion composée de la recherche ardente d'un bien-être et de l'indignation qu'excite la présence du mal? Avez-vous vu ces tempêtes que causent deux vents opposés, où les deux ondes élevées en tourbillon et se réunissant en une, engloutissent tout ce qui se rencontre dans l'espace qui les sépare? Tel est l'animal arraché de l'objet de son amour. Voyez ces taureaux mugissans, ces chiens en convulsion et contemplant le bonheur de leurs rivaux, se précipiter, déchirer tout ce qui se rencontre, sans autre ordre que la fureur!.... Tel est aussi l'homme de la nature : et si l'homme civilisé a appris à se contraindre, s'il est retenu par la crainte des lois et par un reste de raison, son cerveau n'en reçoit pas moins une atteinte funeste pour l'entendement, qui le pousse quelquefois à des actions qu'autrement il n'aurait pas commises.

L'impulsion est encore plus forte, au-dessus de toute liberté, lorsqu'il se trouve dans les individus une énergie de certains organes qui les fait dominer sur tous les autres, et qui entraîne, comme par un torrent impétueux, toutes les résistances que peut opposer la raison. Ainsi il est des gens dont l'estomac est si vorace, dont le suc gastrique est si actif, qu'il les porte à dévorer tout ce qui se présente pour apaiser l'inquiétude qu'il occasione, et qu'il faut à ces personnes le triple et le quadruple de nourriture qu'aux autres hommes; c'est ce que j'ai observé chez plusieurs militaires. Il en est de même de l'énergie trop forte des organes générateurs : on connaît l'histoire de ce malheureux qui fut condamné à être pendu pour avoir violé une fille, et qui, en montant à l'échelle fatale, éprouvait, involontairement sans doute, l'érection la mieux caractérisée (1) ! Il est probable que les messalines doivent à la même cause cet abandon de pudeur et de honte qui sont si naturelles au beau sexe.

§. 173. Divers dérangemens passagers des facultés intellectuelles, indépendans de la constitution et de la nature de l'homme, tiennent

Aliénations temporaires par maladies.

____

(1) Mahon, méd. légal, tom. 1, p. 518.

à des accidens ou à des maladies qui, lorsqu'ils sont dissipés, rendent l'homme à son premier état.

L'action d'un froid violent ou d'un soleil trop ardent détermine des affections soporeuses, accompagnées d'un délire plus ou moins durable. A la suite des fièvres malignes et des paroxismes d'épilepsie, de catalepsie, d'hystérie, et autres maladies convulsives, le malade conserve quelque temps un air étonné, avec aberration des sens internes et externes. Celui à qui on aura fait prendre des cantharides, et qui en éprouvera une ardeur amoureuse effrénée, pourra se porter durant l'action de ce stimulus à des excès contraires aux principes de la morale et des lois de la société, sans être criminel volontairement. J'ai vu trois cas de satyriasis bien décidés; le premier, dont j'ai donné l'histoire ailleurs, dans la province du Mantouan, sur un homme qui fut piqué aux parties sexuelles en fauchant un pré dans le mois de mai, qui s'épuisa pendant la nuit dans son délire amoureux, et mourut gangrené, après avoir communiqué sa maladie à sa femme, qui périt aussi deux jours après ; les deux autres, près de la mer, sur un homme et une femme qui vinrent me consulter, et qui ne pouvaient s'abstenir, même devant moi, de plusieurs propos et actes indécens. Cette *tentigo venerea* provenait chez ces derniers de l'abus qu'ils avaient fait d'anchois, de harengs et d'autre poissons salés, et elle était accompagnée de quelques symptômes de démence ; je fus assez heureux pour les rendre à la santé et à la raison, après six mois de traitement.

§. 174. Une métastase d'humeurs, ou un épanchement quelconque dans l'intérieur du crâne ou du canal vertébral, peuvent produire l'absence temporaire de la mémoire, et plusieurs symptômes d'idiotisme, qui disparaîtront après que la cause aura été éloignée. Le fait suivant aurait trouvé sa place dans la cinquième section ; mais j'ai préféré le rapporter ici, parce qu'il appartient plus spécialement aux maladies chroniques.

Une riche veuve, âgée de cinquante-cinq ans, d'une forte constitution, d'un caractère altier et impérieux, d'un esprit délié et porté à la méchanceté, sujette à des éruptions dartreuses en différentes parties du corps, à un prurit continuel aux organes sexuels, qui avait déterminé en elle depuis grand nombre d'années la malheureuse habitude de la masturbation, et par suite, sujette à des douleurs presque continuelles de la colonne vertébrale, tomba tout à coup dans l'impuissance de marcher, accompagnée de l'incontinence d'urine, de la constipation, de la perte de la mémoire, et d'une imbécillité telle, que celle qui avait été jalouse au dernier point de toute espèce de commandement, était devenue soumise au moindre de ses domestiques, et qu'on lui fit signer toutes les dispositions les plus diamétralement opposées à son humeur, à ses goûts, et même à l'assurance de pouvoir fournir à ses nécessités à venir. Après avoir employé pendant plusieurs mois différens remèdes analogues à la circonstance et aux causes antécédentes dont j'avais été le confident, je fus contraint, par un accident léger d'apoplexie, de mettre en usage un purgatif très-énergique, qui produisit de grandes évacuations alvines. Quelle fut la surprise de tout le monde ! la malade récupéra sa mémoire, ses sens, la parole; et ignorant qu'elle s'était dépouillée, elle voulut reprendre toute son autorité. Quelques jours après elle retombe dans son premier état; un nouveau purgatif la rend à elle-même. Bref, après plusieurs alternatives de bien et de mal, après la répétition de plusieurs potions purgatives, et l'application des sangsues au siége, cette femme a repris son esprit et sa première raison, et s'est bien portée depuis, à part l'incontinence d'urine, à laquelle on n'a pu remédier.

SECTION IV.

Des sourds et muets et des somnambules, relativement à la moralité de leurs actions.

Sourds et muets.

§. 175. Il est deux classes de sourds et muets de naissance ; ceux en qui le sensorium est absolument impropre à recevoir les sensations dont l'ensemble compose les idées : ce sont les imbécilles de naissance , les crétins parfaits (§. 138), dont le visage annonce suffisamment la monstruosité du cerveau, et en qui ni l'art ni l'éducation ne peuvent suppléer aux sens qui leur manquent. L'autre classe est celle dans laquelle il n'y a de vicié que les organes relatifs à l'ouïe et à la parole, tandis que les autres départemens du sensorium commun sont dans un état sain, et capables de favoriser la combinaison des impressions reçues par les sens de la vue et du toucher, dont le domaine est, comme l'on sait, extrêmement étendu. Il semblerait même qu'il n'y aurait d'imparfait que le système sensitif de l'oreille interne, puisque M. Sicard est parvenu à faire pousser à ses sourds et muets des sons articulés. Cette classe d'individus appartient donc à la société par la portion des sens dont elle jouit, et par les idées que ces sens font naître ; et ce, avec d'autant plus de raison que l'absence de l'ouïe, les rendant moins distraits, augmente la vivacité des perceptions produites par l'intermède de la vue et du toucher ; ce qui rend la plupart de ces sourds et muets ordinairement fort affectueux, fort adroits et fort intelligens.

§. 176. Zacchias, traitant la question de la capacité des sourds et muets de naissance, après avoir reconnu qu'il en est de plus ou moins intelligens, et, après avoir cité Vallérius, qui rapporte qu'un moine de ses amis était parvenu à apprendre à parler aux sourds et muets, se laisse néanmoins entraîner au sentiment des jurisconsultes de son temps, qui, suivant le Droit romain, comparaient cette classe d'hommes aux insensés, Zacchias les déclare en conséquence incapables de gérer les fonctions civiles, de témoigner, de tester, d'entrer en religion et de se marier, se fondant en ce dernier article sur ce qu'ils ne connaissent pas le but moral du mariage (1). Puis, oubliant dans ses consultations cette première

____

(1) *Quæst. med. leg. lib. 2., tit. 1, quæst. 8.*

opinion, à l'occasion d'un inceste commis par un père avec sa propre fille, sourde et muette de naissance, il penche pour la condamnation de cette fille, et il établit,

1° Que les sourds et muets sont capables, pour la plupart, d'acquérir sur les choses la même compréhension que les autres hommes, quoique plus tard et plus imparfaitement;

2° Qu'en conséquence ils sont susceptibles de connaître, en général, ce qui est vice et ce qui est vertu, le respect dû aux parens, etc., et qu'en beaucoup de délits à la portée du commun des hommes, ils doivent aussi être punis;

3° Qu'ils ne sont pas plus excusables, surtout lorsqu'il s'agit de crimes graves, que le seraient des étrangers qui prétexteraient pour s'excuser ne pas entendre la langue du pays;

4° Qu'ils ont assez d'intelligence pour saisir la fin et la moralité de l'union conjugale;

5° Qu'au surplus, comme ils diffèrent entre eux par plus ou moins de discernement, on doit y avoir égard, tant au civil qu'au criminel (1).

J'adopterai d'autant plus volontiers ce dernier avis de Zacchias, que très-certainement il y a la même distinction à faire relativement au degré d'intelligence entre les sourds et muets de naissance qu'entre les autres hommes, avec cette différence qu'un sourd et muet a pour lui un désavantage de plus, celui de la privation de l'ouïe, ce qui doit le rendre encore plus stupide, s'il l'est déjà naturellement.

____

(1) *Quæst. med.*, tom. 3, *consilium* 50.

§. 177. Depuis les succès brillans des célèbres abbés de *l'Epée*, *Haüy* et *Sicard*, il est aujourd'hui regardé comme incontestable que l'éducation peut parvenir, jusqu'à un certain point, à corriger et à annuler pour ainsi dire l'imperfection naturelle ; qu'en inventant pour les idées des signes analogues aux sens dont ces infortunés ne sont pas dépourvus, on peut développer leur esprit, leur faire acquérir des connaissances de toute espèce, même très-approfondies, et les rendre, par ce moyen, capables d'exercer des actes civils, dont la loi les déclarait incapables, tels que le mariage, un testament, une gestion, etc.

Mais s'ils n'ont pas reçu cette éducation, quel devra être leur sort ? Nous sommes forcés de convenir que, quelque adresse, quelque vivacité, quelque soin de leur personne et de leurs devoirs que démontrent beaucoup de sourds et muets, il est douteux que l'imitation et l'habitude n'y entrent pas pour beaucoup, qu'ils connaissent la fin finale de toutes leurs actions, et qu'ils aient des idées qui tiennent à la métaphysique. On sait, par l'histoire de ce jeune homme de Chartres, âgé de vingt-trois ans, sourd et muet de naissance, dont il est parlé dans les Mémoires de l'académie des sciences de Paris, année 1703, qui entendit tout à coup après qu'il lui fût sorti une espèce d'eau de l'oreille gauche, l'on sait, dis-je, qu'interrogé sur la valeur des actes de religion qu'il avait faits jusqu'alors soigneusement, il ne put rien répondre de satisfaisant pour les curieux. M. Sicard, instituteur des sourds et muets, dont le témoignage est ici d'un si grand poids, nous apprend que ce n'est qu'après un grand nombre de leçons et un travail opiniâtre qu'il parvient à se faire entendre des ses élèves, et que *jusque-là l'idée d'aucun être abstrait n'était entrée dans leur tête;* encore ne parle-t-il ici que d'un élève déjà instruit, et *susceptible d'une rare compréhension,* du jeune *Massieu* (1).

On peut donc opiner avec fondement que les sourds et muets non éduqués doivent être traités comme les mineurs dans les affaires civiles, et qu'il peut même y en avoir beaucoup qui ne doivent être assimilés qu'aux impubères. Quant à la punition des délits qu'ils peuvent commettre, il appartient à la discrétion des juges de mesurer leur discernement, et de voir s'ils sont plus dignes de commisération que de l'application de toute la rigueur des lois.

§. 178. J'ai dit que l'éducation peut parvenir, *jusqu'à un certain point,* à suppléer au cinquième sens qui manque au sourd et muet de naissance; mais je ne puis me persuader qu'elle parvienne à le rendre égal à tout autre homme qui aurait tous ses sens, et qui, avec des dispositions aussi heureuses, aurait reçu une éducation également soignée. En ceci comme en toute autre chose, l'art ne peut jamais remplacer la nature. Comme je l'ai dit

---

(1) Cours d'instruction d'un sourd-muet de naissance, quinzième moyen de communication, par M. l'abbé Sicard.

dans un autre ouvrage (1), nos sens ne se perfectionnent que par leur exercice réciproque, et les erreurs dans lesquelles ils tombent presque tous en commençant ne se rectifient que par l'usage et l'habitude de tous en général. L'ouïe et la parole ne sont-ils pas les deux grands moyens de communication avec nos semblables par lesquels nous participons à leurs idées, et nous réunissons sur la certitude de l'existence des choses, et sur leur identité, les preuves tirées des sensations d'autrui à celles fournies journellement par notre sens intime ? C'est donc à eux à qui nous devons plus particulièrement le développement de notre intelligence : sans eux, point de curiosité, point d'esprit de recherches ; sans eux, nous ne sommes jamais certains de porter sur les choses le même jugement que les autres hommes, parce que nous n'avons pu comme eux les examiner sous tous les rapports. On peut communiquer, il est vrai, par les gestes et par l'écriture ; mais l'on conviendra que ces intermédiaires n'ont pas le mérite de la parole, et que leur lenteur est singulièrement incompatible avec la promptitude qui rend plus parfaites la sensation, l'idée, la pensée et la volonté. Voyez seulement quel changement s'est opéré dans cet homme d'esprit devenu sourd ; malgré que sa tête soit meublée d'un grand nombre de connaissances acquises avant son accident, il n'est déjà plus le même homme. On aura pu remarquer dans certains

---

(1) Essai de physiolog. posit. tom. 5, chap. 13. Psycologie.

ordres religieux où le silence était une des principales règles, que les moines qui ne parvenaient jamais aux charges devenaient à la longue les plus simples et les plus imbécilles des mortels.

Ainsi, même à l'égard d'un sourd-muet qui aurait été éduqué, je voudrais, quand il s'agirait d'affaires majeures, poser, avant tout, la question de son discernement.

Somnambules extatiques, etc.

§. 179. Il n'est peut-être rien de supérieur à ce qui se passe dans les songes, dans le somnambulisme, dans l'extase, etc., pour prouver que les opérations intellectuelles n'appartiennent ni aux substances, ni à l'organisation que nous connaissons, mais qu'elles sont l'apanage d'une substance inconnue, qui opère d'après les impressions reçues par le système sensitif. On pourrait seulement présumer (quoique cette faculté n'en soit pas moins un prodige inexplicable) que la mémoire diffère de l'intelligence, et qu'elle est plus en rapport avec ce système sensitif, puisqu'il est des méthodes pour la fixer, des maladies pour la détruire, et que nous pouvons, à l'instant même où l'âme s'occupe de tout autre objet, réciter l'une après l'autre un grand nombre de paroles, pourvu que l'une ait commencé; mais nous ne pouvons avoir deux pensées à la fois.

Les songes et toutes les situations extatiques sont des états dans lesquels le principe pensant replié sur lui-même, et isolé de tous les objets extérieurs, réfléchit, coordonne, agit sur la volonté, uniquement d'après les images réunies en nous, comme elles le sont dans la chambre obscure ; mais un phénomène aussi inexplicable peut-il supporter quelque comparaison ? Dans cet état, si les organes sont sains (c'est-à-dire les intermédiaires), l'âme porte souvent des jugemens tels qu'elle les donnerait, l'homme veillant, peut-être même plus justes, parce qu'elle n'est aucunement distraite. Si l'organe intermédiaire, celui qui est plus en rapport avec la mémoire, est dans un état de souffrance, l'âme a besoin du retour de la veille, de la réintégration de l'homme avec les objets qui l'environnent, pour rectifier ses jugemens par des comparaisons. *L. A.* *Muratori* qui a écrit là-dessus des choses, à mon avis, très-sensées, dans son livre *sur la force de la fantaisie*, raconte qu'il fit dans un de ses songes le vers pentamètre suivant, qu'il adressait en réponse aux offres que lui faisait, dans son rêve, un homme puissant ; vers qu'il écrivit à son réveil, et dont il fut d'autant plus surpris, que depuis plusieurs années il n'en avait pas fait.

Et quum multa queás, fac quoque multa velis.

Dans quelques individus éminemment excitables, le travail de l'âme, communiqué à la volonté, réagit sur les organes, et produit des mouvemens comme dans la veille ; de là le mot *somnambule, marcher en dormant.*

On rapporte plusieurs exemples authentiques de somnambules, faisant des actions aussi bien que s'ils veillaient, et des actions minutieuses et très-prolongées ; ils exécutent ordinairement les choses dont ils s'étaient le plus occupés dans la veille. J'ai connu un poëte qui écrivait de très-bons vers dans cet état; j'ai vu une cuisinière qui, durant son sommeil, allait chercher de l'eau à une fontaine située hors de la maison, ouvrait, fermait la porte à clef, lavait la vaisselle sans rien casser, et remplissait exactement tous ses devoirs pendant la nuit. J'ai ouï dire à un témoin oculaire qu'un moine somnambule, qui en voulait beaucoup à un de ses confrères, entra une nuit dans sa chambre pour l'égorger, et qu'il perça le lit d'un grand nombre de coups de couteau (son adversaire s'étant par hasard trouvé cette nuit-là hors du couvent), puis sortit et referma la porte; il fut alors rencontré par le surveillant, et réveillé, bien honteux de se trouver avec un couteau à la main.

§. 180. L'extase et les visions sont une espèce de songe, et partent du même principe; c'est-à-dire d'une abstraction si forte, que le corps est entièrement hors de la dépendance des objets extérieurs. Quelques personnes, surtout parmi les mélancoliques et les femmes hystériques, paraissent avoir réellement la propriété de se mettre en extase, et de pouvoir suspendre les fonctions du cœur et des poumons, et de ne pas sentir la douleur. Montaigne parle d'un prêtre qui, étant ravi en extase, demeurait long-temps sans respiration et sans sentiment (1). Saint Augustin parle aussi d'un prêtre nommé *Restitutus*, à qui pa-

---

(1) Essais de Montaigue, liv. 1, chap. 20.

reille chose arrivait, et qui n'avait dans cet état ni pouls, ni sentiment ni respiration (1). On est capable alors de former des raisonnemens plus sublimes encore que dans l'état ordinaire ; c'est ce que rapporte du Tasse J. B. Manso, qui en a été l'ami, et qui a écrit sa vie. Ce grand poëte croyait, dans ses visions, converser, ainsi qu'on le dit de Socrate, avec un génie. C'est ce qui arrive encore dans certains délires des fièvres malignes, où l'on compose des vers, des chansons, de la musique, où l'on dit, et même l'on prédit des choses extraordinaires, et où il n'est pas rare d'avoir eu des jouissances intérieures très-vives durant le temps que le corps était plongé dans un état de mort apparente.

On peut donc assurer qu'il est en nous une substance qui renferme toutes les combinaisons qu'exigent la formation d'un poëme, et les devoirs de la vie, sans un nouveau secours des corps extérieurs. Eh ! dans quels corps extérieurs se trouvent ces combinaisons ? qu'est-ce qui ressemble hors de nous à la beauté morale d'un poëme, à la gloire qui sollicite son auteur à l'émulation, qui engage jour et nuit une cuisinière à bien remplir ses devoirs ?

§. 181. Il me semble, en conséquence de ces détails dans lesquels j'ai dû nécessairement entrer, qu'un homme qui aurait fait une mauvaise action durant son sommeil ne serait pas

____

(1) *De civit. Dei, lib.* 14, *cap.* 24.

17.

tout-à-fait excusable, puisque, d'après le plus grand nombre des observations, il n'aurait fait qu'exécuter les projets dont il se serait occupé durant la veille. Celui, en effet, dont la conduite est toujours conforme aux devoirs sociaux, ne se dément pas quand il est seul avec son âme; celui au contraire qui ne pense que crimes, que faussetés, que vengeances, déploie durant son sommeil les replis de son inclination dépravée que la présence des objets extérieurs avait tenue enchaînée durant la veille. Si cet homme commet alors un crime, et que sa vie soit suspecte, on peut, ce me semble, considérer ce crime comme une conséquence naturelle du mauvais principe de ses idées, et juger cette action d'autant plus libre qu'elle a été commise sans aucune gêne, sans influence quelconque. Loin de considérer ces actes comme un délire, je les regarde comme les plus indépendans qui puissent être dans la vie humaine; je vois le somnambulisme comme un creuset dans lequel la pensée et l'intention se sont absolument séparées de leur gangue, de la matière.

§. 182. Il faut néanmoins excepter de cette décision, qui pourra paraître trop rigoureuse à plusieurs personnes, et qui s'écarte beaucoup de ce qu'a écrit là-dessus (un peu trop légèrement) un autre médecin légiste (1), il faut, dis-je, en excepter les cas où le somnambulisme tient à une maladie réelle. Ainsi,

---

(1) Mahon, Méd. légal, tom. 1, p. 313.

Muratori rapporte que cet état est sujet au période, qu'il se communique par la génération, qu'il est souvent maladif, avec le corps froid, le pouls petit, très-lent et concentré ; que le docteur *Pozzi*, médecin de Benoît XIV, avait connu un prêtre somnambule, qui était assuré d'avoir ces accès s'il ne se faisait couper les cheveux tous les deux mois, etc. ; ou bien le somnambule, dont les actions n'avaient eu jusqu'alors rien de déraisonnable, peut avoir une indigestion, ou tel autre accident dans sa santé, qui le rendra fou durant son sommeil. Ces deux cas, beaucoup moins communs cependant que ceux où le somnambule n'exécute que des actes de sagesse, le rendent certainement excusable s'il vient à commettre quelque action déshonnête. Encore ne le serait-il pas, du moins entièrement, s'il est constaté qu'il connaissait non-seulement l'infirmité à laquelle il était sujet, mais encore son caractère dangereux, et s'il n'a pas pris les précautions indispensables pour en prévenir les effets (1).

SECTION V.

Des maladies qui font supposer qu'un testateur a été ou non sain d'esprit en faisant son testament.

§. 183. Le cerveau étant le point central

----

(1) Le lecteur conçoit sans doute qu'il ne s'agit pas dans cette section de ce prétendu somnambulisme opéré par les magnétiseurs, mais uniquement du somnambulisme naturel.

de la vie intellectuelle, objective (pour me servir de l'expression de Kant), on peut admettre en principe général qu'il est fort douteux que l'homme ait joui de l'exercice libre de sa volonté dans les maladies essentielles ou sympathiques de ce viscère. Jetons un coup-d'œil sur les diverses maladies par lesquelles se termine la vie, en prenant pour division, 1° les trois cavités principales du corps humain, la tête, la poitrine et le ventre; 2° les maladies fébriles générales et autres.

Maladies de la tête.

§. 184. Les affections léthargiques ou comateuses, soit qu'elles naissent d'une cause interne, soit qu'elles aient pour cause un coup, une chute, une commotion, etc., suspendent ordinairement l'exercice des facultés intellectuelles. Lorsque l'assoupissement est continuel, et que le malade ne peut en être retiré, il ne peut donner lieu à aucune contestation ; mais il y a de ces assoupissemens où le malade est facilement réveillé par tous les moyens connus d'excitations ; il ouvre alors les yeux, il parle, il répond aux questions qu'on lui fait ; il se meut en désirant néanmoins qu'on le laisse en repos ; et si on y obtempère, il continue à dormir.

Il est également hors de doute que, dans le temps d'une attaque d'apoplexie, tous les sens sont comme anéantis, et qu'il y a impossibilité complète d'exercer aucune fonction intellectuelle. Mais lorsque cette maladie cruelle commence à se dissiper, et que le malade reprend ses sens, peut-il être considéré comme tout autre individu dont le cerveau n'aurait jamais été altéré ? Il faut distinguer à cet égard, comme dans la médecine pratique, deux espèces d'apoplexie, l'une forte, le plus souvent mortelle, et qui, lorsqu'elle ne l'est pas, est suivie le plus communément d'un état d'imbécillité, et surtout d'un affaiblissement de mémoire qui dure plus ou moins long-temps; l'autre qui est légère, et qui permet à ceux qui en ont été attaqués de recouvrer assez facilement l'intégrité de leur jugement, mais non pas dans les premiers instans.

Dans toutes ces circonstances où l'homme paraît momentanément revenu à lui-même, il n'en doit pas moins être assimilé à celui qui est dans un état d'ivresse, ou qui ne fait que d'en sortir; il peut aussi être comparé à celui qui se réveille en sursaut d'un sommeil profond. Il est peu d'entre nous qui n'aient éprouvé ce dernier état, et qui ne se soient aperçus qu'alors leurs sensations sont confuses, et qu'ils sont dans une espèce de délire. L'homme ne peut donc dans ces circonstances, et jusqu'à ce qu'il ait repris son état naturel, être considéré par la loi comme *sui juris*.

Il en est de même du temps qui suit un accès d'épilepsie, de catalepsie, et autres affections analogues, qui, ne produisant parfois qu'une impression passagère et momentanée sur les facultés intellectuelles, ne laissent pas moins le malade dans un état d'étourdissement dont la durée et l'intensité sont en raison de la violence et de la fréquence des paroxismes. Les personnes frappées de la foudre sont dans le même état.

§. 185. La frénésie idiopathique, maladie rare dans les pays froids, que j'ai déjà observée plusieurs fois dans les contrées méridionales, presque toujours mortelle en très-peu de temps, caractérisée par un pouls petit, fréquent et serré, par la carpologie, le tremblement des membres et un délire continuel, furieux dans l'exacerbation, tranquille dans la rémission, ne peut laisser aucun doute sur l'impuissance où est le malade de remplir aucun acte civil pendant que la maladie dure ; car, quoiqu'il paraisse quelquefois que le malade reconnaît les assistans et qu'il répond à propos à leurs questions, un instant après il divague de nouveau, et l'on voit que, semblable aux aliénés en démence, il n'a eu aucune conscience des discours qu'il a tenus.

Les inflammations des méninges, des yeux, des oreilles, et de tout ce qui avoisine le cerveau, produisent un état frénétique permanent, durant lequel il est évident que l'homme n'est pas maître de sa pensée ni de ses actions.

La rage, lorsque tout le système est affecté, ressemble bien souvent à la frénésie idiopathique ; mais il y a quelquefois des intervalles de calme bien déterminés, surtout au commencement de la maladie, où l'enragé peut être réputé capable d'exercer certains actes civils. Sa raison, en effet, désavoue alors les mouvemens désordonnés auxquels il a été entraîné par une impulsion aveugle, ce qui n'arrive jamais dans la véritable frénésie.

Maladies de poitrine.

§. 186. Parmi les maladies de poitrine, je ne connais que la péripneumonie vraie, essentielle, qui, par le rapport immédiat que la circulation pulmonaire a avec le cerveau, produise au bout de quelques jours le délire et interrompe l'exercice des fonctions intellectuelles. Il est rare que la pleurésie produise cet effet, excepté lorsqu'elle se change en pneumonie. L'inflammation du diaphragme, maladie facile à confondre avec l'inflammation des poumons et celle du foie, produit aussi fort souvent le délire.

Quant aux maladies chroniques de la poitrine, telles que l'hydrothorax, l'asthme, les anévrismes et la phthisie pulmonaire, il est ordinaire de voir la présence d'esprit se conserver presque jusqu'au dernier soupir. J'ai assisté jusqu'au dernier moment plusieurs personnes qui m'étaient chères, et je les ai vues raisonnant avec justesse, formant des projets, conservant des espérances jusqu'à une ou deux minutes avant de mourir; terme que la nature bienfaisante fait toujours précéder d'un instant d'interruption des fonctions des sens internes et externes. Il n'est point d'exemple, à cet égard, qui m'ait autant frappé que celui du capitaine *Clerke*, qui succéda à l'illustre capitaine *Cook* dans son dernier voyage autour du monde : il était au lit de la mort, par suite de la consomption pulmonaire, lorsqu'il voulait forcer le passage du détroit qui sépare la mer Pacifique de l'Océan atlantique, au travers des glaces qui entouraient de toute part son vaisseau. Il n'en avait pas moins le constance de continuer ses bordées, et de supporter avec courage le froid excessif de ces parages jusqu'à ce qu'ayant fait des efforts inutiles, il fut conclu dans un conseil que la chose était impossible. Il mourut deux jours après, ne cessant de donner les ordres nécessaires, soit pour le temps qui lui restait à vivre, soit pour ce qu'il y avait à faire après sa mort.

Maladies du bas-ventre. §. 187. Les inflammations du foie, de l'estomac, des intestins, des reins, de la vessie et de la matrice, parcourent très-souvent leurs divers périodes sans porter d'altération sensible dans les fonctions intellectuelles ; quelquefois cependant, dans des sujets très-susceptibles, le cerveau est affecté par sympathie durant l'exacerbation. Quant aux maladies chroniques, il est connu que les hydropiques, par exemple, conservent jusqu'au dernier moment toute leur présence d'esprit. Il en est de même des femmes qui périssent d'ulcères ou d'affections cancéreuses de matrice ; elles se voient mourir, comme l'on dit. J'ai traité plusieurs cas de *mœlena*, et quoique les malades fussent d'une humeur très-noire et insupportable, ils n'en avaient pas moins le jugement très-sain.

Je dois excepter des maladies chroniques du ventre inférieur les altérations lentes de vessie ; ces affections déterminent chez les malades un état léthargique, un découragement, une perte de mémoire qui méritent d'être remarqués.

Fièvres. §. 188. Il faut distinguer les fièvres lentes d'avec les fièvres aiguës. Dans la fièvre lente, ou fièvre hétique, il est commun de voir,

comme dans la consomption pulmonaire ,
le malade conserver jusqu'à la mort la jouissance pleine et entière de ses sens. Dans les
fièvres aiguës , synoque simple , fièvre catarrhale , fièvre putride , fièvre maligne , très-
souvent la tête reste libre durant tout le cours
de la maladie , excepté sur sa fin , lorsqu'elle
devient mortelle. Très-souvent aussi il y a
toujours un peu de délire , quelle que soit
la fièvre ; ce qui dépend de la manière d'être
des individus : car il en est qui ont tout de
suite la tête prise , ce qui ne tire pas à conséquence pour leur rétablissement. Il est aussi
des épidémies de fièvres dans lesquelles la
tête est l'organe le plus spécialement affecté.
Comme toutes les fièvres ont , indépendamment des jours critiques, des alternatives de
rémission et d'exacerbation en vingt-quatre
heures , c'est ordinairement dans l'exacerbation que le cerveau se trouve hors de son état
ordinaire. Il est rare alors que le malade
voie exactement les objets tels qu'ils sont ,
et qu'il n'y ait pas plus ou moins d'exaltation
dans ses sensations et dans ses idées ; ce qu'on
reconnaît d'ailleurs facilement à ses discours,
à ses yeux et aux traits de son visage.

J'ai cependant eu occasion dans certaines
fièvres, qu'on peut réellement appeler malignes, parce que les symptômes apparens
sont loin de répondre au danger dont le malade est menacé, j'ai eu , dis-je, occasion de
faire remarquer l'existence du délire , quoiqu'il fût si obscur que les parens et les
assistans niaient qu'il existât , ou du moins ne
voulaient pas le voir. Tel est le cas où un

homme, que l'on a connu d'un caractère ferme et décidé lorsqu'il se portait bien, tombe tout à coup dans un état de faiblesse, de timidité ou de pusillanimité qui lui fait accorder à chacun tout ce qu'il demande ; ou bien celui d'un homme qui était souple, timide et complaisant, et qui est devenu audacieux, colère et menaçant, etc.

Autres maladies générales.

§. 189. Les diverses dégénérations des liquides et des solides du corps humain, produites par les vices vénérien, scorbutique, dartreux, lépreux, scrofuleux, cancéreux, goutteux (excepté dans la goutte atonique ou remontée), produisent rarement des altérations dans les fonctions de l'entendement, quelque intenses qu'elles soient, et l'homme périt en conservant toujours la liberté de tous ses sens. Il en est de même des maladies des extrémités, quelque graves qu'elles soient, et des affections convulsives des muscles, telles que le tétanos, l'épistotonos, etc., durant lesquelles le malade se voit mourir, ne pouvant ni se nourrir, ni obtenir du soulagement, et conservant toujours intacte la faculté de juger et de lui-même et de tout ce qui est autour de lui.

Récapitulation.

§. 190. Il résulte de tout ce que nous venons de dire, et en récapitulant tous les cas où l'homme qui se meurt conserve ou non la conscience de son existence et des objets qui l'environnent, que l'on peut dire avec fondement,

1° Que cette conscience n'existe pas lorsque c'est le cerveau qui est frappé le premier, comme dans l'apoplexie, dans la commotion, dans la léthargie, dans ce qu'on nomme *transport au cerveau*, et même dans l'asphyxie; car quoiqu'ici les poumons paraissent être les premiers affectés, le cerveau l'est aussi lui-même très-promptement; ce qui s'annonce par la douleur et la pesanteur de tête, l'assoupissement et l'engourdissement, enfin par l'interruption de toute communication avec nous-mêmes et ce qui nous entoure;

2° Que les autres maladies, où le cerveau n'est affecté que secondairement, laissent ordinairement, à part les cas particuliers sur lesquels on ne peut établir aucune règle fixe, l'entière faculté de juger, tant que ce viscère reçoit l'influence du sang artériel, et que le cœur bat avec un certain degré de force. C'est ce que l'on voit tous les jours après les grandes amputations, dans les grandes hémorragies. On connaît les actions et les discours de Sénèque et des autres victimes des tyrans de Rome, à leur heure suprême, dans le bain chaud, les quatre veines ouvertes; et l'on a raison, sur nos théâtres, de faire parler jusqu'au dernier soupir les héros blessés mortellement;

3° Qu'enfin, relativement aux maladies fébriles et aux rapports sympathiques des divers organes souffrans avec le cerveau, on ne peut rien dire de positif, de constamment vrai; mais c'est aux médecins consultés dans ces circonstances à statuer sur l'état du jugement de leurs malades, suivant leur caractère, leur constitution physique et morale, et la nature de la maladie.

§. 191. L'homme qui meurt de vieillesse peut-il par cela même être réputé malade d'esprit ? Nous avons déjà dit ailleurs qu'à mesure que nous avançons vers notre fin nous concentrons davantage en nous nos propres affections, nous nous aimons davantage, en même temps que nous aimons moins les autres; il est donc certain que, eu égard même à ce principe, nous sommes plus susceptibles de captation et de suggestion, pratiquées par des gens dont les discours et les actions auront l'air de n'avoir en vue que notre bien-être et notre conservation ; cependant, à moins que l'on ne prouve l'état de décrépitude morale, tel qu'il a été dépeint (§. 49), et les manœuvres de ceux qui sont parvenus à nous faire disposer en leur faveur, il est rare que les lois ne respectent pas les dernières volontés des mourans, et qu'elles les supposent n'avoir pas été sains d'esprit, par cela seul que leur âge était avancé, d'autant plus qu'il est extrêmement commun de voir les vieillards les plus âgés jouir néanmoins de toute la liberté de leur esprit. La loi romaine avait déjà déclaré que la vieillesse et la maladie ne sont pas des motifs de cassation d'un testament, quand elles n'ont pas privé le testateur de l'usage de sa raison : *Senium quidem ætatis,* dit-elle, *vel ægritudinem corporis, sinceritatem mentis tenentibus, testamenti factionem certum est non auferre* (1). Tel est pareillement l'esprit de la législation française ancienne et moderne, dont je vais citer un exemple récent. Dans la cause concernant le testament du sieur *Leguerney de Sourdeval*, décédé le 4 avril 1806, âgé de plus de quatre-vingt-huit ans, qui, par testament public du 4 thermidor an 13, avait légué l'universalité de ses biens (environ 150,000 liv.) à trois domestiques qui le servaient depuis long-temps, n'ayant d'ailleurs que des parens très-éloignés, qu'il connaissait à peine. Ces parens éloignés avaient attaqué le testament pour cause de captation et de suggestion, vu le grand âge du testateur, et l'importance de la succession qui, disaient-ils, ne pouvait être raisonnablement laissée à de simples domestiques. Par jugement du 18 octobre 1809 la cour de cassation a rejeté la demande de ces parens, articulant ladite cour, « que l'importance de la « succession, et la qualité de ceux à qui elle « avait été laissée ne pouvaient être une preuve « que le testateur fût en démence ; que jamais « les demandeurs n'ont acquiescé au jugement « qui a ordonné la preuve de prétendus faits « de suggestion et de captation, etc. (2). »

------

(1) *L. senium. 3. Cod. qui testam. fac. poss.* Voyez Bonnet, recueil d'arrêts not. du parlement de Provence.

(2) Journ. des audienc. de la cour de cassation, par M. Denevers, 1809, p. 457.

SECTION VI.

Si le suicide est une preuve de folie?

§. 192. Cette question a été agitée au parlement de Paris en 1777; mais elle fut malheureusement écartée par des questions de forme, que l'astuce des adversaires, gens de loi eux-mêmes, fit prévaloir, et sur lesquelles seuls le parlement prononça, ne laissant à une veuve malheureuse et opprimée, et à des enfans ruinés par la procédure, d'autre consolation que l'indication des voies qu'ils auraient dû prendre, au lieu de la *tierce opposition*. Mon cœur fut soulevé en lisant cette cause, et je me déterminai de suite à joindre mes réflexions à celles du défenseur de la veuve ; heureux si mes talens, répondant à mon zèle, pouvaient jamais prévenir une injustice semblable à celle dont je vais transcrire le sommaire.

Cause de Desbureaux. Un particulier de Saint-Léger, province d'Artois, nommé François Desbureaux, beau-frère, pour son malheur, d'un certain Duveillez, lieutenant de la justice de ce village, eut des accès de folie dans l'année 1744; son épousa le voyant dans cet état, s'efforça de le faire interdire, à quoi son beau-frère s'opposa tellement qu'aucun homme de justice ne voulut la servir. Enfin, le 5 novembre de cette année, Desbureaux, dont la raison s'altérait toujours davantage, échappe à ses surveillans, monte à son grenier et se pend. Quelques instans d'absence donnent à sa malheureuse femme les plus vives alarmes : on cherche son mari partout, et on le trouve encore assez à temps pour conserver ses jours.... La femme fait alors de nouveaux efforts pour constater la folie de son époux, mais en vain. Cependant la justice voisine poursuit ce malheureux comme suicide, et le condamne aux galères perpétuelles, avec confiscation. Appel au conseil d'Artois, juge souverain en matière criminelle. Ce tribunal, plus équitable que le premier, reçoit les enquêtes sur la démence, la reconnaît et met la sentence au néant. Alors la femme s'occupe avec ardeur de faire donner un curateur à son mari : même refus de la part de la justice locale. Dans cet intervalle, le beau-frère Duveillez profite des avantages de sa profession pour dépouiller l'imbécille Desbureaux de tous ses biens, et lui faire signer tous les actes favorables à ses desseins. En 1768, lorsqu'il n'en était plus temps, la femme Desbureaux obtint enfin une sentence d'interdiction et de nomination d'un curateur à son mari, qui mourut quelque temps après dans la plus grande misère et tout-à-fait aliéné. Sa veuve demanda l'annulation des actes faits depuis que le conseil d'Artois avait reconnu la démence de son mari ; elle croyait, avec tous les hommes sensés qu'un individu reconnu fou en matière criminelle devait l'être à plus forte raison au civil ; mais la chicane l'emporta encore cette fois !.... (1)

____

(1) Causes célèbres, vol. 12, quatre-vingt-onzième cause.

§. 193. La solution de la question actuelle peut donc devenir très-intéressante pour prononcer sur la validité ou l'invalidité des actes passés peu de temps avant l'époque où un individu aura attenté à ses jours ; elle peut l'être aussi pour les cours criminelles de certains pays, où l'on attache encore de l'infamie à la mémoire de celui qui s'est détruit ; législation qui deviendrait absurde s'il était démontré que, presque dans tous les cas, ainsi que je le pense, le suicide est le produit des altérations du cerveau en même temps que le comble de la déraison. Nous nous croyons aussi autorisés à ajouter que tel est l'état actuel de la civilisation, qu'on peut prédire que le suicide pourra devenir aussi fréquent dans les autres pays qu'il l'est en Angleterre (§. 122), si l'on ne remonte pas la morale publique, et si l'on ne parvient, par de bonnes institutions, à rétablir ces opinions heureuses qui donnent un prix à la vie, qui nous font exister au-delà du tombeau, et qui, rendant au vice et à la vertu la réalité que tant de mauvais exemples leur ont enlevée, peuvent seules mettre un frein aux passions, et persuader qu'il y a encore un grand bonheur à se contenter de passer pour juste, bon, compatissant, bienfaiteur de ses semblables, et à l'être réellement.

Causes déterminant le suicide.

§. 194. Si nous nous donnons la peine d'examiner avec quelque attention les diverses circonstances dans lesquelles l'homicide de soi-même a eu lieu, nous trouverons toujours qu'il a été provoqué ou par un état de folie

antérieur, ou par un délire temporaire résultant de passions violentes, ou par une erreur
de l'esprit et du jugement. Dans ces trois cas,
il est également un acte formel d'aliénation
mentale.

§. 195. En observant le plus grand nombre
des personnes qui ont péri d'une mort volontaire, on verra qu'elles étaient atteintes depuis long-temps d'un délire tantôt evident,
tantôt plus obscur ; qu'il y avait en elles un
dérangement du sensorium commun qui les
disposait à des actions de fureur ou à des accès de mélancolie ; on verra aussi qu'il y a
une disposition originelle, un état physique,
un tempérament qui nous porte plus que tout
autre à abhorrer la vie, à nous détruire. Ce
n'est pas parmi les hommes gais, bons, faciles, contents de tout, que le suicide a le plus
ordinairement lieu ; ce mépris de la vie, ce
désir de la mort sont attachés à ce tempérament dit mélancolique (§. 157), où les humeurs ne circulent que lentement, et où les
vaisseaux de l'économie n'obéissent que difficilement à l'impulsion du cœur ; tandis que
dans les autres tempéramens, où les humeurs
circulent librement et également partout, où
la réaction est égale à l'action, on voit en
général plus d'amour de la vie, plus de crainte
de la mort. L'autopsie cadavérique des suicidés
a presque toujours confirmé ces résultats de
l'observation ; on a trouvé les vaisseaux du
cerveau distendus, gorgés de sang et comme
injectés ; des vices organiques au crâne, et
diverses lésions dans les viscères abdominaux.

18.

Le suicide, devenu plus commun dans les temps où nous vivons qu'il ne l'avait encore été depuis la destruction de l'empire romain, a aussi été considéré plus attentivement dans ses causes et dans ses effets. *Avenbrugger*, médecin à Vienne, *Noest*, médecin hollandais, et M. *Le Roy*, médecin à Anvers, ont prouvé qu'il dépend souvent de causes physiques, et ils ont même tracé la marche médicale pour en détruire le penchant, en confirmant leur doctrine par plusieurs cures heureuses (1).

Passions, délire temporaire.

§. 196. Le suicide qui a succédé à de violentes passions reconnaît la même cause physique : c'est toujours dans une tête pléthorique et échauffée qu'il a été conçu. On s'étonne que dans l'âge viril on craigne davantage l'approche de sa destruction que dans sa jeunesse ; c'est qu'on est alors moins fou, qu'il y a une harmonie plus parfaite entre les différentes fonctions, et que la circulation est plus calme et plus égale. Le jeune homme qui regorge d'un sang ardent et pur se faisant issue par le nez et par la bouche ; l'homme qui vient d'augmenter la pléthore *ad vasa* par le breuvage d'une liqueur forte ; celui qui s'infatue de la possession exclusive d'une chose, comme d'une maîtresse, des bonnes grâces d'un prince, d'un commandement, et autres analogues qui préoccupent fortement toutes les puissances de l'homme interne ; tous ces gens-là, dis-je, affron-

____

(1) Bullet. des scienc. méd. de la société d'ém. de Paris, juillet, 1808, p. 198.

tent la mort ; mais ils sont dans un état de
fièvre qui, déterminant beaucoup de sang à
la tête, y distend tous les vaisseaux, y détruit
tout équilibre ; et si l'on se tue alors, il n'y a
pas de différence entre la cause de ce suicide
et celle du mélancolique et du furieux, ou
celle du frénétique qui se jette par la fenêtre.
Ainsi donc qu'il y ait eu un état chronique du
cerveau qui ait déterminé peu à peu le suicide,
ou que cet état de tension se soit développé
instantanément par une suite de passions violentes, comme dans cette colère qui s'appelle
désespoir, parce qu'elle ne peut pas être vengeance, le suicide n'en est pas moins la suite
d'une maladie, n'en est pas moins un délire.

§. 197. Je n'ai jamais pu concevoir comment
il a été possible d'admirer, d'appeler du beau
nom de philosophie la facilité avec laquelle,
dit-on, les individus d'une nation voisine de
la nôtre attentent à leurs jours, sans motif,
au sein même du bonheur ; pour moi, une disposition aussi funeste excite ma pitié ; et si
j'étais législateur dans ce pays, je tâcherais de
la prévenir, et je croirais que, parmi les secours
moraux propres à cela, une loi qui declarerait
insensé celui qui attenterait à ses jours, et qui
annulerait tous les actes contractés peu de temps
avant sa mort, donnerait les plus heureux ré-
sultas. Ainsi il en arriva à Marseille, suivant un
historien de cette ancienne république, dans un
temps où beaucoup de jeunes filles prises d'un
amour mélancolique se donnaient volontairement la mort. Une loi qui ordonna que le
corps de celles qui se feraient mourir serait
exposé nu aux regards du public fit cesser

cette calamité ; le sentiment de la honte eut plus de force que les préceptes.

Sans doute il est une maladie qui dispose les Anglais et qui les porte à ce triste expédient ; mais on peut croire aussi que le matérialisme, né de l'abus de la métaphysique, y contribue singulièrement ; un homme qui est rassasié de tous les plaisirs du corps, qui n'a plus rien à désirer, dont tous les sens sont émoussés, et qui compte pour rien les émotions du cœur et les plaisirs de l'âme, croit n'avoir plus rien à faire sur la terre, excepté d'y souffrir, et se hâte par conséquent d'échapper à la douleur. Tel fut dans les derniers jours de 1809 un jeune Français, de la plus grande espérance dans les sciences physiques, comblé d'honneurs et de biens, rassasié de toutes les jouissances que la fortune des temps modernes peut fournir. Il s'entretint avec ses amis, quelques jours avant sa mort, du néant de la vie et de la matérialité de notre être ; puis, cherchant le moyen le plus doux de perdre l'existence, il s'enferma dans sa chambre, sur des coussins, entre quatre fourneaux allumés, et périt ainsi lentement asphyxié par le gaz acide carbonique ; laissant peut-être à son malheureux père le triste regret d'avoir négligé d'apprendre à ce fils que nos jouissances personnelles sont bornées, et que nous vivons plus long-temps du bonheur d'autrui que du nôtre propre !......

§. 198. Toutes les actions humaines qui ne sont pas contraires à la raison ont un but d'utilité relatif à la personne ou à la société ;

mais on a beau sophistiquer, on ne peut trouver aucune trace d'utilité dans l'action d'un
homme qui se donne la mort, à part peut-
être les exceptions dont je parlerai plus bas.
Elle ne peut être utile à la personne, puisqu'elle va cesser d'exister; elle ne peut l'être
à la société, puisqu'au contraire on emploie
la violence pour la priver des droits qu'elle a
sur un de ses membres. Le suicide n'a donc
aucun but réel; il en a un qui est illusoire.
Mais l'illusion étant l'opposé de la raison et
formant la substance de la folie, il en résulte
encore dans un sens moral que le suicide est
un acte bien formel de démence. Nous avons
prouvé d'ailleurs qu'il était le résultat d'une
maladie; cette action ne peut donc dans aucun
sens être considérée comme libre, comme
l'effet de la volonté d'un homme sensé.

Les vieillards de quelques nations sauvages
se font donner la mort quand ils ne peuvent
plus se transporter dans les lieux éloignés où
il faut aller chercher la subsistance : c'est la
loi de la nécessité. Le suicide était condamné
chez les Romains, et il y en a eu peu d'exemples
jusqu'à la décadence de la république. Il devint au contraire très-fréquent, suivant l'historien *Tacite*, sous les règnes de Tibère, de
Néron, de Claudius et de Caligula. Mais la
législation de ces temps désastreux a été peut-
être l'unique circonstance où le suicide puisse
ne pas être caractérisé un acte de démence.
Ceux qui se donnaient la mort ne faisaient
que prévenir de quelques heures la volonté
du tyran dont ils savaient qu'ils avaient en-
couru la disgrâce. Ils gagnaient d'ailleurs

beaucoup par cette anticipation ; car, étant morts sans avoir été jugés, ils n'étaient pas privés des honneurs de la sépulture ; leur mémoire n'était pas flétrie ; leurs biens n'étaient pas confisqués, et il leur était permis de tester, avantages dont ils étaient privés quand ils périssaient par ordre du prince, ou qu'ils étaient mis en jugement. Sénèque, qui mourut de cette manière, eut sans doute la conscience de l'action qu'il faisait, puisque jusqu'alors il avait regardé le suicide comme une preuve de folie : « Vous cherchez, disait-il, des « preuves de sa folie, et il a voulu se tuer ; « quelle plus forte preuve ! (1) » Les successeurs des premiers maîtres de Rome ayant ensuite ordonné la confiscation des biens des uns et des autres, le suicide redevint plus rare ; ce qui prouve que ce n'était pas gratuitement qu'on le commettait (2).

Raisons pour et contre le suicide.

§. 199. Qu'y a-t-il de commun entre le sen-

---

(1) *Senec de Constant. lib. 5.*

(2) Les anciens regardaient comme une grande prérogative de l'homme au-dessus des animaux, et même sur la nature divine, de pouvoir se donner la mort quand bon lui semblait : après avoir parlé des avantages que les animaux ont sur nous, Pline s'exprime ainsi : *Imperfectæ verò in homine naturæ præcipua solatia, ne Deum quidem posse omnia. Namque nec sibi potest mortem consciscere, si velit, quod homini dedit optimum in tantis vitæ pænis... Natural-histor. lib. 2. cap. 8.* Mais c'était là une conséquence des temps malheureux dans lesquels vivaient les Romains, et des sectes philosophiques inventées pour leur consolation, dont la morale était bien inférieure à celle que nous professons aujourd'hui.

timent de la faim dont se trouvent tourmentés les peuples sauvages, et les mille moyens que la vie civilisée fournit pour y satisfaire ; entre les circonstances où se trouvaient les Romains dont je parle, et notre législation actuelle? Celui-là peut paraître excusable aux yeux de quelques hommes, qui, condamné à une mort ignominieuse, prévient l'horreur du supplice par une mort volontaire ; mais ne louerez-vous pas davantage *Socrate*, qui, pouvant par sa fuite éviter une mort injuste, préféra ne pas priver ses concitoyens de l'exemple du respect et de l'obéissance que nous devons aux lois ?

N'était-il pas fou, extravagant, cet Anglais dont les papiers publics ont parlé dans le temps, qui offrit sa mort en spectacle à *Cowen-Garden* pour une guinée par tête, afin de faire un sort à sa famille que la licence de sa vie avait peut-être dépouillée, comme s'il n'y avait pas d'autre moyen de lui assurer une existence honnête !.... Disons-le après tant d'autres : il y a du courage à faire le bien, à supporter l'adversité, et à la supporter constamment : c'est le courage de la raison ; il n'y en a aucun à faire le mal ; c'est l'impulsion du moment, c'est un coup de sang, c'est le courage de la folie. Quelle comparaison mettrez-vous entre l'homme qui sait souffrir long-temps sans cesser de donner à ses concitoyens des exemples de vertu et de résignation, et celui qui ne sait pas souffrir un seul instant, que la moindre adversité aigrit, et qui, dans un accès de fureur, termine d'un seul coup ses souffrances ? Ne direz-vous pas que le premier est un sage, à qui la raison a inspiré le vrai cou-

rage, et que le second n'est qu'un fou, n'é-
coutant jamais la raison, et qui fini par
mourir en lâche?

§. 200. On a voulu donner dans quelques
livres de jurisprudence une idée différente du
suicide, suivant la qualité de la personne qui
s'y est livrée : on a dit que les écarts de nature
auxquels notre éducation nous porte peuvent
développer dans un certain rang une sensibilité
outrée qui disposera au suicide, et qui pren-
dra, aux yeux de ceux qui la partagent, une
autre dénomination que celle de démence;
qu'au contraire on ne pourra pas s'autoriser
de cette sensibilité dans ces classes du peuple
où l'on est plus près de la nature, où l'éducation ne nous a pas mis en contradiction continuelle avec les sentimens qui veillent à la
conservation de tous les êtres vivans, et que,
quand le suicide aura lieu dans les classes du
peuple, il ne pourra être attribué qu'à la démence. Mais, je le demande, qu'est-ce que
cette sensibilité outrée qui, par une contradiction insigne, nous rend insensibles à notre
propre destruction? sinon une espèce de folie,
une maladie du genre nerveux, une erreur de
notre esprit, qui est une véritable démence,
différente, si l'on veut, de celle de l'homme
rustique, mais également opposée à la raison,
une et indivisible pour tous les hommes!

Ainsi donc le suicide, de quelque manière
qu'il soit envisagé, est toujours un acte de
folie; et je m'enorgueillis de me trouver en
cela d'accord avec *Montesquieu*, qui dit, après
avoir parlé des lois pénales de certains pays

contre cet attentat, « qu'en Angleterre on ne « peut pas plus le punir qu'on punit les effets « de la démence (1). »

SECTION VII.

Application, dans l'exercice de la jurispru- dence civile et criminelle, des principes développés précédemment.

§. 201. La loi civile a prononcé, comme nous l'avons déjà exposé (§. 125), que le ma- jeur dans un état habituel ou périodique de folie doit être privé de l'administration de sa personne et de ses biens ; la loi criminelle dit également « qu'il n'y a ni crime ni délit « lorsque le prévenu était en état de démence « au temps de l'action, ou lorsqu'il a été con- « traint par une force à laquelle il n'a pu ré- « sister (2). » Le législateur a très-bien senti que tout crime ou délit se compose du fait et de l'intention, et que des prévenus, soit du fait principal, soit de complicité, ne peuvent avoir eu aucune intention criminelle, si, lors du fait, ils se sont trouvés privés de l'usage de la raison, ou si la contrainte seule a dirigé l'emploi de leurs forces physiques et de leurs qualités mo- rales (3).

Il s'agit actuellement de jeter un coup d'œil,

1° Sur l'emploi des moyens légaux indiqués pour constater la folie ;

----

(1) Esprit des lois, liv. 14. chap. 12, et liv. 29, chap 10.

(2). Code pénal, §. 64.

(3) Voyez les motifs du liv. 2 du Code pénal.

2° Sur les différens cas où la folie temporaire et la folie particlle peuvent fixer l'attention des tribunaux;

3° Sur la valeur que peuvent avoir en justice les actions des sourds-muets et des somnambules;

4° Sur la qualité des testateurs, comme sains d'esprit;

5° Sur la moralité des actes des personnes qui ont attenté à leur vie.

§. 202. Le premier moyen pour parvenir à l'interdiction est d'articuler par écrit les faits d'imbécillité, de démence, ou de fureur;

Le second, de présenter les témoins de ces faits, et les actes confirmant la folie;

Le troisième de faire subir un ou plusieurs interrogatoires à la personne qu'on croit devoir être interdite (§. 125).

§. 203. Quoique des jurisconsultes célèbres aient prétendu qu'un insensé peut faire une action de sagesse sans être réputé sage, et qu'un sage ne peut faire une action éclatante et marquée de folie sans exclure absolument la présomption de sagesse, l'on a vu (§. 123) que j'ai cru devoir m'élever contre cette opinion, 1° parce qu'il est dans l'essence de l'homme de déraisonner quelquefois, dans un écrit, comme dans le discours; 2° parce que ce n'est pas par un écrit, ou une action seuls qu'on peut juger de la sagesse ou de la folie d'un sujet, mais par l'intervalle. L'action, en effet, n'est qu'un acte rapide et momentané de l'âme, l'intervalle dure et se soutient; l'action ne marque qu'un seul acte ; l'intervalle est un état composé d'une suite d'actions ; 3° parce qu'il peut arriver qu'un homme se soit trouvé dans un des cas de folie temporaire énoncés à la section troisième, sans qu'il doive pour cela être considéré comme réellement insensé. Il faudra donc, pour pouvoir faire une preuve réelle du dérangement de la raison, que les faits articulés soient saillans, suivis, et multipliés, tels que ceux dont il a été question, en parlant des signes de l'aliénation (§. 150).

§. 204. La preuve par témoins n'est pas aussi facile qu'on le pense ; toute sorte de personnes n'est pas apte à témoigner, et l'on doit s'adresser à des personnes de sens, probes et instruites. J'aurai peu de confiance à l'assertion d'un grand nombre de témoins eux-mêmes peu éclairés ; le vulgaire, comme je l'ai déjà remarqué, est porté à taxer de folie des opinions qui ne sont pas les siennes ; pour peu qu'on l'échauffe, il est prêt à placer aux Petites-Maisons le sage qui a tenté de l'éclairer ; et il n'est malheureusement que trop fréquent de rencontrer des hommes intéressés à ces dispositions. Il prend d'ailleurs quelquefois les actions passées dans l'ivresse pour un délire chronique. J'ai vu plusieurs individus amenés à l'hôpital des fous de Marseille pour un délire de ce genre occasioné par le vin. C'est pour cela que je désirerais que les enquêtes fussent toujours faites particulièrement parmi les vrais médecins, lorsqu'il est possible de les rendre témoins oculaires des faits, parce que. plus que toute autre personne, ils sont en état de juger de ces écarts de la raison, qui ne sont la plupart du temps que le résultat d'une maladie réelle.

Les témoins doivent rendre raison de ce qu'ils disent, c'est-à-dire raconter les faits passés devant eux. Il est important qu'ils déposent de différentes époques, puisque, comme il a déjà été dit, il faut un état habituel qui ne peut résulter que d'un grand nombre d'époques.

Il est nécessaire de déterminer si l'aliénation est continuelle, ou si elle a des intervalles lucides; car, quoique sous l'empire du Code Napoléon, conforme en cela à l'opinion de l'illustre chancelier d'Aguesseau, tous actes passés par l'interdit, même avec des intervalles lucides, postérieurement au jugement qui a prononcé l'interdiction, soient nuls de droit, on pourrait néanmoins conserver, s'il n'y avait pas encore de jugement, les actes faits dans les intervalles lucides, et reconnus sages, conformément à ce principe des jurisconsultes : *Illa præsumptio tollitur ex qualitate actûs gesti ; quare, si actus gestus congruit viro sanæ mentis, præsumendum est sanæ fuisse mentis tempore testamenti vel contractûs, et ista fortior est præsumptio, et magis conformis naturæ* (1).

Intervalles lucides.

§. 205. Que doit-on entendre par intervalles lucides ? Ce n'est point une tranquillité superficielle, une ombre de repos, une simple diminution, une rémission du mal; mais une espèce de guérison passagère, une inter-

***

(1) Fodérius, n° 84; et la loi romaine 9, *Cod. qui testam. facere possunt.*

mission si clairement marquée, qu'elle est entièrement semblable au retour de la santé. Comme il est impossible de juger en un moment de la qualité de l'intervalle, il faut qu'il dure assez long-temps pour pouvoir donner une entière certitude du rétablissement passager de la raison. D'un autre côté, cette santé, complète en apparence, peut souvent induire en erreur ceux qui sont chargés de faire des rapports ; c'est pourquoi ils ne doivent pas se presser de prononcer définitivement, mais attendre pour se décider l'arrivée de plusieurs époques ordinaires au retour des paroxismes (§. 141).

Du reste, les intervalles lucides ne tombent guère que sur les maniaques, et non sur les autres insensés (§. 140). Aussi les anciennes lois permettaient-elles au fils de l'insensé, du *mente captus*, de se marier sans le consentement de son père, et ne le permettaient pas au fils d'un furieux. La raison de cette différence est puisée dans la nature : la cause de la démence est plus fixe, et se détruit rarement ; la fureur n'est souvent que passagère, et se guérit quelquefois (§. 153).

Il faut être encore plus scrupuleux sur le choix des témoins, quand il s'agit de prononcer sur une folie partielle : des gestes, des paroles hors de propos et du sens commun, très-souvent répétés, peuvent frapper tout le monde ; mais il n'en est pas de même de certains hommes qui sont sages dans les trois quarts des actions de leur vie, et qui passent pour fous dans le reste. Il faut non-seulement avoir l'adresse de trouver le point sur lequel ils délirent, mais encore examiner si le délire existe réellement, et si l'on ne prend pas comme tel une opinion purement erronée, et qui n'attend que la conviction pour changer de nature.

L'interrogatoire.

§. 206. L'interrogatoire peut être très-utile pour fonder l'opinion des juges sur l'état d'une personne dont on provoque l'interdiction ; car le maintien, l'air, le ton, le geste du répondant déterminent autant, et quelquefois plus que ses paroles, le véritable sens de sa réponse, qui sera mieux saisie, plus sainement interprétée par ceux qui auront vu et entendu. C'est dans la concordance des réponses avec les questions, dans la chaîne et la liaison des idées, ou dans le défaut de ces rapports, que les juges pourront trouver la preuve de la raison ou de la démence.

Cependant l'interrogatoire a aussi ses inconvéniens. Il peut faire regarder comme sage celui dont la conduite est réellement celle d'un fou, surtout lorsqu'il a des intervalles lucides, et comme fou celui dont les actions sont celles d'un sage. On sait qu'il est une multitude d'individus qu'une timidité naturelle déconcerte et fait balbutier en présence des juges, même dans des cas étrangers à leur propre cause ; on n'ignore pas non plus que le trouble que peut éprouver un individu très-susceptible, trop alarmé déjà de se voir soumis à une épreuve aussi pénible que délicate, peut interrompre momentanément le libre usage de ses sens et altérer son jugement. On a vu aussi des gens donner dans divers interrogatoires subis par-devant les juges, une idée de la plus haute sagesse, et cependant avoir besoin de l'interdiction ; on en a vu produire souvent des combinaisons justes, qui, passé cet appareil, retombaient dans l'obscurcissement de la raison à la moindre passion, au moindre nuage qui s'élevaient.

Aussi le grand magistrat d'Aguesseau soutenait-il que des faits de démence bien prouvés, soit par des témoins, soit par des écrits, sont supérieurs à un interrogatoire dont les réponses sont sages et pleines d'une raison apparente ; et « quoique, disait-il, des juris-« consultes célèbres, tels que Bourgeon, La « Peyrère, d'Argentré, Boniface et Bardet, « aient cité des arrêts du parlement de Bor-« deaux et de celui de Provence, de 1606 « et 1631, pour prouver que la première dé-« marche pour parvenir à l'interdiction par « démence est l'interrogatoire de celui qu'on « veut dépouiller de son état, et que le juge « ne doit prononcer l'interdiction que quand « la démence est prouvée par cet interroga-« toire, les cours souveraines de nos jours, « mieux instruites sur les diverses nuances « qu'offre cet état malheureux, prononcent « l'interdiction, quoique l'interrogatoire subi « paraisse plein de raison et de sagesse, s'il « résulte de l'enquête que la démence est un « fait prouvé par une longue suite, une con-« tinuité, une multiplicité d'actions attestées « par le témoignage de ceux qui en ont été « les spectateurs assidus (1). »

____

(1) Œuvres de d'Aguesseau, tom. 3. p. 599 et suiv.

Cessation d'in-
terdiction.

§. 207. Si l'on ne doit jamais présumer, en matière civile, l'imbécillité, la démence ou la fureur, et si l'on ne doit prononcer l'interdiction qu'après l'examen le plus scrupuleux, et qu'avec très-grande connaissance de cause il ne faut pas se hâter non plus de rendre à un individu, qui paraît avoir recouvré la santé et la raison, l'exercice de tous ses droits, avant d'avoir porté dans cet acte de justice la même circonspection, la même prudence qui ont été mises en usage lorsqu'il s'est agi de lui ôter ces mêmes droits. Il faut s'assurer, par de longues épreuves, de la nouvelle capacité de l'interdit, et s'épargner par ce moyen des regrets, fruits certains d'une démarche précipitée, et uniquement fondée sur des apparences qui peuvent être mensongères (§. 153). Les médecins et autres doivent donc imiter ici la sage lenteur de la loi (§. 127) dans les rapports qu'ils seront appelés à faire en cette occurrence.

Folie pério-
dique au cri-
minel.

§. 208. Il ne peut y avoir aucune question de savoir si un individu reconnu atteint d'un délire périodique doit être excusable au criminel ; mais il serait possible de poser celle-ci : Puisqu'un acte au civil peut être valable lorsqu'il a été passé dans un intervalle lucide, avant tout jugement d'interdiction, lorsque la bonté de l'acte atteste la sagesse temporaire de celui qui l'a fait (§. 205), doit-on également regarder comme délit ou comme crime un attentat commis dans un intervalle lucide, avant toute déclaration de démence ? Je réponds.

1° Qu'il n'y a pas parité entre un acte civil passé avec sagesse et une action criminelle, qui, par cela seul, peut déjà être considéré comme un commencement de déraison, surtout si, par l'examen de l'action, on ne découvre pas des motifs suffisans qui eussent pu la déterminer ;

2° Qu'on pourrait, à la rigueur, dans ces sortes de cas, se servir de la règle suivante, qui consiste à mesurer la quantité de raison par la longueur de l'intervalle lucide ; qu'ainsi, par exemple, les délits commis dans l'intervalle qui dure un mois pourraient être censés avoir appartenu à un ordre de connaissance supérieur à celui qu'on peut avoir dans un intervalle qui ne dure que huit jours, et ainsi successivement jusqu'au cas où il se manifeste un accès par jour ; état qui laisse l'insensé tellement stupéfait, que l'intervalle libre ne peut être appelé lucide, et que les crimes commis dans cet intervalle ne doivent point être regardés comme l'effet d'une volonté libre ;

3° Qu'au surplus, dans le doute, l'humanité, et même la justice, prescrivent de croire plutôt que les prévenus étaient, lors de l'action criminelle, dans un paroxisme de délire, leur faisant l'application de cette maxime connue des juri consultes : *Semel furiosus semper præsumitur furiosus, et contrarium tenenti incumbit onus probandi sanam mentem.*

§. 209. Comme nous l'avons dit (§. 158 et 159), l'imbécillité, soit naturelle, soit accidentelle, a différens degrés d'intensité ou différentes nuances ; la loi elle-même en a fait une

19.

distinction (§. 126), appliquant aux uns l'interdiction complète , aux autres une comme semi-interdiction : le plus haut degré en effet est celui que ne permet pas la comparaison des idées, et le plus bas peut être marqué par l'ignorance , qui donne à chacun (s'il est permis de parler ainsi) sa part d'imbécillité sur les objets qu'il ne connaît pas ; or , entre ces deux points , il existe, comme on l'a vu aux paragraphes que je viens de citer, des degrés intermédiaires qui peuvent présenter un état tel , que , sans ôter l'administration à l'imbécille, on puisse se contenter de lui donner un conseil qui l'éclaire et le dirige dans les actes les plus essentiels, afin qu'il ne devienne pas le jouet et de sa propre faiblesse et de la malice de ceux qui ne rougissent pas de tendre des piéges à sa facilité.

Ainsi on trouve dans les œuvres de *Cochin* l'exemple d'une femme qui s'était livrée entre les mains de personnes perdues d'honneur et de réputation. Par arrêt de la grand'chambre du parlement de Paris, le conseil que les enfans avaient fait donner à cette mère fut confirmé. Une autre femme qui voulait se remarier à l'âge de soixante-quinze ans à un homme indigne d'elle, à qui elle avait fait des donations exorbitantes, fut condamnée, par arrêt de la même chambre , à se retirer dans un couvent, où elle pourrait se faire assister d'un conseil (1).

Un état de faiblesse d'esprit qui n'a pas le

____

(1) Cochin, tom. 2, p. 75 et suiv, et p. 240 et suiv.

caractère de la démence ou de l'imbécillité complète rend-il incapable de tester?

Il a été répondu par la négative, par jugement du tribunal de première instance de Toulon, du 12 juillet 1806, et par arrêt de la cour d'Aix, du 14 février 1808, qui ont maintenu le testament d'un individu à qui antérieurement on avait nommé un curateur pour l'assister dans tous les actes qu'il ferait; et ce nonobstant la déclaration des officiers de santé chargés d'examiner son état, portant « qu'il « n'était pas dans l'impuissance absolue de « gérer, s'il était tel qu'ils venaient de le voir, « mais qu'il avait besoin d'être surveillé et « aidé du conseil des siens. » Les juges, faisant rentrer l'état du testateur dans le cas de la disposition de l'art. 499 du Code Napoléon, ont été entraînés par le respect dû aux actes de dernière volonté, et sans doute aussi par la sagesse du testament, qui ne présentait d'ailleurs rien d'irrégulier (1).

. Mais si à la faiblesse d'esprit antécédente se joignent encore un caractère de déraison dans le testament, et des circonstances de captation et de suggestion, nul doute que cet acte ne fût frappé d'improbation, s'il venait à être soumis à l'examen des tribunaux.

§. 210. Ici peut aussi s'élever la question de savoir si des individus à demi imbécilles peuvent tomber dans l'ingratitude, c'est-à-dire s'ils peuvent être dans les *exceptions à la règle*

Ingratitude.

----

(1) Recueil gén. des lois et des arrêts, par M. Sirey. Ann. 1808, tom. 2, p. 515.

de l'irrévocabilité des donations entre-vifs, en tombant dans les cas d'ingratitude indiqués par la loi (1). Il est évident que les personnes frappées d'interdiction complète ne peuvent tomber dans le cas d'ingratitude, puisqu'étant dépourvues de jugement et de raison, elles n'ont point la conscience de leurs actions. Pour les classes de demi-imbécillité, il me semble que cette question leur est commune avec les mineurs, pour lesquels on peut faire la même demande.

Le Droit romain voulait que l'impubère qui a assez de connaissance pour être capable de dol le soit aussi de faire injure (2). Dans l'ancienne législation francaise, les impubères étaient déclarés incapables de tomber dans le cas de l'ingratitude, et même de dol. Les cours supérieures du royaume les renvoyaient, quand ils étaient accusés de crime, sans leur imposer d'autres peines que d'être châtiés par leurs parens (3).

Aujourd'hui que la pupillarité et la minorité sont confondues, et durent jusqu'à vingt-un ans accomplis, aujourd'hui que les lois ont cru devoir avancer la majorité, parce qu'il a été reconnu, en général, que le jugement était plus tôt formé, quoique cette règle souffre un grand nombre d'exceptions, comme nous l'avons fait voir dans la seconde et troisième section du premier chapitre; aujour-

_____

(1) Code Napol., liv. 2, sect. 3, §. 953 et 955.

(2) *Leg. impuber.* 23 *,ff. de furtis, leg. pupillum* 1, *ff. de reg. jur.*

(3) Furgole, tom. 1, p. 291.

d'hui, dis-je, la loi a entièrement abandonné au domaine des juges les cas arbitraires qui peuvent se présenter jusqu'à la seizième année accomplie, âge auquel le mineur est reconnu capable de disposer (1); et même jusqu'à celui de vingt-un ans pour les cas particuliers dignes d'indulgence et de commisération (§. 56).

Je ne puis me lasser de le répéter, quoiqu'il soit généralement vrai, dans les villes, que les mineurs sont plus précoces aujourd'hui en discernement, et sont plus tôt capables de dol qu'autrefois, néanmoins tout ce que j'ai observé dans les campagnes, où l'instruction est absolument négligée, me fait espérer que les tribunaux s'écarteront souvent des principes de rigueur quand ils auront à prononcer sur les intérêts de la classe indigente, ou de ceux qui auront été privés des avantages d'une bonne éducation. Par conséquent ce sera sans doute d'après l'éducation qu'aura reçue le mineur, la gravité des circonstances, et son jugement plus ou moins formé, que les juges se détermineront à admettre ou à rejeter le moyen pris de l'ingratitude du donataire encore mineur.

Il en est de même des personnes placées dans une des classes d'imbécillité, et qui se trouvent naturellement assimilées aux mineurs; ce sera d'après leur degré de discernement, et la gravité des circonstances, qu'on pourra prononcer avec équité si l'injure dont

---

(1) Code Napol., §. 904.

se plaint le donateur a été faite avec connaissance de cause , et si elle doit être admise.

§. 211. Mais, en matière criminelle, quel
sera le sort de ces personnes en demi-interdiction , qui, au civil, sont encore reconnues
habiles à contracter, à pouvoir se marier, à
tester, moyennant l'assistance d'un conseil (1)?

Un célèbre jurisconsulte anglais (2), dont
l'autorité a le même poids en Angleterre que
celle du chancelier d'Aguesseau en France,
propose, dans les cas de demi-imbécillité,
comme la plus sûre, la règle suivante : « Qu'une
« personne qui ordinairement jouit d'autant de
« connaissance et de jugement qu'un enfant
« âgé de quatorze ans est en état d'être dé-
« clarée coupable de trahison ou de félonie. »
En continuant la même matière, il pousse
même la rigueur jusqu'à porter le même jugement contre ceux qui, ayant un accès de
folie chaque jour, commettraient un crime
dans les intervalles lucides de la journée.

Nous avons déjà eu occasion (§. 56) de
faire remarquer la dureté de ces maximes,
et nous ne pouvons trop d'un autre côté faire
l'éloge de la douceur de notre législation.
Nourrie des principes de Montesquieu , Bé-
caria et Filangiéri, elle a cherché à ne jamais punir que l'intention , et à proportionner
les peines à la gravité des délits ; elle a voulu
trouver tous les coupables excusables, excepté

---

(1) Code Napol., §. 499 et 51′.
(2) Milord Hale, grand justicier. Histoire des plaid.
de la couronne, tom. 1, fol. 30 et suiv.

dans le parricide ; et non-seulement elle ne punit pas de mort, de travaux forcés perpétuels ou à temps, lorsque le coupable est âgé de moins de seize ans, et qu'il est déclaré avoir agi avec discernement, mais encore dans les crimes même attentatoires à la sûreté de l'état, elle exprime toujours *si le coupable, surtout en fait de complicité, a agi sciemment, avec connaissance du crime* (1). Certes, cette législation est autrement analogue à la nature de l'homme que la loi anglaise.

Nous dirons donc dans cette question, non prévue par la loi, qui ne parle que de la démence complète, que l'humanité et la justice semblent exiger qu'on lui applique au criminel la même réponse que nous avons faite précédemment à l'égard de l'ingratitude ; que par la même raison que l'on a cru devoir donner un conseil au majeur, pour les affaires civiles, on ne doit pas au criminel le préjuger avoir agi avec plus de discernement, surtout s'il s'agit de crimes ou de délits dont la préméditation et l'exécution supposent une grande attention ; qu'enfin, s'il résultait de l'enquête que le prévenu est réellement dans un des cas d'interdiction ou de demi-interdiction, il serait plus équitable de le traiter comme tel, quand même il ne serait encore intervenu aucun jugement d'interdiction ou de demi-interdiction.

---

(1) Voyez le second livre du Code pénal. *Des personnes punissables, excusables ou responsables pour crimes ou pour délits.*

§. 212. Parmi les genres de folie partielle, portés jusqu'à un certain degré, il est nécessaire de remarquer relativement à la mélancolie (§. 158 et suiv.),

1° Que, malgré le degré d'intelligence supérieure que marquent souvent les personnes entachées de cette maladie, elles ne sont pas toujours ni les meilleurs juges ni les meilleurs témoins ; leur tête accoutumée à des nuances sombres, fortes et exagérées, dédaigne souvent de descendre dans les besoins communs de la vie humaine ; obsédées du système de perfection idéale qui a occupé tous les misantropes, elles prennent presque toujours de simples erreurs pour des crimes ; elles considèrent la plupart des hommes comme fourbes ou méchans, et ne regardent la vertu accessible que pour elles ;

2° Que la tendance qu'ont les mélancoliques et les hypocondriaques (§. 160) à se plaindre de leurs parens, de leurs amis, de leurs domestiques et connaissances, et à les accuser, doit être prise en grande considération, d'abord dans les questions d'ingratitude (§. 211), où, pour révoquer une donation et disposer en faveur d'un autre qui serait entré dans leurs vues, ils accuseraient le donataire d'avoir attenté à leur vie, d'avoir exercé envers eux des sévices, délits ou injures graves, ou bien de leur avoir refusé des alimens (1). En effet, rien n'est si commun que ces sortes de plaintes de la part des hypocondriaques et des femmes

----

(1) Code Napol., §. 955.

hystériques après des donations entre-vifs. A plus forte raison les dispositions de ces genres de folie doivent-elles être connues des magistrats, dans les accusations, au criminel, de meurtre, d'empoisonnement, etc. ;

3° Que la jalousie ($. 164), compagne de la mélancolie, peut porter à une dénonciation injuste d'adultère (1), et même déterminer à des violences encore plus atroces, sous prétexte de flagrant délit dans la maison nuptiale (2) ; lesquelles violences, si elles peuvent être considérées comme excusables, surtout lorsque l'on ne pourra établir de preuve contraire, mériteront au moins souvent, aux yeux de la raison, un titre d'improbation et la qualification d'insensé. Il pourra en arriver de même de la part d'une femme jalouse qui, se croyant méprisée, commettra sur l'objet de sa vengeance le crime de la castration, sûre de l'impunité par l'excuse de sa pudeur outragée (3). Il restera toujours présent à ma mémoire qu'une femme qui avait vécu dans l'intimité avec son valet, sur lequel elle avait conçu des soupçons très-fondés, l'attira un jour à sa cave et exécuta le crime avec un couteau de poche bien effilé. Elle fut déclarée excusable ; mais elle ne le fut pas aux yeux de ses concitoyens ; les femmes surtout en gémirent et l'accablèrent de malédictions..... Ce fait, arrivé il y a plusieurs années, peut se renouveler encore ; tant il est vrai qu'une loi désirée pour

------

(1) Code pénal, $. 357 et 333.
(2) *Ibid.*, $. 324.
(3) *Ibid.*, $. 325.

mettre un frein aux mauvaises mœurs, devenue nécessaire, et reçue avec reconnaissance, pourrait donner lieu à de grands abus, si les juges n'avaient pas égard à la conduite antérieure des parties, aux maladies d'esprit et de cœur auxquelles elles peuvent être sujettes, et à toutes les circonstances qui ont accompagné le délit.

4° Enfin on doit remarquer, relativement à l'hypocondriasie et même à l'hystéricie (§. 163), que les personnes attaquées de ces maladies se défient presque continuellement des gens sensés qui leur donnent de bons avis, tandis qu'elles sont d'une crédulité extrême envers ceux qui abondent dans leur sens pour les tromper; situation qui les entraîne souvent dans de fausses démarches, source de leur ruine ; il est donc presque toujours prudent de faire soutenir la raison chancelante de cette classe de malades de l'assistance et des lumières d'un conseil.

§. 213. Les deux paragraphes précédens expliquent assez de quel œil devraient être considérés au criminel les individus atteints de folie partielle; nous ajouterons seulement,

1° Que les associations vicieuses d'idées sont très-contagieuses, et qu'une folie partielle devient par le laps de temps très-souvent générale ;

2° Que, dans une accusation de crimes commis par les individus dont je parle, il conviendrait d'examiner la relation ou le rapport qui peut exister entre le délit qui a été commis et l'objet du délire du délinquant ; qu'ainsi,

par exemple, s'il s'agissait d'un crime commis
en la personne de parens ou amis d'un mélancolique ou d'un hypocondriaque, il se pourrait souvent, d'après les raisons déduites ci-
dessus, que ce crime n'eût pas été commis
librement, et qu'il eût été l'effet d'une illusion, d'une volonté aveugle. On a une règle
assez sûre à cet égard; c'est que, lorsqu'il s'agit
d'un délit indépendant de l'objet de la folie,
le prévenu s'en repent et cherche à le cacher;
au lieu que, dans l'autre cas, il s'en applaudit,
et même il insiste sur la bonté et la nécessité
de l'action qu'il vient d'exécuter.

Tel a été le cas d'un ancien officier langue-
docien, qui, se croyant le premier homme
du monde, et déprimant hautement et publiquement les premières autorités de l'Empire,
quoique pacifique d'ailleurs et raisonnannt
très-bien sur tout le reste, fut mis à l'hôpital
général de la ville de Nîmes par arrêté de
M. le préfet du Gard, frappé d'interdiction
par jugement du Vigan (son pays), du 2
juillet 1807, et rendu à ses droits et à sa liberté par arrêt de la cour d'appel de Nîmes,
du 27 janvier 1808. Cet homme, réellement
insensé pour tout ce qui a trait aux choses politiques, et à la conduite qu'un homme rai-
ronnable tient à cet égard, et déclaré sage et
prudent dans toutes les affaires privées, ne se
démentait pas devant ses juges; il se donnait
de suite pour tel qu'il était, et faisait parade
de l'objet de sa folie et de ses extravagan-
ces (1).

____

(1) Recueil génér. des lois et des arrêts, ann. 180;,
tom. 2, p. 538.

Relativement aux instincts dépravés (§. 165), si l'humanité s'oppose à ne pas considérer ceux qui sont entachés de ces vices comme ayant commis avec toute liberté une action criminelle, du moins ils doivent être écartés de la société, et renfermés dans un hospice d'insensés.

Fous partiels et fous periodiques admis comme témoins.

§. 214. La loi est précise pour les insensés qui ont subi un jugement d'interdiction : ils ne peuvent servir de témoins; il n'est même dit nulle part qu'on puisse les admettre pour donner des renseignemens. Mais dans le cas où un insensé n'aurait pas encore été reconnu comme tel, de quel poids pourra être son témoignage? Il est incontestable, quant au délire partiel, que, si l'objet pour lequel va témoigner celui qui en est affligé, a quelque rapport avec la nature de ce délire, ce témoignage doit être frappé de nullité. Dans tous les cas, et dans toutes les espèces de folie, on ne peut guère accorder un certain degré de confiance à ceux qui en sont soupçonnés que lorsqu'ils disent l'avoir vu ou entendu depuis peu; car, si l'action ou le discours sur lesquels on les interroge se sont passés depuis plusieurs jours, il est impossible qu'ils rapportent fidèlement. Dans la folie périodique, si l'accès a eu lieu depuis que le fait s'est passé, le dérangement qui sera survenu dans l'état ordinaire du sensorium efface de la mémoire la trace des choses qui intéressent le moins; de façon qu'il ne reste plus après le paroxisme qu'une idée très-confuse de beaucoup d'objets dont les images étaient auparavant assez vivement tracées; dans la folie partielle, le vice qui existe dans un point du sensorium agit souvent par *consensus* sur les autres parties ; et comme l'objet le plus cher de la pensée de l'insensé est celui de son délire, il s en occupe beaucoup plus que de tous les autres. Il associe insensiblement l'objet illusoire avec l'objet réel, de façon que dans ses réponses il ne peut s'empêcher de mélanger ce qui est réel pour tout le monde avec ce qui n'a de réalité que pour lui.

§. 215. La folie temporaire ne peut provoquer d'interdiction que pour le temps de sa durée ; et comme cela n'est pas excusable, les actes faits durant ce dérangement passager de la raison sont laissés à la discrétion des juges.

Folie temporaire. Ivresse.

L'ivresse peut-elle servir d'excuse ? Un homme ivre n'est pas admis à contracter, et dans toutes les affiches d'enchères, d'adjudications, etc., on a toujours soin de prévenir que les personnes en état d'ivresse en sont exclues. Il en est de même de l'admission à témoigner et de toute autre fonction civile. La loi a donc reconnu que l'homme dans cet état est privé de son discernement. Voyons son sort au criminel.

Plusieurs criminalistes ont considéré les actions commises dans l'ivresse comme si elles avaient eu lieu dans un accès de folie ordinaire. Dans la loi romaine, l'état d'ivresse était une excuse (1). Marie-Thérèse, dans sa constitu-

---

(1) *Per vinum, etc. capitalis pœna remittenda est. L. 6, §. 7, ff. de re militari.*

tion criminelle, (1) déclare les personnes ivres incapables de délit.

La loi anglaise , au rapport de milord Hale, dont il a déjà été question (§. 212), n'accorde aucun avantage à la personne qui aurait contracté volontairement ce délire temporaire, et elle ordonne qu'elle soit jugée comme si elle avait joui de tout son bon sens, à moins que cette ivresse n'ait été occasionée par un médicament donné à contre-temps, ou par un poison pris accidentellement, ce qui ramènerait le coupable à la classe des frénétiques fixes et involontaires.

Les Codes actuels ne renferment aucune disposition sur l'ivresse, mais dans aucun temps la jurisprudence française n'a considéré l'imtempérance et l'ivrognerie comme des causes légales d'interdiction ; les lois rendent au contraire l'homme ivre responsable des crimes qu'il commet dans le vin, et punissent ses actions comme celles d'un être libre, quoique le coupable, à l'instant qu'il les a commises, ne fût ni libre, ni raisonnable. La loi suppose qu'en voulant s'enivrer, l'homme est censé vouloir aussi tous les effets de l'ivresse : libre dans le principe, il est censé libre dans les conséquences.

Tel paraît aussi être l'avis de M. Sirey, rédacteur du journal cité plus haut, qui distingue très-bien l'ivresse voulue de l'ivresse accidentelle ; et même celui de la cour de cassation ; lorsqu'en condamnant l'ivresse, elle la

____

(1) Constit . §. 3, sect. 5.

condamne comme *fait volontaire et répréhensible.*

L'ordonnance de François Ier, du 31 avril 1536, non-seulement n'admet pas l'ivresse pour excuse, mais encore établit des lois pénales contre cet état, sans distinction. Ces lois ont été abolies par le Code de 1791 ; mais cette ordonnance existe encore comme *règlement de police* ; d'où résulte, dit-on, qu'un fait prohibé par la loi ne saurait être admis comme excuse. Ainsi, dans la cause de *François Chiguin*, convaincu de vol de titres avec effraction extérieure, qui avait imaginé de proposer l'état d'ivresse pour excuse (ne disant pas même que cet état fût accidentel), la cour de justice criminelle du département du Cher, par arrêt du 15 octobre 1807, ne condamna pas moins le coupable à dix années de fer, et la cour de cassation, rejetant le pourvoi, par arrêt du 25 octobre, même année, improuve le tribunal ci-dessus d'avoir eu pour motif que la circonstance de l'ivresse n'avait pas été prouvée, *parce que*, dit la cour de cassation, *l'ivresse, étant un fait volontaire et répréhensible, ne peut jamais constituer une excuse que la morale et la loi permettent d'accueillir* (1).

§. 216. Si la loi romaine et celle de Marie-Thérèse sont trop indulgentes, on conviendra aussi que les maximes du Droit français sont trop dures, et que la loi anglaise est la plus sage sur cette matière.

____

(1) Recueil génér. des lois et des arrêts, par M. Sirey, deuxième partie, ann. 1808, p. 26.

En effet, il me semble que les crimes commis dans un état d'ivresse habituelle, dans l'ivrognerie, doivent être punis comme si l'auteur avait été dans son bon sens, d'autant plus que cet état accompagne ordinairement le désœuvrement et la mauvaise conduite : autrement, c'est-à-dire, si l'ivresse excusait le crime, on serait bientôt accablé d'assassins. Mais la conséquence est différente pour l'ivresse accidentelle. Celui qui s'est trouvé dans de certaines circonstances et certaines dispositions (§. 168), qu'une très-petite quantité de liqueur fermentée ait suffi à lui troubler la raison ; celui que l'on aura, par surprise, fait boire au-delà de ses forces, ou auquel on aura servi un vin mixtionné, serait-il coupable des actions que la boisson lui aura fait commettre ? Certes, il n'a pas été libre dans le principe, puisqu'il n'avait pas cherché à s'enivrer ; il ne doit donc pas non plus être censé libre dans les conséquences. Ainsi, dans ces cas, et autres analogues, lorsque d'ailleurs le prévenu d'un délit commis dans l'ivresse avait été jusque-là d'une conduite irréprochable, il me semble qu'il est digne de la justice distributive de déclarer l'individu excusable, et en état de démence au temps de l'action.

Besoins impérieux. Amour. Sommeil, Faim.

§. 217. Il est possible que les délits commis dans le transport d'un amour violent (§. 172) puissent quelquefois trouver excuse et indulgence, surtout lorsqu'ils auront été commis par des jeunes personnes de bonnes mœurs et de bonne conduite dans toute autre occasion.

Quoique le sommeil soit un besoin également très-impérieux , je n'en ai pas parlé encore , parce qu'il ne peut guère en être question que dans les tribunaux militaires. Dans la profession de soldat , surtout en temps de guerre , les fautes qu'on commet , et qui seraient légères en toute autre circonstance , y sont presque toujours graves , et justifient pleinement la sévérité de la discipline qui est l'âme de cet état. Par exemple, le soldat en sentinelle , qui est trouvé endormi, est puni de mort immédiatement , dans certains pays , par l'officier de ronde , et dans d'autres endroits il reçoit une peine très-grave , suivant les circonstances : il est également puni sévèrement s'il s'est laissé surprendre en toute autre manière.

Mais il est des individus qui ne peuvent supporter la veille , et qui éprouvent à certaines heures un sommeil invincible. Indépendamment de cela , l'on doit faire attention qu'il est certaines maladies qui attaquent subitement , en privant le malade de l'usage de ses sens ; telles sont la syncope, l'asphyxie , l'épilepsie , la catalepsie et certaines fièvres chaudes qui naissent subitement , produisant un vertige qui renverse l'individu , quelque fort qu'il soit , ainsi que j'en ai eu des exemples à Mantoue , dans le mois de mai, chez des soldats en sentinelle aux fortifications; tel est aussi l'effet d'un froid violent ou d'un soleil trop ardent. Or n'est-il pas insensé et barbare, aussitôt qu'on trouve une sentinelle qui se laisse surprendre , de lui passer l'épée à travers le corps avant de s'être assuré si son sommeil ou sa négligence ne sont pas l'effet de quelque cause irrésistible.

Les lois militaires punissent sévèrement ,

non-seulement la maraude, mais encore le vol de pain fait aux camarades. Quand ces délits ne sont que l'effet de la gourmandise ou de l'intempérance, ils ne sauraient être assez réprimés ; mais il convient, avant de les punir, d'examiner s'ils n'ont pas été plutôt l'effet de la nécessité. Il est des individus à qui la ration ordinaire ne suffit pas ; et quoique le soldat doive commander à la faim, toutes les constitutions n'en sont pas capables. Le suc gastrique est si puissant dans quelques cas, que l'irritation qu'il cause à l'estomac excite un besoin impérieux de prendre tout ce qui se présente pour absorber ou neutraliser ce suc, quelquefois assez actif pour ronger les tuniques même de l'estomac. J'ai vu plusieurs militaires dans ce cas, dont la maladie fut bien prouvée au tribunal, et qui n'en gémirent pas moins pendant long-temps dans les prisons.

Les Passions. §. 218. Nous avons vu que les passions produisent toutes, lorsqu'elles sont très-vives, un délire instantané (§. 169). On pourrait donc, à la rigueur, considérer toutes les actions faites dans un moment très-passionné comme celles d'un homme en état de démence. Aussi, de tous les temps, les lois civiles et politiques ont-elles regardé comme non avenues, comme n'étant pas le produit d'une volonté libre, les aveux et les contrats arrachés par la contrainte et la violence, ou dictés par la frayeur. Déjà de nos jours, avant l'époque mémorable de l'assemblée constituante, des arrêts avaient commencé à annuler plusieurs vœux religieux qui avaient été forcés par la tyrannie des parens ; et les parlemens , mieux instruits des effets de l'amour et du fanatisme sur les âmes faibles, avaient déjà regardé comme non avenus plusieurs actes que la suggestion avait dictés , tant le perfectionnement dans la science de l'homme avait fait faire de progrès à la législation. Ces progrès se sont toujours accrus depuis l'époque dont j'ai parlé, et les lois rendues dans le calme et la réflexion ont été un hommage continuel à la liberté de l'homme , principal attribut qui le distingue des animaux.

Le livre 3 du Code civil , *des contrats et obligations* , exige les quatre conditions suivantes pour la validité des obligations :

1.° Le consentement de la partie qui s'oblige ;

2° Sa capacité de contracter ;

3.° Un objet certain qui forme la matière de l'engagement ;

4° Une cause licite dans l'obligation (1).

Il déclare, relativement au consentement , « qu'il n'est pas valable s'il n'a été donné que « par erreur, ou s'il a été extorqué par vio-- « lence ou surpris par dol. La violence existe , « encore qu'elle ait été exercée par un tiers au- « tre que celui au profit duquel la convention « avait été faite, et non-seulement lorsqu'elle « a été exercée sur la partie contractante , mais « encore lorsqu'elle l'a été sur l'époux, l'é- « pouse , les descendans ou ascendans : il y « a violence lorsqu'elle est de nature à faire « impression sur une personne raisonnable , et

______

(1) Code Napoléon , §. 1108.

« qu'elle peut lui inspirer la crainte d'exposer
« sa personne ou sa fortune à un mal consi-
« dérable et présent. On a égard, en cette
« matière, à l'âge, au sexe et à la condition
« des personnes. Il y a dol lorsque les ma-
« nœuvres pratiquées par l'une des parties
« sont telles, qu'il est évident que sans ces ma-
« nœuvres l'autre partie n'aurait pas con-
« tracté (1). »

§. 219. Egalement, en matière criminelle,
la loi déclare n'y avoir ni crime ni délit, *lorsque le prévenu a été contraint par une force
à laquelle il n'a pu résister* (2) ; puis, ayant
égard à la nécessité où se trouvent les hommes animés par différentes passions, elle a
distingué l'action qui a été provoquée d'avec
celle qui est un pur effet de la préméditation ; elle a gradué les délits et les peines, suivant, pour ainsi dire, le plus ou le moins de
raison qu'une passion violente, instantanée,
est censée avoir laissé au prévenu. Ainsi l'homicide a été distingué en homicide involontaire, en meurtre et en assassinat (3). Il est
déclaré excusable, ainsi que les blessures et
les coups, s'il y a eu provocation par des coups
ou violences graves envers les personnes ; s'il
a été commis en repoussant une escalade ou
une fraction de portes, une attaque de nuit, ou
à l'occasion d'outrages extrêmement graves ;

----

(1) Code Napol., §. 1109, 1111, 1112, 1113, 1115.
(2) Code pénal, §. 64.
(3) *Ibid.*, liv. 3, titre 2.

lorsqu'enfin il a été commandé par la nécessité actuelle de la légitime défense de soi-même ou d'autrui (à l'exception toutefois, ce qui est très-juste, contre la personne des père, mère et autres ascendans) (1).

L'homicide est meurtre, lorsqu'il a été commis sans préméditation, mais volontairement, par suite, sans doute, d'un mouvement de haine, de colère, de brutalité. Dans ce cas, il n'est pas puni de mort, mais il encourt la peine des travaux forcés à perpétuité. Enfin il est assassinat, et toujours puni de mort, avec juste raison, lorsqu'il a été commis avec préméditation, ou de guet-apens (2). La même distinction a lieu pour les blessures et coups volontaires non qualifiés meurtres, et dont la peine est beaucoup plus forte, lorsqu'il y a eu préméditation ou guet-apens, que lorsqu'il n'y en a pas eu (3). Quoique la loi exprime le mot de *volontaire*, il est vraisemblable qu'elle n'a pas entendu parler d'une volonté expresse, laquelle n'a lieu que dans la préméditation. Ne pourrait-on pas appliquer à tous ces délits l'excuse *d'un état de démence* à l'instant où l'action a été commise, puisque, n'étant pas préméditée, elle n'a pu être déterminée que par un orage instantané ?

L'occasion de juger sur un crime provoqué par l'amour, l'égarement des sens, la jalousie et le désespoir, vient de se présenter à la

---

(1) Code pénal, section 3.
(2) *Ibid.*, section 1.
(3) *Ibid.*, section 2.

cour d'assises de Paris (Voyez la Gazette de France, 12 et 15 janvier 1813). Mû par ces différentes passions, un garçon serrurier, âgé de vingt-six ans, avait tâché d'assassiner une jeune fille âgée de quinze ans et demi, qu'il aimait éperdument, et lui avait donné cinq coups de couteau, décidé lui-même à ne pas lui survivre. La déclaration du jury ayant été favorable à l'accusé sur la question de la préméditation, la cour d'assises l'a condamné aux travaux forcés à perpétuité; et ce jugement est dans toutes les règles de la justice et de l'humanité : l'accusé ne pouvait subir la peine capitale, puisqu'il avait agi dans une sorte de démence ; et l'on ne pouvait pas excuser ni rendre à la société un homme dont les passions étaient si fortes et si dangereuses.

Dans un sens, tout crime procède de folie ; toute cruauté, toute brutalité, toute vengeance, toute injustice, est folie ; celui qui s'y est livré a perdu dans cet instant sa raison ; son cerveau a eu une maladie accidentelle. Mais cette opinion si noble, qui peut être utile pour régler les mœurs, et mettre un frein aux passions déréglées, pour enseigner aux hommes que la vertu est la perfection de la raison, comme la raison elle-même fait la perfection de la nature humaine; cette opinion, dis-je, ne peut prévaloir en société pour affaiblir l'horreur du crime, et le soustraire aux châtimens portés par la loi, quand il est prouvé que celui qui l'a commis avait un degré de raison suffisant pour reconnaître la différence du bien et du mal, et réprimer ses passions. C'est ici la même question que celle de l'ivresse :

l'homme qui n'a pas voulu apprendre à se contenir est naturellement responsable des actions que ses passions lui font commettre, et alors il ne peut guère y avoir d'excuse réelle que dans les cas accidentels, imprévus, comme nous l'avons remarqué (§. 217) pour l'ivresse.

Terminons ce paragraphe par une remarque sur la colère dans le service militaire. Ce mouvement, plus excusable dans le service que partout ailleurs, doit cependant avoir ses bornes. Si le soldat est de sa nature querelleur, mauvais sujet, les délits commis dans la colère ne sauraient être excusés sans favoriser les mauvaises inclinations : mais si au contraire il est ordinairement bon, ami de l'ordre et de ses devoirs, et qu'il ait été poussé à la colère par une offense reçue, par un affront non mérité, ce serait vouloir à la fois deux choses contradictoires, la lâcheté, et le courage ; ce serait détruire ce sentiment généreux, ce point d'honneur qui nous conduit à la victoire, que de punir avec la même rigueur l'excès qui a été provoqué et celui auquel on a cherché à se livrer par l'habitude d'une mauvaise conduite.

§. 220. Il n'existe sur les sourds-muets de naissance (§. 175 et suiv.) aucune disposition dans le Code civil. Le Code d'instruction criminelle ne les distingue pas des autres hommes, et, se contentant de les assimiler aux étrangers qui parleraient une autre langue, il veut que le président nomme d'office, au sourd-muet ne sachant écrire, qu'il soit lui-même accusé ou qu'il ait été appelé comme témoin, que le président nomme, dis-je, pour son interprète, la personne qui a le plus d'habitude de converser avec ce sourd-muet; et s'il sait écrire, le Code veut que le greffier mette par écrit les questions et observations qui lui seront faites, pour qu'il écrive ses réponses et déclarations (1).

Il n'est pas douteux que, dans beaucoup de circonstances où l'ouïe et la parole ne sont pas nécessaires, le sourd-muet est capable de remplir des actes civils, et qu'il peut être responsable d'actions criminelles qu'il aura commises; mais l'on conviendra aussi, d'après le point de vue sous lequel nous avons considéré cette classe d'hommes, dans la quatrième section de ce chapitre, qu'il y a beaucoup de cas où elle pourra et devra même être assimilée aux interdits; que dans les débats d'une procédure criminelle elle aura moins d'avantages que les autres accusés qui jouissent, à intelligence égale, de l'ouïe et de la parole; qu'elle pourra bien témoigner de ce qu'elle aura vu, mais qu'elle ne pourra rendre aucun compte des paroles injurieuses qui auront provoqué une rixe, etc., et qui peuvent aggraver ou atténuer les circonstances d'un délit; qu'enfin cette disposition de nature est un des cas (si jamais il y en a) le plus particulièrement soumis au pouvoir discrétionnaire dont la loi a investi les tribunaux.

Quant aux actions malfaisantes du somnambule, j'ajouterai aux réflexions que j'ai déjà

____

(1) Code d'instr. crimin. §. 332 et 333.

faites (§. 179) qu'il est nécessaire de s'assurer si le somnambulisme n'est point une maladie feinte et supposée. La plupart de ces individus sont au moins susceptibles de l'éveil, les uns par un bruit extraordinaire, comme de trompettes et de cymbales, les autres par le tact. Un gentilhomme italien somnambule était tiré de son état, au rapport de Muratori, en lui chatouillant la plante des pieds. Jamais d'ailleurs ils ne font des choses et ne vont en des lieux dont ils n'avaient aucune connaissance ; et lorsqu'ils rencontrent des obstacles extrordinaires, comme leurs sens ne recoivent aucune impression, ils heurtent de la tête ou d'une autre partie du corps ce qui les réveille. On fera donc l'essai d'opposer un obstacle à la marche du somnambule ; et si, au lieu d'aller se heurter contre, il se détourne pour l'éviter, on peut dire que ses sens sont éveillés, et que le somnambulisme est supposé.

§. 221. Nous avons exposé dans la section cinquième les cas généraux de maladie où l'homme peut être réputé jouir ou ne pas jouir de la liberté de son esprit ; faisons - en ici quelques applications qui regardent particulièrement les jurisconsultes.

Capacité pour disposer par testament ou donation.

La loi sur les testamens et les donations exprime clairement que, pour faire une donation entre-vifs ou un testament, il faut être *sain d'esprit* (1). Elle veut pareillement que le testament par acte public soit dicté aux

---

(1) Code Napol., §. 901.

notaires par le testateur (1), et qu’il lui en soit ensuite donné lecture en présence des témoins.

Il est naturel en effet que la volonté de celui qui dispose par donation ou par testament soit certaine ; et non-seulement elle ne le serait pas, mais encore elle n’existerait pas, si le donateur ou le testateur n’était pas sain d’esprit. Ainsi le furieux, l’imbécille, l’insensé, celui qui est dans le délire, ou dont le cerveau est pris de quelque maladie (§. 184 et 185), ne peuvent pas tester tant qu’ils sont atteints de leurs infirmités. Il en est de même d’un état actuel d’ivresse, ou par les liqueurs spiritueuses, ou par les narcotiques (comme lorsque dans les maladies, ou avant les grandes opérations, on a été obligé d’administrer l’opium), état dans lequel on n’a pas non plus l’usage de la raison. Même d’après la loi romaine, citée plus bas, et d’après les opinions de Furgole et de d’Aguesseau, le testament fait dans cet état demeure nul, quoique le testateur vînt à recouvrer son bon sens et la liberté de son esprit. Il est même nul, quoique fait en faveur des enfans, et ne contenant que des dispositions sages : *Quia in eo qui testatur, ejus temporis quo testamentum facit, integritas mentis exigenda est* (2). Il était en effet aisé aux jurisconsultes de prévoir qu’il est beaucoup de maladies où nous sommes privés momentanément de la

---

(1) Code Napoléon, §. 972.

(2) *Leg.* 19. *ff. qui testam. facere poss.* Furgole, des testamens, page 260 et suiv. Œuvres de d’Aguesseau, tom. 3, p. 364 et 368.

raison (§. 188), et dont il serait possible que l'intérêt profitât pour nous faire tester à sa fantaisie ; et c'est particulièrement dans les dispositions à titre gratuit que la liberté de l'esprit et la plénitude du jugement sont né-cessaires, et qu'il convient d'examiner avec plus d'attention si l'on n'a point profité du moment d'exacerbation de la maladie. Ainsi nous avons un arrêt de la cour d'appel de Bruxelles, du 21 avril 1808, consacrant le principe d'annulation de testament pour *cap-tation et suggestion*, en la cause d'un curé qui avait quitté sa paroisse pour venir se faire déclarer légataire des trois quarts des biens d'une bonne femme, par un testament fait vingt-quatre heures avant le décès, qui avait été la suite d'une péripneumonie inflamma-toire (1).

La seconde disposition du Code, celle que le testament soit dicté par le testateur, était également voulue par la loi romaine : *Si talis est testator, qui neque scribere, neque arti-culatè loqui possit, mortuo similis est, et fal-sitas in elogiis committitur* (2).

Il faut toujours, disent *Dumoulin* et *May-nard*, des paroles claires et certaines, et qui puissent manifester indubitablement la vo-lonté du testateur : *Ita ut adsint potestas, vo-luntas, et modus.*

Il résulte de ces dispositions que ceux qui

---

(1) Recueil génér. des lois et des arrêts, par M. Sirey, ann. 1808, tom. 2, p. 246.
(2) *Lex. 29, Cod. de testament.*

ne peuvent parler, soit par un défaut naturel,
ou autrement, ne peuvent faire de testament
public. Un testament qui serait fait par interrogations serait nul. Celui qui répond par oui,
par non, aux demandes qui lui sont faites, ne
dispose pas lui-même, c'est l'ouvrage d'autrui,
c'est une disposition suggérée. Il en est de
même d'un testament qui est présenté tout
dressé, et dont le testateur approuve les dispositions (1).

§. 222. Néanmoins, comme il serait extrêmement dangereux d'admettre indiscrètement
des réclamations contre des actes dont l'exécution est le premier vœu de la loi, et que si
l'on a à craindre les embûches de ceux qui en-
tourent le malade pour le faire tester en leur
faveur, on doit également se prémunir contre
les tentatives de l'intérêt personnel pour faire
casser un testament bon de sa nature; il n'y a
que des circonstances décisives et péremptoi-
res, des faits bien détaillés et probatifs qui puissent faire admettre de semblables réclamations.

Quel sera donc le mode de preuves de la nature bonne ou mauvaise d'un testament? on les
tire,

1° De la forme de l'acte même, c'est-à-dire
de l'exécution des conditions voulues par la loi.
N'importe, disait le célèbre d'Aguesseau, que
le notaire y ait déclaré, suivant l'usage, que le
testateur était sain d'esprit et d'entendement,
car aucune loi ne l'oblige à cette déclaration; que

____

(1) Furgole, *loco cit.*

le testateur où le donateur soit en son bon sens ou non, c'est ce qui n'est point du fait du notaire, et sur quoi il pourra facilement errer. N'importe aussi que le testateur ou le donateur ait signé, cela ne prouve pas non plus qu'il était sain d'esprit. Telles ont été les décisions de plusieurs parlemens et jurisconsultes (1) ;

2° Du témoignage de personnes dignes de foi ;

3° Du caractère de sagesse ou de démence de l'acte même.

§. 223. L'article 980 du Code sur les témoins appelés pour être présens aux testamens n'exige d'eux autre chose, sinon d'être mâles, majeurs, régnicoles, jouissant des droits civils. On ne pense cependant pas, quoique le Code et la loi sur le notariat n'en disent rien, que les furieux, les insensés, les imbécilles non interdits, ceux qui sont dans l'ivresse, les mendians, vagabonds et gens de mauvaise vie, puissent servir de témoins dans les testamens et autres actes. Déjà le Code pénal a exclu des fonctions de juré, d'expert, de témoin dans les actes et en justice, autrement que pour y donner de simples renseignemens, quiconque aura été condamné à la peine du bannissement, des travaux forcés à temps, de la réclusion, ou du carcan (2). Il entre nécessairement dans l'esprit de la loi que les témoins soient en état de comprendre les motifs qui

Témoins dans les testamens et autres actes

____

(1) D'Aguesseau, tom. 3, p. 516, 517 et 518. Voyez plaid., pour l'affaire du prince de Conti.

(2) Code pénal, §. 28.

l'ont déterminée à réclamer leur assistance (1). Par la même raison, quoiqu'un aveugle ne paraisse pas être exclu comme témoin, du moins dans les testamens, ou sa signature ne serait pas nécessaire, cependant il paraît que son témoignage ne pourrait servir, parce qu'il ne peut voir le testateur, ni rien de ce qui se passe au testament (2). On en peut dire autant des sourds-muets, quand même ils sauraient signer, parce qu'ils ne peuvent entendre ce que dicte le testateur.

Il n'est aucun doute que des attestations de témoins pris au hasard et sans capacité, faisant ordinairement peu d'attention à l'état du testateur, ne sauraient avoir aucun poids; mais si des faits très-probatifs étaient attestés par des témoins capables, et surtout par des médecins qui sont les juges naturels de semblables matières, il me semble qu'on devrait y avoir le plus grand égard, principalement après s'être assuré de la justice des motifs qui les ont dirigés dans leur témoignage. Ainsi il existe divers arrêts du parlement de Paris, entre autres un arrêt du 22 mai 1775, et deux autres arrêts successifs qui annulent des testamens d'après l'incapacité prouvée des testateurs dans le temps où ils avaient disposé (3).

Ainsi fut jugé le 14 mars 1807, par le tribunal civil de la Seine, et confirmé le 24 juin

---

(1) *Leg.* 20, 44, *ff, qui testam. fac. poss.*; et §. 6. *Instit. de testam. ordin.*

(2) *Argum. leg.* 9 et 21, *Cod. de testam.*

(3) Recueil des causes célèbres, soixante-neuvième cause.

1808 par la cour de cassation, en la cause des héritiers *Clément*, sur cette question :

Peut-on attaquer, pour cause de démence, un acte fait avant le Code par un individu décédé, sans que son interdiction ait été ni prononcée, ni provoquée avant son décès..... lors même que la preuve de la démence ne résulte pas de l'acte ?

Le tribunal de la Seine a répondu affirmativement, ainsi que la cour de cassation. L'arrêt de cette cour est ainsi conçu : « La cour, « attendu en droit, qu'antérieurement au Code « Napoléon il n'existait aucune loi prohibi-« tive qui disposât, comme l'a fait le Code, « §. 504, qu'après la mort d'un individu les « actes par lui faits ne pouvaient être attaqués « pour cause de démence qu'autant que son « interdiction aurait été prononcée ou provo-« quée avant son décès, à moins que la preuve « de la démence ne résultât de l'acte même qui « était attaqué ; — attendu que les principes « suivis dans cette matière n'étaient fondés « que sur la jurisprudence des arrêts, et qu'il « suit, de l'examen de cette jurisprudence, que « les cours se déterminaient d'après les cir-« constances diverses des causes qui leur étaient « déférées ; — attendu qu'il suit de là que bien « qu'il n'y eût ni jugement, ni même poursuite « d'interdiction, la preuve de la démence « était néanmoins recevable, s'il existait d'ail-« leurs, dans les faits constans d'une cause, des « motifs graves et déterminans pour l'admis-« sion de cette preuve ; — attendu que les cir-« constances qui environnent un acte argué « de nullité pour fait de démence peuvent

« souvent fournir une preuve, ou du moins
« une présomption aussi forte de cette démence
« que les dispositions mêmes de l'acte attaqué,
« et que, toutes les fois que cette espèce de
« preuves s'est rencontrée, elle a entraîné l'an-
« nulation de l'acte ; — attendu, en fait, que
« dans l'espèce il existe des indices considé-
« rables de la démence alléguée par les héri-
« tiers Clément, et que ces indices doivent
« être vérifiés; — attendu, etc..... a mis et met
« l'appellation au néant, ordonne, etc. (1). »

Il s'agissait dans cette cause d'un homme
parvenu à une grande vieillesse, qui avait
vendu un vaste domaine pour des assignats
dépréciés, et qui, mort dans l'intégrité de ses
sens, avait néanmoins donné avant son décès
des preuves de démence, d'après lesquelles ses
héritiers attaquaient la vente.

Autre arrêt rendu par la cour d'appel de
Poitiers, du 27 mai 1809, qui confirme le
jugement qui casse et annule le testament
d'une femme très-âgée, qui avait resté deux
ans dans un état paralytique et léthargique,
et dans lequel les preuves de suggestion et de
captation de la part d'un curé étaient parfaitement établies. Quoique l'interdiction de la
testatrice n'eût point été provoquée durant sa
vie, les tribunaux se sont néanmoins décidés
d'après les preuves établies d'imbécillité, et
des menées artificieuses de celui qui avait dirigé
l'esprit de la malade (2).

____

(1) Recueil génér. des lois et des arrêts, par M. Sirey
deuxième partie, ann. 1808, p. 269 du tom. 2.
(2) *Ibid.*, ann. 1810, première partie.

§. 224. Il faut néanmoins avouer que plus souvent les tribunaux, mus par le respect dû aux volontés des mourans, se sont plutôt déterminés par la nature même de l'acte que par tous les autres faits ; que si l'acte contenait des dispositions suffisantes pour prouver que le testateur n'était pas en son bon sens lorsqu'il l'a fait, on n'a pas cru nécessaire de recourir à d'autres preuves ; que si au contraire il résultait de l'acte même la conviction que le testateur n'était pas en démence, les faits contraires, ou n'ont pas été reçus, ou bien ont été déclarés insuffisans. Ainsi nous avons déjà vu confirmé (§. 192) un testament auquel on opposait des fins de suggestion, parce que les dispositions de récompense et de gratitude qu'il renfermait étaient dans les vues de la sagesse. Je trouve aussi dans le même journal, maintenu par la cour de cassation, le testament d'une personne qu'on disait imbécille, et qui avait été interdite ensuite, sur le fondement, 1° qu'il présentait des preuves de raison et de sagesse ; 2° que les héritiers présomptifs qui l'attaquaient n'avaient allégué aucun fait positif de nature à prouver que le testateur fût en état de faiblesse d'esprit à l'époque du testament, antérieur à l'interdiction ; 3° qu'il avait été reconnu par l'héritier présomptif que, depuis cette époque, il avait obtenu une procuration dont il avait fait usage pour recueillir une succession advenue au testateur (1),

Actes proba-
toires de la rai-
son du testa-
teur.

---

(1) Jugem. du tribunal de cassation, du 12 brumaire an 10, journ. de ladite année, p. 97.

On peut lire dans les recueils de jurisprudence
plusieurs autres décisions analogues, qui de-
viendront encore plus communes aujourd'hui
sous l'empire du Code Napoléon, d'après la
disposition de l'art. 504.

Cette versatilité apparente des opinions des
jurisconsultes (§. 222) tient sans doute à ce
qu'il est impossible que la loi établisse des
règles fixes et positives, applicables à tous les
cas dans une matière où tout dépend des circonstances qui varient à l'infini, et qu'il a fallu
par conséquent en laisser la discussion et le
jugement, suivant les circonstances, dans le
domaine des tribunaux. Il peut cependant se
présenter des cas déterminés portant avec eux
un tel caractère de déraison, qu'ils entraîne-
ront nécessairement le suffrage unanime des
juges ; telle serait l'hypothèse suivante qui me
vient à l'esprit, parce qu'il y en a eu un exemple il n'y a pas long-temps. Un artisan riche
pour son état, très-mélancolique et ennuyé de
la vie, sans enfans, mais ayant un frère et des
neveux fort pauvres, se fait conduire par un
ami dans un hospice, où il se met en pension, donne à cet ami en le quittant une somme
de mille écus, fait ensuite son testament, par
lequel il institue l'hospice pour son héritier
universel, et meurt quinze jours après son arrivée. Cet acte et autres analogues ne seraient-
ils pas frappés de nullité, 1° à cause d'une si
grande libéralité sans motif légitime ; 2° à
cause de l'état antérieur du testateur, et même
de sa dernière démarche, qui n'avait été provoquée par aucun motif excusable ?

§. 225. Si j'ai réussi à prouver dans la Actes antérieurs au suicide. section précédente que le suicide est généralement un acte de folie, il doit en résulter la conséquence de nullité de tous actes passés peu de temps avant cet attentat, d'après cet axiome déjà tant de fois répété : *Furiosi nulla est voluntas. Lex* 40 *de reg. juris ;* et plus les actes, tels que testamens, donations, et autres, se trouveraient rapprochés de ce dénoûment de la folie, moins ils devraient être considérés comme légaux.

Je ne trouve, il est vrai, nulle part, dans notre législation actuelle, aucune disposition des lois qui déclare l'incapacité de l'homicide de soi-même, incapacité qui avait lieu dans l'ancienne législation française (1) : mais si l'on ne peut disconvenir, comme l'a dit Sénèque, que le suicide est la plus grande preuve de folie, et que dans ce moment de désespoir, où l'on ne connaît plus ses devoirs, où l'on ne tient plus à la société, il est presque impossible de faire une action de sagesse ; s'il est vrai que, de tous les auteurs de droit, il n'en est pas un qui n'ait mis en principe que les interdictions fondées sur la démence remontent jusqu'au moment où la démence est prouvée, ces motifs, ce me semble, sont suffisans pour engager les tribunaux à suppléer au silence de la loi, en examinant les causes et les motifs du suicide, en remontant à la vie antérieure de celui qui s'est donné la mort, et en portant leur attention sur la nature des actes qui ont précédé l'événement.

---

(1) Voyez Furgole, Des testamens, tom. 1, p. 211.

D'ailleurs la preuve que le suicide, eût-il même été déterminé par des opinions particulières, telles qu'étaient celles de Platon et des disciples de Zénon, ne peut cependant s'exécuter que dans un moment d'état pathologique, de distension vicieuse du cerveau, (assertion confirmée par l'autopsie), c'est que s'il arrive que l'individu survive à cet acte de désespoir, il retourne rarement dans son premier bon sens. Indépendamment des faits consignés dans les livres, j'ai connu un homme et une femme qui avaient attenté à leurs jours en se coupant la gorge, et qui, ayant été secourus à temps, ne reprirent cependant jamais l'usage de la raison. Cet acte est donc une grande présomption de folie permanente pour quiconque l'a tenté ; et si l'individu continue à donner des preuves de l'égarement de son esprit, l'on est en droit de dater l'époque où il devrait être interdit du moment où il a parlé de se détruire, et où il a cherché à le faire.

§. 226. Nous terminerons ce chapitre par quelques considérations sur les mariages appelés *in extremis*. Ils étaient prohibés par la déclaration de 1639 ; on craignait avec juste raison, dans ces derniers momens, les effets de la ruse sur la faiblesse. Notre législation actuelle n'en fait aucune mention, vraisemblablement parce que l'article 191 du Code civil déclare *pouvoir être attaqué tout mariage qui n'a point été contracté publiquement ;* ce qui naturellement ne peut avoir lieu quand on est au lit de la mort.

Je pense qu'on doit appliquer à ces sortes de

contrats les mêmes données établies à la section cinquième pour ce qui regarde les testamens ; et que, s'il est prouvé que le contrac-
tant n'avait pas une maladie cérébrale , et
qu'il était sain d'esprit et d'entendement , c'est
servir à la fois les mœurs et l'équité que de
favoriser les bonnes intentions d'un père mourant qui veut assurer l'état d'une compagne
persévérante , ou celui d'une postérité innocente , condamnée sans cela à la misère et au
malheur. Tel est aussi l'avis de plusieurs habiles jurisconsultes (1).

____

(1) Explication du Code civil par M. Bousquet, tom. 1,
Mariage.

CHAPITRE V.

Du Mariage. — Du Consentement. — Des Nullités du mariage. — Des seconds Mariages, Du Divorce.

§. 227. Ce chapitre est divisé en trois sections : la première traite du mariage en général, et des cas d'opposition au mariage ; la seconde, des cas de nullité du mariage ; et la troisième, de quelques questions relatives au divorce.

SECTION PREMIÈRE.

Du Mariage en général, et des cas d'opposition au mariage.

Définition du mariage.

§. 228. Le mariage a non-seulement un but physique, mais il a encore un but moral et politique ; c'est la société de l'homme et de la femme qui s'unissent pour leur bonheur particulier, pour perpétuer leur espèce, et pour s'aider par des secours mutuels à porter le poids de la vie, telle qu'elle sera.

En d'autres termes, le mariage doit être considéré sous trois rapports : sous celui des besoins physiques personnels ; sous celui des

enfans qui en naîtront ; et enfin sous le rapport des droits et des devoirs que l'état social
a attachés à cette institution.

Sous ces trois rapports, les considérations
sur le mariage sont autant , et peut-être plus ,
du domaine de la médecine que de celui de la
législation.

§. 229. Aussitôt que la grande crise de la
puberté (§. 15 et suiv.) est accomplie , la
liqueur prolifique ramassée dans les vésicules
avertit , par l'excitation qu'elle produit , par
la distension qu'elle cause dans les vaisseaux
spermatiques , qu'il est temps de se prêter à
la conservation de l'espèce. Dès ce moment
la sécrétion de cette humeur acquiert chaque
jour de nouvelles forces ; la vue d'un autre sexe ,
des désirs croissans l'accumulent dans ses réservoirs ; elle y prend de l'odeur, de l'âcreté ; et il
devient très-souvent un besoin pressant pour la
conservation de la santé d'en diminuer la quantité. Le mariage est donc l'état qui convient
à l'homme vivant en société , pour qu'il fasse
un usage modéré des nouvelles forces qu'il
a acquises , et qui lui deviendraient très-souvent à charge , s'il s'obstinait à vivre dans le
célibat. Cette vérité est si irréfragable , elle
est si au-dessus de tous les sophismes que les
opinions humaines ont enfantés , que Tertullien
et plusieurs autres premiers pères de l'église
ont été forcés de convenir qu'il fallait se résoudre à une opération honteuse, si on voulait
faire du célibat une vertu sacerdotale.

Les fastes de l'art nous ont transmis plu-

Ier RAPPORT.
Besoins per-
sonels.

sieurs exemples de fureur et de convulsion produits par la rétention de la liqueur séminale, soit par suite d'une continence volontaire, soit par maladie, comme lorsque les conduits déférens se sont trouvés rétrécis, ou que l'éjaculation a été empêchée par l'engorgement squirreux de la prostate, ou par des obstacles dans le canal de l'urètre.

Un jeune Lyonnais, devenu pubère à l'âge de seize ans, et observant une continence absolue, commença par éprouver dans le fond du bassin, et dans l'ensemble des organes sexuels, des douleurs sourdes, suivies enfin de l'évacuation d'une humeur glaireuse de couleur perlée, qui laissait une impression brûlante et une inflammation érysipélateuse sur le canal ; ce qui cessa au bout de trois jours, et rendit le calme au malade. Chaque année, jusqu'à l'âge de dix-neuf ans, les mêmes scènes se répétèrent. A cette époque, le jeune homme observant toujours la même continence, l'humeur spermatique abandonna l'urètre et se porta sur les intestins, où elle produisit les mêmes cuissons. Quelques mois après, la paume de la main devint le siége de cette humeur bizarre, acquérant toute la sensibilité propre aux organes sexuels. Le matin, dit l'observateur, après les repas, ou à la vue des personnes du sexe qui plaisaient au jeune homme, les mains entraient dans une douce chaleur qui se communiquait bientôt à tout le bras ; et si les mains étaient frottées l'une contre l'autre, cette chaleur devenait brûlante et se communiquait avec rapidité à tout le corps, se ter-

minant par une syncope voluptueuse......
Pendant tout ce temps la nature restait muette
dans toutes les parties de la génération (1).

Chez la femme, la fureur utérine est l'effet extrême d'une irritation analogue que
produisent à cette époque dans ses parties une
humeur nouvellement sécrétée ou perfectionnée, une pléthore qui les gonfle, les fait presser
l'une contre l'autre, qui développe par-là
les houppes nerveuses dont ces organes sont
pourvus. L'immortel de Buffon a vu une fille
de douze ans, très-brune, d'un teint vif et
coloré, d'une petite taille, mais déjà formée,
avec de la gorge et de l'embonpoint, *faire
les actions les plus indécentes au seul aspect
d'un homme : rien n'était capable de l'en
empêcher, ni la présence de sa mère, ni les
remontrances, ni les châtimens; elle ne perdait
cependant pas la raison, et son accès, qui
était marqué au point d'en être affreux, cessait dès le moment qu'elle demeurait seule
avec des femmes.

Il faut convenir cependant que cet état,
assez impérieux pour subjuguer la pudeur,
sentiment si naturel au sexe, est assez rare;
qu'il est l'effet d'une organisation particulière,
d'une acrimonie *sui generis*, qu'il est une maladie enfin que le mariage ne guérit pas toujours, mais qu'il irrite plutôt et sans avantage pour la génération, puisque ces sortes
de femmes sont communément stériles. Dans
l'ordre ordinaire, et à moins de circonstances

____

(1) Recueil des actes de la société de méd. de Lyon,
an 6, observation de M. Martin l'aîné.

qui excitent la lubricité, l'évacuation périodique, et l'affaissement successif et naturel,
qui se fait dans les organes de la femme, sa
constitution humide et muqueuse, jointe à
l'éducation qu'elle reçoit, la garantissent
presque toujours d'un trop grand degré d'irritation, au point de lui rendre le célibat beaucoup plus supportable et moins fâcheux que
chez le sexe opposé.

L'homme, au contraire, porte en lui une
cause d'activité permanente, un *stimulus* toujours préparé, toujours présent depuis la puberté jusqu'à la décrépitude. Qu'il repousse
cet aiguillon qui le porte vers l'autre sexe,
ou qu'il en abuse, ces deux extrêmes, effets
du célibat, lui sont également nuisibles ; et
c'est ce qui lui rend le mariage un véritable besoin, un véritable moyen d'éviter la douleur,
de conserver sa santé et de prolonger son
existence.

Sous le rapport de quelques maladies, mais
surtout sous celui des convenances et de la
nécessité d'avoir un appui et un confident,
le mariage n'est pas moins un besoin personnel pour la femme, quoiqu'elle en retire peut-
être moins d'avantages physiques, comme
nous le dirons mieux dans la partie consacrée
à l'hygiène publique.

Honneurs ac-
cordés au ma-
riage chez les
anciens.

§. 230. Le mariage était en singulier honneur dans les anciennes républiques, et les
célibataires y étaient exposés à diverses humi-
liations. Xénophon et Plutarque nous citent
l'exemple de Dercyllidas, qui avait commandé les armées de Lacédémone avec tant

de gloire, et qui, déjà vieux et célibataire, s'entendit dire dans l'assemblée du peuple, par un jeune Spartiate : « Je ne me lève pas devant toi, parce que tu ne laisseras point d'enfans qui puissent un jour se lever devant moi. » Les anciennes lois romaines cherchèrent aussi beaucoup à déterminer les citoyens au mariage. Le peuple et le sénat firent souvent des règlemens relatifs à ce sujet, comme le dit Auguste dans sa harangue rapportée par Dion. La loi *Poppæa*, donnée par cet empereur, fut le complément de tous ces règlemens, et forma proprement un Code de lois qui ont tant de vues, qui influent sur tant de choses, qu'elles forment, dit Montesquieu, la plus belle partie des lois civiles des Romains. Cette loi voulait que l'époux survivant eût à se marier dans tant de temps, et elle en ordonnait de même dans le cas de divorce. On donna divers priviléges et des récompenses à ceux qui étaient mariés, de plus grands à ceux qui avaient des enfans, et l'on décerna des peines contre le célibat. La femme qui avait moins de quarante-cinq ans, et qui n'avait ni mari ni enfans, ne pouvait pas se servir de litière ni porter de pierreries. Suivant le trente-troisième chef de la loi que j'ai citée, il était défendu à un homme qui avait soixante ans d'épouser une femme de cinquante. Comme on avait donné de grands priviléges aux gens mariés, la loi ne voulait pas qu'il y eût des mariages inutiles. Par la même raison, le sénatus-consulte *calvisien* déclarait illégal le mariage d'une femme qui avait plus de cinquante ans avec un homme qui en avait moins de soixante ; de sorte qu'une femme qui avait cinquante ans ne pouvait se marier sans encourir les peines de ces lois. Tibère ajouta à la rigueur de la loi poppéenne, et défendit à un homme de soixante ans d'epouser une femme qui en avait moins de cinquante ; de sorte qu'un homme de soixante ans ne pouvait se marier dans aucun cas sans encourir la peine : mais Claude abrogea ce qui avait été fait à cet égard sous Tibère.

Constantin, devenu chrétien, retrancha les peines des lois poppéennes, et en déchargea, tant ceux qui n'étaient point mariés, que ceux qui, étant mariés, n'avaient pas d'enfans. Justinien commença par déclarer valables tous les mariages que les lois poppéennes avaient prohibés ; il protégea la clause *en gardant viduité*, qui annulait les testamens dans les anciennes lois ; puis faisant un étrange abus d'une doctrine sublime, dont le but n'était pas de renverser ce qui était bon, il alla jusqu'à accorder des avantages à ceux qui ne se remarieraient pas : « de là naquit ce célibat « formé par le libertinage, celui où les deux « sexes, se corrompant par les sentimens na- « turels même, fuient une union qui doit « les rendre meilleurs, pour vivre dans celle « qui les rend toujours pires (1). »

Contradiction de quelques philosophes sur le mariage.

§. 231. Ces avantages accordés au mariage par les anciens peuples découlaient évidem-

---

(1) Esprit des lois, liv. 23.

ment de la nécessité de conserver les mœurs et de favoriser la population. Néanmoins il faut convenir que chez les Grecs, que l'on admire tant, il y a eu souvent de grandes contradictions, et que plusieurs maximes de leurs philosophes législateurs, loin de devoir être imitées, sont infiniment odieuses. Platon, après avoir fixé le nombre des citoyens de sa République à cinq mille quarante, veut que l'on arrête ou que l'on encourage la population, suivant le besoin, par les honneurs, par la honte et par les avertissemens des vieillards ; il veut même que l'on règle le nombre des mariages de manière que le peuple se répare sans que la république soit surchargée. Si la loi du pays, dit Aristote dans sa Politique, défend d'exposer les enfans, il faudra borner le nombre de ceux que chacun doit engendrer ; si l'on a des enfans au-delà du nombre défini par la loi, il conseille de faire avorter la femme avant que le fœtus ait vie, et il rapporte ensuite le moyen infâme employé par les Crétois pour prévenir le trop grand nombre d'enfans (1).

Étrange contradiction ! Les Grecs avaient des lois qui honoraient le mariage, parce qu'il est favorable aux mœurs, et qu'ils sentaient le besoin des mœurs ; ils en avaient d'autres qui détruisaient les mœurs ! C'est qu'ils étaient divisés en petites républiques qui s'attachaient particulièrement à régler le nombre des citoyens, qui ne pouvaient excéder un certain

____

(1) Esprit des lois, liv. 23.

taux sans être exposés à manquer de subsistance; la population de chaque état était elle-même divisée en hommes libres qui ne travaillaient pas, et en esclaves qui faisaient tout le travail. Ils voulaient donc des citoyens, et non pas des hommes, et la loi n'était pas faite pour l'homme, mais l'homme devait naître pour la loi. Aussi la Grèce brûla-t-elle à cet amour infâme, qu'on ne peut nommer sans rougir, plus d'encens que toute autre nation! Et il paraît que M. de Paw (1) n'a pas fait assez d'attention aux principes politiques de ce peuple sur la population, quand il a voulu masquer ce vice ou le couvrir de la laideur des femmes grecques, puisqu'on l'a rencontré dans les colléges, dans les séminaires et dans les monastères, enfin partout où la nature a été contrariée, ou partout où il s'est trouvé des hommes corrompus et de mauvaises mœurs.

Gloire au christianisme, dont l'esprit, dès son origine, a adouci la férocité des nations, a consacré, lorsqu'il n'a pas été mal entendu, les droits de la nature; qui a multiplié partout le nombre des hommes libres, et qui a donné lieu à des institutions bien plus analogues aux besoins de l'espèce humaine que celles des anciens philosophes! On doit dire aussi que l'agrandissement des états a singulièrement contribué à l'établissement d'une législation plus humaine.

Ages propres
au mariage.

§. 252. Il ne suffit pas d'avoir des enfans,

____

(1) Recherches sur les Grecs.

il faut les avoir sains et robustes ; et l'âge des pères et mères influe beaucoup sur cela. Hésiode voulait que l'âge des garçons ne fût pas trop au-dessous de trente ans, et il fixait celui des filles à quinze ans. Platon avait aussi choisi l'âge de trente ans pour les hommes, et celui de quinze à vingt pour les femmes. Suivant Aristote, les hommes doivent avoir environ trente-sept ans, et les femmes à peu près dix-huit. On croit qu'à Sparte, c'était trente ans pour les hommes, et vingt ans pour les femmes ; car ce n'était qu'à trente ans qu'un Spartiate avait droit d'opiner dans l'assemblée générale, ce qui suppose qu'avant cet âge il n'était pas regardé comme chef de famille. Les Athéniens n'attendaient pas un âge aussi avancé ; il paraît au contraire qu'ils se mariaient dès les premières années de la puberté (1). La nécessité de la réparation de l'espèce, détruite par tant de guerres, engageait les Romains à se marier très-jeunes, et dans les premières années de la puberté. Comme on jouissait des priviléges des époux dès l'instant des fiancailles, on ne pouvait différer le mariage que de deux ans ; on pouvait épouser une fille à douze ans, et la fiancer à dix ; de même un garçon pouvait se fiancer à douze ans, et se marier à quatorze ans. On prenait la robe virile à vingt-un ans, et l'on était dèslors censé apte à certains emplois. La loi *Poppœa* donnait l'exemption d'un an, sur l'âge requis pour obtenir des charges, par chaque

____

(1) Voyage d'Anacharsis en Grèce, tom. 5, ch. 74. et tom. 8, chap. 77 ; édit. in-8°.

Tome I.   22

enfant qui naissait dans le mariage. Il paraît, en conséquence, qu'on était marié et qu'on avait des enfans bien avant l'âge de la majorité ; autrement le privilége accordé par la loi eût été inutile. Cela commença déjà à changer sous *Sévère*, cet empereur ayant reculé jusqu'à vingt-cinq ans pour les mâles, et vingt ans pour les filles, le temps des dispositions de la loi *poppéenne* (1).

Au rapport de Tacite (2), les Germains ne s'adonnaient que tard aux femmes, pour que leurs forces ne s'épuisassent pas avant le temps. Les filles même ne pouvaient pas se marier très-jeunes, ce qui faisait qu'elles devenaient aussi grandes et aussi robustes que les hommes. Les mariages n'avaient donc lieu chez ces peuples qu'à la fleur de l'âge, et les enfans qui en provenaient étaient aussi vigoureux que leurs pères.

Justinien, qui a voulu tout réformer, après avoir aboli, comme nous l'avons dit, les lois romaines relatives au mariage, permit de se marier dès qu'on aurait atteint l'âge de puberté, et il s'avisa de proposer trois indices pour reconnaître cette époque, savoir : l'âge de quatorze ans, les poils aux parties sexuelles, et la puissance d'engendrer ; indices, dont les deux derniers, comme l'observe judicieusement Zacchias, sont aussi déshonnêtes, pour ne pas dire davantage, que l'expédient proposé par Platon, et blâmé par Justinien lui-même, de faire dépouiller les jeunes gens pour les

____

(1) Voyez esprit des lois, tom. 2, liv. 23.
(2) *De moribus Germanorum.*

examiner. Il est plus court et plus sage, continue Zacchias, si l'on ne veut pas s'en tenir strictement à l'âge, d'examiner dans les deux sexes les signes assez apparens de puberté (énoncés §. 15 et suiv.), en y joignant les circonstances du tempérament, de l'éducation, et du climat (1). Ayant même, quoique médecin d'un pape, le courage de s'élever contre les dispositions du droit canonique, il blâme hautement l'usage de permettre la célébration du mariage à douze ans pour les filles, et à quatorze ans pour les garçons; il voudrait qu'on le retardât pour les deux sexes d'un an ou deux, et qu'au surplus, dans une affaire aussi essentielle, on s'attachât moins à l'âge qu'aux forces (2).

§. 233. On peut être surpris que la loi romaine ait fixé à soixante ans l'époque où un homme devait renoncer à être père; avait-on des observations que cet âge fût la clôture de la propagation. Il en existait, au contraire, plusieurs qui prouvaient que cette faculté pouvait s'étendre bien au-delà; ils avaient celles, par exemple, de *Caton* et de *Massinissa*, qui devinrent pères étant plus qu'octogénaires. On ne peut, avec Montesquieu, appuyer cette décision sur le climat, car Paul Zacchias, qui a vécu et qui a écrit dans le même pays, porte l'âge où l'on peut encore être père jusqu'à soixante-dix ans, avouant même qu'il est bien des exemples où la paternité a eu lieu beaucoup plus tard. Il cite, entre autres, le père

---

(1) *Quæst. med. legal, lib.* 1, *tom.* 1, *quæst.* 7.
(2) *Ibid, lib.* 3, *tit.* 1, *quæst.* 2.

du médecin *Platerus*, qui, s'étant remarié à soixante-douze ans, eut encore six enfans, et une fille à quatre-vingt-deux ans (1). Il me semble qu'il est plutôt vraisemblable que cette défaveur, jetée sur la vieillesse par la loi romaine, venait de ce qu'on avait observé qu'en général les enfans procréés dans un âge avancé étaient ordinairement faibles, et sujets à plus de maladies : cet âge, en effet, est l'époque des infirmités ; et comme dans la génération l'on donne ce que l'on a, il est conséquent que les enfans produits dans la vieillesse jouissent d'une plus mauvaise santé que ceux que l'on a obtenus dans la jeunesse et dans l'âge viril. Du reste, si jamais on songeait à faire une loi à cet égard, je désirerais qu'on fît moins d'attention à l'âge qu'à l'état vigoureux du sujet ; car, ainsi que je l'ai déjà dit, le vieillard qui n'a pas abusé de ses forces est souvent plus jeune à soixante-dix ans, que l'homme de quarante-cinq à cinquante ans, déjà épuisé. Je regarderais ce dernier cherchant à former un lien que la nature repousse comme plutôt séduit par une imagination égarée ou par l'artifice, qu'entraîné par le besoin des sens ou par un sentiment raisonnable de son propre bonheur.

§. 254. Plus sage que les anciennes lois de la Grèce et de Rome antique et moderne, la législation française actuelle, prenant un terme moyen, propre à assurer à l'homme physique la capacité nécessaire pour remplir sa destina-

---

(1) *Quæst. med. legal. lib.* 3, *tit.* 1, *quæst.* 2.

tion et à défendre l'homme moral contre ses propres passions et celles des autres, a fixé à dix-huit ans révolus pour l'homme, et à quinze ans révolus pour la femme, l'époque où ils peuvent contracter mariage (1). L'âge de puberté, comme nous l'avons vu, étant avancé ou retardé dans les divers individus vivant dans le même climat, les législateurs ont cru, avec juste raison, pouvoir admettre cet âge, comme celui après lequel le plus généralement les hommes sont présumés avoir atteint ce moment décisif.

Mais la loi ne livre point encore à eux-mêmes les citoyens parvenus à cet âge ; se reposant sur la prudence autant que sur l'affection des pères, elle leur a abandonné, pour les garçons, jusqu'à l'âge de vingt-cinq ans, et pour les filles, jusqu'à celui de vingt-un ans, les exceptions nombreuses qui peuvent se rencontrer à la fixation légale de l'époque permise du mariage (2). Elle a pensé que si, malgré l'âge requis, les enfans néanmoins n'avaient pas encore atteint toutes les qualités physiques et morales nécessaires pour un engagement d'une si haute importance, les parens auraient assez de sagesse pour en retarder l'exécution.

Quant aux cas où la puberté, extraordinairement anticipée, exigerait qu'on anticipât aussi sur le temps légal, le gouvernement est autorisé à accorder des dispenses d'âge pour des motifs graves (3).

---

(1) Code Napol., §. 144.
(2) *Ibid.*, §. 148.
(3) *Ibid.*, §. 145.

Ayant conservé des lois romaines ce qu'elles avaient d'utile et d'honnête, et des lois canoniques ces principes de charité et de bienveillance réciproques dont la faiblesse humaine ne peut jamais se passer à quelque âge que ce soit de la vie, notre législation actuelle déclare devoir être réputées comme non écrites les conditions impossibles, et celles qui sont contraires aux lois ou aux mœurs, et qui se trouveraient dans les dispositions entre-vifs ou testamentaires (1). Par conséquent la clause, *en gardant viduité*, adoptée par Justinien, n'est plus admise. Depuis l'époque autorisée par la loi, jusqu'à la fin de la vie, l'homme et la femme peuvent contracter mariage, puisqu'ils ont besoin en tout temps de secours et de consolations, et plus particulièrement encore dans la vieillesse ; puisque dans l'état social cette institution n'a pas seulement pour but la satisfaction des sens et la procréation, mais qu'elle est encore un pacte solennel d'amitié, de fidélité, d'assistance et de secours mutuels (2).

§. 255. Dans un sens absolu, plusieurs accidens seraient des causes légales d'opposition au mariage par le ministère public, si, comme dans les républiques grecques, on voulait s'attacher à la perfection physique du genre humain pour n'avoir que des citoyens sains et robustes. A Lacédémone, au rapport de Plutarque, les deux époux devaient joindre

Motifs d'op-
position au
mariage.

---

(1) Code Napoléon, §. 900.
(2) *Ibid.*, §. 212.

aux qualités de l'âme une beauté mâle, une taille avantageuse, une santé brillante. Lycurgue et plusieurs autres législateurs trouvaient étrange qu'on se donnât tant de soins pour perfectionner les races des animaux domestiques, tandis qu'on négligeait absolument celle des hommes. Leurs vœux furent remplis, et d'heureux assortimens semblèrent ajouter à la nature humaine un nouveau degré de force et de majesté ; en effet, rien n'était si beau, rien de si pur que le sang des Spartiates (1).

Certes, le plus sûr moyen de débarrasser l'espèce humaine de tant de maladies qui sont l'écueil de la médecine, et qui se perpétuent par la génération, serait celui de prohiber le mariage à ceux qui en sont atteints. Mais ce serait une grande atteinte à la liberté civile et au bonheur individuel. Nous ne sommes plus dans ces temps où, comme je l'ai déjà dit, la population devait être quelquefois limitée, et où tous les citoyens, nécessairement et uniquement magistrats et guerriers, devaient avoir des qualités physiques propres aux fatigues de la guerre. Dans l'ordre actuel de la société, et avec des empires très-étendus, chaque individu peut trouver à s'occuper utilement suivant sa constitution et les forces dont il a été doué. Les sciences, les arts, le commerce et les professions mécaniques emploient les hommes faibles et valétudinaires, tandis que l'agriculture et la guerre sont réservées aux hommes forts et vigoureux : d'ailleurs la com-

---

(1) Hommes illust. de Plutarque, vie de Lycurgue.

paraison de l'homme avec les animaux est fautive : l'homme est plus grand par les qualités de l'âme que par celles du corps ; une belle âme loge souvent dans un corps défectueux, témoin Ésope.

Il n'y a donc plus les mêmes raisons pour priver des avantages qu'ils peuvent retirer du mariage ceux qui jouissent d'une mauvaise santé, et les enfans qui en naissent se trouvent au reste confondus dans une immense population où ils sont à peine aperçus. C'est donc un pas vers le bonheur universel que d'avoir pu à cet égard faire des lois pour les hommes tels qu'ils sont, au lieu d'être contraint à les obliger à renoncer à ce qu'ils ont de plus cher, et à n'être que ce que veulent des lois souvent barbares et tyranniques. Cette partie essentielle n'avait cependant pas échappé aux réflexions des auteurs des lois canoniques ; ils y avaient eu égard en prohibant le mariage entre parens. Quels qu'aient été les motifs qu'on leur a attribués, et les abus qui en ont découlé, toujours est-il vrai que l'intention primitive était bonne et conforme aux lois naturelles. La nouvelle législation a adopté avec raison ces dispositions : elle prohibe le mariage en ligne directe entre les ascendans et descendans, légitimes ou naturels, et les alliés dans la même ligne ; en ligne collatérale, entre le frère et la sœur, légitimes ou naturels, et les alliés au même degré ; entre l'oncle et la nièce, la tante et le neveu (1).

____

(1) Code Napol., §. 161, 162 et 163.

Effectivement, indépendamment de l'intérêt des mœurs, rien ne détériore autant l'espèce humaine que les mariages faits dans la même famille. M. de Paw rapporte, avec justesse, d'après un auteur portugais, que les nobles de ce pays ne formant d'union qu'entre eux, pour conserver *la pureté du sang*, sont presque tous devenus stupides. Les événemens prouvent assez aux moins clairvoyans combien sont aujourd'hui différens de leurs pères les descendans de ces fiers guerriers qui jadis ont asservi le monde. J'avais surtout fait cette observation parmi les juifs d'Italie. Comme ils étaient, dans le temps où je les ai vus, très-religieux observateurs du précepte de préférer pour le mariage les parens aux étrangers, il me parut, par la comparaison de ce qui arrive aux animaux domestiques, pouvoir attribuer à cet usage l'état rabougri de plusieurs d'entre eux, et les infirmités nombreuses dont ils étaient affligés.

Parmi les maladies, la loi ne parle que de l'état de démence comme formant opposition au mariage (1) ; mais les parens peuvent s'opposer au mariage (2) jusqu'à la majorité, même pour les enfans et descendans jusqu'à vingt-cinq ans accomplis ; le législateur a sans doute présumé que les pères et mères d'enfans attaqués de maladies graves auraient le bon sens, je dirai plus, seraient assez équitables et assez bienveillans pour empêcher des unions mal-

---

(1) Code Nap. §. 174.
(2) *Ibid.*, §. 173.

heureuses à leurs auteurs et à une longue suite de générations. Ainsi la loi est encore bien louable d'avoir voulu renfermer dans le sein de la magistrature paternelle des secrets qu'on n'aime pas à dévoiler, et qui deviennent souvent une infamie pour les familles, lorsqu'elles ont assez peu de discernement que de passer outre, entraînées par la cupidité ou par d'autres motifs tout aussi condamnables.

Entraîné également par les mêmes présomptions, je vais faire l'énumération des maladies notables, communément incurables, et qui se propagent par la génération, dont quelques-unes d'ailleurs peuvent être un motif de nullité du mariage. Puisse cet article être connu, dans l'occasion, des pères et mères et des conseils de famille.

Maladies notables qui se propagent par la génération.

§. 236. *Maladies de tête, ou du système sensitif.* 1° Les divers degrés d'imbécillité ou de fatuité, quoique cet état ne soit pas absolu (§. 158) ; la manie, quoique légère, et avec des intervalles lucides très-prolongés : ces maladies, en effet, se propagent, d'après mon observation, non-seulement par la génération, mais encore il est arrivé que des maniaques que l'on ne soupçonnait pas tels ont porté dans un moment inattendu des mains homicides sur leurs femmes et sur leurs enfans.

2° L'épilepsie idiopathique ou essentielle. On a vu les attaques de ce mal, que l'on croyait guéri, se renouveler par l'usage du mariage, et plusieurs y ont succombé dans l'acte même. Cette terrible maladie, lorsqu'elle n'est pas symptomatique, se guérit rarement, et se termine ou par la manie ou par la mort ; non-seulement elle passe de génération en généra-tion , mais encore elle est contagieuse pour l'époux en santé , surtout dans le sexe le plus faible.

3° La danse de Saint-Wit et diverses affec-tions convulsives essentielles , qui, nés d'un affaiblissement constitutionnel du genre ner-veux, passent nécessairement aux enfans , et ne peuvent produire que des générations mal-heureuses.

4° Le somnambulisme , lorsqu'il est invé-téré ; car l'homme, dans cet état , se livrant aux excès de sa haine ou de sa vengeance , qui ont été contenues durant la veille , peut devenir dangereux pour la personne qui co-habite avec lui.

Maladies de poitrine. 1° L'hémophthisie et la phthisie pulmonaire ; maladies qui , com-me l'on sait, se perpétuent jusqu'aux dernières générations : et il faut de plus remarquer , 1° que malheureusement les poitrinaires sont très-enclins aux plaisirs de l'amour ; 2° que la phthisie n'est pas sans danger de contagion pour l'époux en santé, surtout s'il est moins âgé que celui qui est malade, et s'il a des dis-positions à cette maladie (1).

____

(1) Le docteur Darwin assure avoir vu plusieurs fois des époux se communiquer la maladie, et mourir tous deux par la suite de la prédisposition originelle qui n'existait que chez un seul. (*Voyez sa Zoonomie, ou lois de la vie organique, tome 2, malad. contagieuses.*) Ayant observé directement le contraire, je suis en droit de penser que le docteur anglais ne s'était pas bien as-suré de l'absence de cette disposition originelle à la phthisie chez l'un des époux.

2° L'asthme sec et humide. L'usage du mariage est, en général, aussi nuisible aux asthmatiques qu'aux phthisiques, et les enfans qui en proviennent deviennent non - seulement asthmatiques comme leurs pères, mais encore ils naissent avec une disposition prochaine à la phthisie pulmonaire.

3° L'anévrisme du cœur, ou des gros vaisseaux. Je puis assurer, d'après une expérience assez longue, avoir observé une diathèse anévrismatique dans des jeunes personnes dont les parens avaient été sujets à cette maladie, et étaient morts subitement, par suite d'une rupture du cœur ou des gros vaisseaux.

Maladies du bas - ventre. 1° L'hypocondriasie et l'hystéricisme. On observe assez généralement que les enfans des hypocondriaques naissent avec un sang vapide, des solides faibles, et une disposition prochaine à toutes les maladies. Les filles des mères vaporeuses et hystériques le deviennent bientôt aussi elles-mêmes, sans compter les désagrémens sans nombre qu'éprouve une femme avec un mari hypocondriaque.

2° La pierre et la colique néphrétique. Il n'est que trop vrai que ces maladies passent aux enfans, indépendamment de l'exaspération qu'elles reçoivent de l'usage du mariage, et de la diminution de la faculté génératrice, occasionée par les spasmes atroces qu'éprouvent toutes les parties qui se trouvent sous le domaine du plexus hypogastrique.

3° Les ulcères et les affections cancéreuses de la matrice. Il n'est pas présumable qu'une personne déjà attaquée de ces terribles maladies cherche à se marier ; mais je parle des symptômes qui indiquent une disposition prochaine, ou simplement de la fille d'une mère morte de ces maladies, survenues sans cause extérieure ; car il est prouvé pour moi que ces maladies deviennent héréditaires. Il paraît même aussi, d'après quelques faits, que le cancer peut communiquer son infection, ou une disposition cancéreuse aux personnes saines qui ont des relations trop intimes et trop inconsidérées avec un cancéreux (1).

Maladies articulaires. La goutte et les rhumatismes chroniques violens et continuels. Rien n'est plus certain que la transmission de ces

---

(1) On lit dans le troisième volume du dictionnaire des sciences médicales, relativement à la question *de la propriété contagieuse du cancer*, que cette propriété, en faveur de laquelle *Amatus*, *Lusitanus*, *Tulpius* et *Peyrilhe* ont cité quelques faits peu concluans, n'est encore rien moins que prouvée ; que les expériences de MM. Alibert et du Puytren, pour inoculer la matière cancéreuse aux animaux, prouvent, au contraire, que le cancer n'est point contagieux, et que MM. Cayol et Bayle partagent cette opinion et l'appuient de plusieurs faits. Voyez au dictionnaire l'art. *cancer*, et le Journal général de médecine, tome 45, pag. 405.

Quoi qu'il en soit de ces assertions et expériences contraires à l'opinion de nos pères, qui traitaient les affections cancéreuses dans des lieux séparés, je ne conseille pas de s'y livrer avec sécurité dans la vie commune, et je puis assurer m'être bien convaincu que des affections cancéreuses et ulcéreuses de l'utérus, ont été héréditaires pour les filles de celles qui en étaient atteintes, et que pareillement ces affections ont été suivies de diverses maladies locales aux parties sexuelles des hommes qui avaient eu commerce avec ces femmes malades, et sans qu'on pût les attribuer à la siphilis.

maladies jusqu'à la dernière génération. Elles se masquent d'abord sous différens symptômes plus ou moins alarmans, jusqu'à ce que (si le fils du goutteux n'a pas succombé dans son enfance), le sujet soit parvenu à l'âge où l'humeur morbifique annonce sa nature et se fixe dans les articulations. Il n'est même pas bien sûr que l'époux goutteux ne communique pas sa maladie à l'autre époux.

Vices généraux des liquides ou des solides. 1° Le marasme et la consomption dorsale, suite du libertinage ou de la masturbation. Il est rare que cette maladie ne produise pas la stérilité ; ou bien si un père ainsi abâtardi a des enfans, ils ne peuvent être que de véritables squelettes, qui périssent dans le travail de la dentition , ou dans d'autres maladies du premier âge.

2° *Le mal vénérien souvent répété, invétéré, ayant été traité plusieurs fois.* Cette maladie affaiblit tout le système, et soit par l'effet du virus, soit par celui des remèdes qu'on lui a opposés plusieurs fois, il naît un état cachétique mixte, origine de plusieurs maladies dont on a bien souvent de la peine à déterminer la nature. Il faut ajouter que souvent on se croit guéri sans l'être réellement, et qu'alors on infecte une malheureuse épouse qui, ne se doutant pas de son état, infecte à son tour son mari, ce qui devient une source de débats les plus scandaleux. De pareils mariages sont inféconds , ou les enfans qui en sont le fruit naissent avec l'infection , et sont dévoués dès-lors à une mort presque certaine.

3° *Le rachitisme et les écrouelles.* Le rachitisme est très-souvent la cause que le bassin des femmes est mal conformé, qu'elles périssent dans l'accouchement, et qu'elles se trouvent exposées à la cruelle alternative ou de subir l'opération césarienne, ou de voir retirer leurs enfans par pièces. Les écrouelles se propagent, comme l'on sait, des pères aux enfans, et sont la source de la phthisie pulmonaire, et de plusieurs autres maladies tout aussi dangereuses.

4° Les dartres d'une espèce maligne et corrosive, et la lèpre. Les affections dartreuses passent souvent aux organes de la génération, simulant le mal vénérien, et se communiquent par la cohabitation. La lèpre, dont je parlerai ailleurs plus au long, ne se communique pas toujours par le contact immédiat, mais elle passe de père en fils, sans presque s'altérer. Elle est d'autant plus dangereuse que, jusqu'à l'âge de vingt à vingt-cinq ans, les enfans des lépreux paraissent très-beaux et très-sains. Telles sont les observations que j'ai faites à *Pigna* et *Castel-Franco*, département des Alpes-Maritimes, et à *Vitrolles*, département des Bouches-du-Rhône. Je ne connais aucun autre moyen d'en délivrer l'Europe que celui d'empêcher ces sortes de gens de se marier.

SECTION II.

Des cas de nullité du mariage, et en particulier, de l'impuissance naturelle et accidentelle.

§. 237. Le chapitre 3, tit. 5, liv. 1 du

Dispositions des lois sur les nullités de mariage.

Code civil contient les dispositions générales d'après lesquelles on peut former des
demandes en nullité de mariage. Il déclare que le mariage qui a été contracté sans
le consentement libre des deux époux, ou de
l'un d'eux, est nul, d'après une précédente
disposition, *qu'il n'y a pas de mariage lorsqu'il n'y a pas de consentement* (1), mais qu'il
ne peut être attaqué que par les époux, ou
par celui des deux dont le consentement n'a
pas été libre ; et il en est de même lorsqu'il
y a eu erreur dans la personne. (2) Cette cause
de demande en nullité n'est plus recevable
toutes les fois qu'il y a eu cohabitation continuée pendant six mois, *depuis que l'époux
a acquis sa pleine liberté, ou que l'erreur a été
par lui reconnue* (3). Parmi les autres dispositions
de ce chapitre, l'on doit encore remarquer,
en médecine légale, le cas de nullité par défaut d'âge (4), mais qui néanmoins est déclaré
inadmissible, 1° lorsqu'il s'est écoulé six mois
depuis que l'époux ou les époux ont atteint
l'âge compétent ; 2° lorsque la femme, qui
n'avait point cet âge, a conçu avant l'échéance
de six mois (5).

Mais il pourra se présenter des cas où il sera
difficile de connaître si la grossesse a commencé avant ou après le mariage compétent,
avant ou dans les six mois après le mariage,

---

(1) Code Napol., §. 148.
(2) *Ibid.*, §. 180.
(3) *Ibid.*, §. 181.
(4) *Ibid.*, §. 184.
(5) *Ibid.*, §. 185.

où enfin il pourra être contesté si le mari a eu connaissance de la grossesse. Ces questions sont du plus grand intérêt, ainsi que celles comprises dans les deux cas ci-après de la loi, 1° lorsqu'un enfant est né avant le cent quatre-vingtième jour du mariage, et que le mari conteste qu'il ait eu connaissance de la grossesse avant le mariage (1); 2° dans le cas d'enlèvement, lorsque la femme grosse rapporte l'époque de la grossesse à celle de l'enlèvement (2), et que ce dire est contesté; questions qui seront traitées aux chapitres de la grossesse et de la filiation.

§. 238. Il me semble qu'on peut résoudre, d'après la théorie des contrats, la plupart des questions relatives aux demandes en nullité de mariage. Le mariage, en effet, est un véritable contrat qu'on peut considérer comme *synallagmatique* ou *bilatéral*, *unilatéral*, *commutatif*; car il réunit par sa nature toutes les propriétés de ces contrats, sans pouvoir jamais être considéré ni comme *aléatoire*, ni comme contrat de *bienfaisance* (3). Il est une convention par laquelle deux personnes s'obligent réciproquement à donner et à faire ce qui est l'objet du mariage (4).

Quatre conditions sont essentielles pour la validité d'une convention : 1° le consentement de la partie qui s'oblige ; 2° sa capacité

____

(1) Code Napol., §. 314.
(2) *Ibid.*, §. 340.
(3) *Ibid.*, §. 1112, 1103, 1104, 1105 et 1106.
(4) *Ibid.*, §. 1101, 1102 et suiv.

de contracter ; 3° un objet certain qui forme la matière de l'engagement ; 4° une cause licite dans l'obligation (1).

Donc le mariage où l'un des époux manque de consentement, de capacité ou de puissance de remplir l'objet certain du mariage, est nul de sa nature, même lorsqu'on voudrait en faire un contrat aléatoire, ce qui répugne.

Relativement au consentement, la loi déclare qu'il n'est pas valable s'il n'a été donné que par erreur, ou s'il a été extorqué par violence ou surpris par dol (2). L'erreur, continue la loi, n'est une cause de nullité de la convention que lorsqu'elle tombe *sur la substance même qui en est l'objet ;* elle n'est point une cause de nullité lorsqu'elle ne tombe que sur la personne avec laquelle on a intention de contracter, *à moins que la considération de cette personne ne soit la cause principale de la convention* (3).

§. 239. Ne doit-on pas déduire de ces principes que l'objet du mariage étant l'union des sexes, et l'attente bien naturelle d'augmenter sa félicité, *il y a erreur* sur la substance même de ce contrat, *erreur sur la personne*, cause principale de la convention, lorsqu'indépendamment du défaut d'identité de personne (voyez à ce sujet le chapitre 2), l'on se rencontre avec un époux d'un sexe autre que celui auquel on s'attendait, avec un im-

Conséquences tirées de la loi relativement à l'erreur.

---

(1) Code Napol., §. 1108.
(2) *Ibid.*, §. 1109.
(3) *Ibid.*, §. 1110.

puissant, avec un individu portant le germe de maladies hideuses propres à faire passer une vie pleine de calamités, au lieu de ce surcroît de bonheur que l'on croyait trouver ?

En vain objecterait-on que l'on pouvait s'en assurer avant de conclure. Mais on sait qu'il se fait aujourd'hui un très-grand nombre de mariages dits *de convenance*, où les époux se sont à peine connus avant de se lier. Ne serait-ce pas, dans plusieurs cas, faire injure à la loi, que de condamner cette ignorance, qui n'aurait pu être vaincue qu'en prenant des familiarités anticipées absolument contraires à la morale ?

Le simple bon sens indique donc que, lorsqu'il se rencontre une des circonstances que nous allons examiner, il n'y a pas eu consentement, parce qu'il y a *et erreur dans la personne*, et qu'ainsi l'intérêt des époux, comme celui des mœurs, exigent qu'on demande la nullité du mariage aussitôt qu'on a reconnu l erreur, quel que soit le temps écoulé depuis sa célébration, puisqu'en parlant des six mois, la loi ne dit pas *depuis le mariage*, mais *depuis que l'époux a reconnu l'erreur*.

Je dis l'intérêt des mœurs ; car l'art. 313 du *Code Napoléon* ne permettant pas au mari de désavouer un enfant en alléguant son impuissance naturelle, rejeter les demandes en nullité de mariage pour cause d'impuissance, par exemple, ce serait donner lieu à des plaintes fréquentes d'adultère, ou favoriser le libertinage et les mauvaises mœurs.

§. 240. S'il n'y a eu jusqu'à ce jour aucun

23.

exemple *d'androgynisme* réel , soit de la présence des deux sexes dans un individu appartenant à la classe des mammifères, il y a eu grand nombre de jeux de nature , de monstruosités dans les parties de la génération , qui ont donné lieu aux erreurs les plus grossières avant que l'anatomie fût parvenue au point où elle est aujourd'hui. L'histoire des prétendus hermaphrodites est très-ancienne : on peut voir chez les mythologues que les anciens faisaient la plupart de leurs dieux androgynes. Virgile et le poëte *Ausone* paraissent avoir cru à l'existence de ces êtres ; et Tertullien a écrit contre eux. Une servante d'Ecosse , dit un ancien auteur , ayant rendu enceinte la fille de son maître, fut condamnée à être enterrée toute vive (1). Mais il a été plus fréquent de voir des femmes qui se croyaient hommes, et qui, en cette qualité, ont contracté mariage. Montaigne nous parle , dans le premier volume de ses Voyages , d'une femme des environs de Plombières ainsi mariée , et qui fut pendue après que son sexe eut été reconnu, parce qu'elle avait fait un mauvais usage de l'état irrégulier de ses organes. Un des premiers numéros du Recueil périodique de la société de médecine de Paris fait aussi mention d'une femme de cette espèce, mariée comme étant de l'autre sexe. Tout le monde connaît l'histoire de la fameuse *Marguerite Malaure*, déclarée garçon par les médecins et les capitouls de Tou-

---

(1) Dictionaire de Rochefort, au mot *Hermaphrodite.*

louse, et rendue à son état de fille par Saviard, en 1693, au moyen de la réduction d'une descente de matrice, qui jusqu'alors avait occasioné toute l'erreur (1).

Ces singularités tiennent ordinairement chez la femme à des difformités des parties sexuelles, telles qu'une chute de matrice, et particulièrement à l'excessif développement de l'organe analogue à celui de l'homme, dont on ne connaît pas encore les usages (le clitoris); la femme en ce cas a communément un air hommasse. Dans l'homme, l'absence des testicules, un enfoncement dans le scrotum, des défauts de conformation de la verge, ou une aberration dans sa place ordinaire, joints à des traits et à des formes féminines, assez ordinaires chez les hommes ainsi conformés, ont pareillement servi de prétexte à plusieurs méprises.

Un soldat de marine, âgé d'environ vingt ans, qui était à l'hôpital de Toulon, fut désigné, en 1799, à un médecin de mes amis comme hermaphrodite. Ce médecin l'ayant visité, lui trouva les parties de la génération reservées au sexe masculin dans un état d'imperfection apparente. La verge était d'ailleurs bien conformée, et les bourses contenaient deux testicules, mais au-dessous de la racine de la verge et dans la direction du raphé, elles se trouvaient séparées par une fente longue d'environ deux pouces, se prolongeant dans son milieu en forme d'entonnoir, par un enfoncement plus étroit, dans lequel l'extré-

___

(1) Recueil d'obser. chirurgic. par Saviard. obser. 15, page 57.

mité du doigt pouvait aisément être introduite, et qui était continuellement humecté par quelques mucosités. Ce jeune homme, dont la taille était à peu près de cinq pieds, avait la peau blanche et douce, peu de barbe, le sein développé comme celui d'une fille de seize ans, ferme et arrondi. Ses hanches étaient évasées, ses cuisses épaisses, ses genoux un peu en dedans..... Il fut réformé.

Rien de plus facile de ne pas se méprendre sur la nature du sexe, observant chaque partie séparément, et en s'assurant si elles ont toutes les caractères qui leur sont propres. On examinera si la verge est creuse, et on s'en convaincra encore mieux en faisant uriner la personne. Si ces caractères manquent, on sera assuré que ce n'est point une verge masculine. On se convaincra que cet organe est le clitoris, si vers sa base, ou à peu de distance au-dessous, ou postérieurement, on découvre le méat urinaire. On sera enfin très-certain que cet individu est féminin par l'introduction du doigt dans le vagin. Si par un trait de bizarrerie de la nature on trouvait une espèce de scrotum, on examinera s'il contient des testicules. S'il n'en contenait pas, on suivrait le trajet ordinaire du cordon spermatique, jusqu'à la région inguinale, pour voir si ces organes n'y seraient pas encore arrêtés, ainsi que la chose a eu lieu plusieurs fois; que si la verge est bien conformée, avec un prépuce, un méat urinaire, et qu'on découvre les testicules, on ne se laissera pas séduire par une apparence de vulve ou de conduit ressemblant au vagin; car on trouvera que ce

n'est qu'un cul-de-sac, et qu'il n'aboutit nullement à une matrice.

Du reste, on a observé assez généralemen
que ces déplorables jouets du caprice de la
nature jouissent rarement, relativement à
la propagation, des droits de l'espèce humaine ; ainsi, dans le cas qui peut encore _
présenter, du mariage de ces individus, non
seulement cette union serait nulle, par l'erreur de la personne, mais elle le serait encore,
à raison de l'impuissance, lors même que l'individu serait déclaré du sexe compétent.

§. 241. Il n'était point question de nullité
de mariage dans les lois de *Moïse* et de *Numa*,
mais seulement de répudiation et de divorce.
« En permettant le divorce, ces deux légis-
« lateurs donnaient à l'homme et à la femme
« le pouvoir de rompre une union dans la-
« quelle l'un ou l'autre, ou bien tous les deux
« ensemble, auraient apporté quelque impuis-
« sance d'accomplir les espérances qu'ils s'é-
« taient données : ils pouvaient en se séparant
« laisser ignorer à la société les motifs de
« leur séparation, et la honte de l'impuis-
« sance était couverte de toutes les autres
« causes naturelles et légales du divorce.
« Mais sous la loi des chrétiens le mariage,
« étant indissoluble de sa nature, devenait
« éternel dès qu'il était accompli ; l'homme
« et la femme ne pouvaient donc se séparer
« qu'en prouvant qu'il n'y avait entre eux
« qu'un simulacre de mariage, et que la loi
« et la religion n'avaient pu éterniser des nœuds
« que la nature ne leur avait pas donné le

Dispositions des lois sur l'impuissance.

« pouvoir de former. Telle est l'origine de
« toutes les accusations d'impuissance. Jus-
« tinien, qui proscrivit le premier le divorce
« par des lois civiles, est aussi le premier em-
« pereur qui ait promulgué des lois sur l'im-
« puissance (1). »

Ce ne fut cependant, au rapport de Fulbert et d'Yves de Chartres, que vers le
dixième siècle que cette jurisprudence devint dans les officialités d'un usage invariable.
On voulait d'ailleurs que ce défaut eût précédé le mariage, et que depuis sa célébration il se fût passé un certain temps pour
déterminer si l'impuissance était perpétuelle
ou simplement accidentelle ; pour éprouver
enfin si le défaut qui s'opposait au but du mariage ne pouvait être réparé par des moyens
naturels, incapables d'exposer l'homme ou la
femme à un grand danger.

Ces dispositions du droit canonique, dont
on ne peut méconnaître la sagesse (si l'on ne
pense pas qu'il eût été plus sage de conserver
les lois de Moïse et de Numa), ces dispositions, dis-je, furent adoptées par le droit civil
de l'ancienne France. Plusieurs arrêts de parlemens ont admis la fin d'impuissance après
huit, onze, douze et quatorze années de mariage, même après cinq ans, à l'occasion d'un
vieillard de soixante-dix ans (2). Mais dans
l'impuissance accidentelle, jamais ni les canons, ni les usages, ni les tribunaux n'ont

----

(1) Répertoire de jurisprudence, *Impuissance.*
(2) Décrétal. des papes Alexandre III et Innocent III,
nouvelle loi, 8, *de repudiis.*

porté atteinte au mariage ; et la chose était juste, car c'aurait été une violation du but moral du mariage, de se secourir mutuellement, que de le dissoudre précisément dans la circonstance où l'on a besoin d'être plaint et secouru. Les tribunaux ont même été à cet égard plus loin que ne l'aurait exigé l'honnêteté publique. Ainsi l'on voit un arrêt du parlement de Paris, de 1759, qui déboute une femme de sa demande en cassation de mariage, pour cause d'impuissance de son mari, qui déjà avait été déclaré tel dans un premier mariage, sur le motif qu'en secondes noces, douze ans après, des médecins avaient déclaré qu'il paraissait être guéri de son impuissance (1). L'on voit aussi un jugement de l'officialité de Paris, de 1749, qui n'admet pas l'impuissance organique d'une femme comme motif suffisant d'annuler le mariage, parce qu'il paraissait y avoir des moyens naturels d'y remédier (2) ; en quoi, comme nous le verrons, les médecins d'alors furent étrangement trompés.

§. 242. Ces principes sont-ils également admis dans notre législation actuelle, ou, en d'autres termes, l'impuissance absolue et perpétuelle doit-elle encore être considérée comme un empêchement majeur et dirimant du mariage ? Le Code ne contient, à cet égard, aucune disposition littérale ; mais on doit l'arguer, comme nous l'avons déjà dit, de l'ar-

---

(1) Causes célèbres, cinquième vol. cinquième cause.
(2) *Ibid.*, septième volume, vingtième cause.

ticle 180 , et des diverses définitions du contrat (§. 239) , de l'article 312 ; et enfin de
cela même que le divorce n'est plus autorisé
pour cause d'impuissance , ou admettre cette
fin comme nullité , « à cause de l'honnêteté
« publique qui serait blessée , si on laissait
« subsister un mariage que l'honnêteté publi-
« que et les lois ne permettent pas de laisser
« subsister ; et cette raison d'honnêteté pu-
« blique doit faire admettre la demande en
« nullité (1). » D'ailleurs nous apprenons du
président de Maleville (2) , 1° que lors de la
rédaction du Code Napoléon il ne fut question *d'impuissance* que pour savoir si elle
pourrait autoriser le désaveu d'un enfant né
dans le mariage ; 2° que l'indécence des exa-
mens auxquels l'allégation d'impuissance pourrait conduire (et qu'on suppose avoir été la
raison du silence de la loi), ne fut pas le motif déterminant du conseil d'état.

Je suis glorieux de m'être rencontré , sur
cette matière , du même avis que plusieurs jurisconsultes éclairés , et de me voir déjà en-
couragé à continuer l'examen de cette question
médico-légale par un arrêt notable rendu sous
l'empire du Code actuel, à l'occasion d'un fait
d'impuissance reprochée à une femme pour
parvenir à la nullité du mariage. Cette fin ne
fut pas admise par le tribunal de première instance , mais elle le fut par arrêt de la cour

____

(1) Pothier contr. de mariage, part. 6, chap. 1, n°
145, p. 26.
(2) Analyse des discussions du Code civil, sur l'art.
313, tom. 1, p. 311.

d'appel séant à Trêves, du 27 janvier 1808 : cet arrêt est conçu comme il suit :

« Attendu, 1° que les causes physiques et « le défaut de conformation, qui s'opposent « au but naturel et légal du mariage sont des « empêchemens qui l'annulent de plein droit ; « 2° que les nullités dont il est fait mention « au Code Napoléon n'ont évidemment rap- « port qu'aux cas prévus par le même Code, « et qu'ainsi la fin de non-recevoir opposée « par l'intimée n'est dans l'espèce d'aucune « considération. Par ces motifs :

« Le procureur-général impérial entendu :

« La cour, sans s'arrêter aux fins de non- « recevoir opposées par l'intimée, et avant « faire droit au principal, tous moyens des par- « ties demeurant saufs et réservés, ordonne « que par des gens de l'art, dont les parties « conviendront dans le délai de trois jours, ou « qui, faute de ce, seront nommés d'office, « l'intimée sera vue et visitée, à l'effet de con- « stater si son état physique et sa conforma- « tion s'opposent au but naturel et légal du « mariage ; et dans le cas où il existerait un « obstacle à cet effet, *s'il existait déjà avant* « *le mariage, ou s'il est survenu depuis, et* « *s'il est possible d'y remédier*, pour ce « fait, etc. (1). »

§. 245. Les termes de cet arrêt nous in- diquent suffisamment comment nous devons traiter ce sujet, et les conclusions que les gens

______

(1) Recueil génér. des lois et des arrêts, par M. Sirey, année 1808, tom. 2, p. 216.

de l'art doivent tirer de l'examen qu'ils auront fait des parties, afin que leurs rapports puissent éclairer la justice et fournir une pièce probante du véritable état de la question.

Impuissance et stérilité seront pour nous synonymes, et nous ne parlerons ici que des causes externes et à portée de la vue ou du toucher ; négligeant les causes internes, comme encore trop problématiques, et ne fournissant pas des données suffisantes pour prononcer dans des matières aussi délicates.

Division des causes d'impuissance.

Nous diviserons donc les causes d'impuissance conjugale en *absolues* et *perpétuelles ;* en *relatives* et *accidentelles*, ou *temporaires ;* en *curables* et *incurables :* considérons ces causes d'abord du côté de l'homme, et ensuite du côté de la femme.

Impuissance absolue, incurable.

§. 244. Parmi les causes d'impuissance absolue, du côté de l'homme, existant vraisemblablement avant le mariage, on doit compter,

1° Le défaut absolu du pénis, soit naturel, soit accidentel. J'ai traité et guéri d'une incontinence d'urine un jeune soldat plein de courage et de vigueur, qui, avec des testicules bien conformés, n'avait à la place de la verge qu'un bouton, comme un mamelon, par lequel se terminait l'urètre. Il m'assura avoir été toujours ainsi, et que ce bouton se renflait quelquefois en la présence des jeunes personnes du sexe, et qu'il en sortait par le frottement une humeur blanche ;

2° L'amputation de l'organe, de manière qu'il soit devenu trop court ; l'amputation seule du gland paraît suffisante pour exclure le mariage, puisqu'il est le principal agent des fonctions auxquelles cette partie est destinée ;

3° Son obliquité, sa tortuosité, son emplacement au-dessus du pubis, son état paralytique, squirreux, cartilagineux, osseux ;

4° Son excessive ténuité, jointe au défaut de longueur ; et par opposition, sa grosseur et sa longueur démesurées. Le premier de ces défauts (la grosseur) peut rendre l'acte continuellement douloureux, occasioner des contusions, des plaies et des déchiremens. L'observation m'a prouvé que le second défaut est encore plus nuisible, par les contusions, la douleur, l'inflammation, les pertes, le squirre et les ulcères, qui résultent de l'impression faite au col de la matrice. P. Zacchias cite, à cet égard, le fait d'une courtisane de Rome, qu'une semblable organisation d'un de ses amans faisait toujours tomber en syncope.

On dira, il est vrai, que des défauts pareils peuvent n'être que relatifs ; que, dans le cas de la grosseur, en employant des efforts lents et gradués, les organes respectifs peuvent se mettre insensiblement à l'unisson ; que la disproportion peut d'ailleurs dépendre d'un rétrécissement extraordinaire des parties féminines, auquel on peut remédier par l'application des émolliens, et par l'introduction d'un pessaire, dont on augmente successivement le volume. On peut dire aussi, pour l'excessive longueur, qu'il est au pouvoir de l'homme d'y remédier, en usant de ménagemens, en prenant de certaines précautions.... Néanmoins les organes respectifs peuvent être tels, qu'ils ne s'accommodent jamais ensemble ; et j'ai vu de si grands inconvéniens phy-siques et moraux naître de ces disproportions, que ce serait souvent vouloir sacrifier une femme que de ne pas les admettre comme des motifs d'impuissance.

Quant au défaut opposé, la petitesse, j'estime qu'à moins qu'elle ne soit excessive, elle n'est pas un obstacle à la fécondation, surtout si le sujet est d'ailleurs vigoureux ;

5º L'ouverture du canal de l'urètre à tout autre endroit qu'à l'extrémité du gland, con-formation nommée par les Grecs *hypospadias*; M. *Mahon* a regardé ce vice comme une preuve absolue de stérilité (1). Cependant déjà Zacchias ne le regardait pas ainsi, et il cite, à ce sujet, l'exemple d'un orfèvre qui fut père de plusieurs enfans, quoique l'ou-verture du gland fût immédiatement dessous la couronne.

On lit à cet égard, dans un journal, le récit d'une expérience singulière fait à la société royale de Londres, et consignée dans les tran-sactions de 1799. Le célèbre John Hunter, consulté par un homme en qui un vice de con-formation avait placé au-dessous du gland l'ouverture du canal de l'urètre, et qui ne pouvait point avoir d'enfant, parce que la se-mence s'échappait par cette ouverture, lui conseilla de recevoir la semence dans une se-ringue chaude au moment du coït et de la porter dans le vagin. La chose réussit, et la femme accoucha neuf mois après. Le mari et M. Hunter ne parurent nullement douter de

____

(1) Méd. légal., tom. 1, p. 48.

l'exactitude de cette expérience extraordinaire (1). Cette tentative avait sans doute été
suggérée à M. Hunter par les expériences de
l'abbé Spalanzani, qui, après avoir fécondé
artificiellement plusieurs animaux ovipares et
quelques vivipares, réussit aussi à féconder une
chienne, en 1770, en lui injectant dans la matrice dix-neuf grains de liqueur séminale avec
une petite seringue fort pointue, introduite
dans l'utérus, et chauffée à la température de
la liqueur séminale du chien, environ trente
degrés du thermomètre de Réaumur ; de laquelle injection naquirent, soixante-deux jours
après, trois petits fort vivaces (2).

Plusieurs médecins, sans le secours de ces
expériences, dont le succès n'est pas encore bien
confirmé, pensent qu'un homme, quoique ainsi
conformé, peut quelquefois être fécond. Il y a
dans le même recueil périodique cité plus haut
l'observation d'un hypospadias, sans stérilité
de la part de l'individu qui en était atteint,
lequel eut au contraire plusieurs enfans de sa
femme dont la moralité est incontestable. M.
Gaultier Claubry, rapporteur de cette observation, cite aussi deux faits analogues, et l'on
en trouve encore un autre, p. 675 de l'Encyclopédie, rapporté par M. *Petit-Radel* (5).

Belloc dit qu'il connoissait à Agen un homme
qui avait l'orifice de l'urètre à la base du
frein du gland, et ayant laissé quatre enfans
parfaitement ressemblans à leur père ; deux

---

(1) Journ. génér. de médecine, tom. 76, p. 330.
(2) Œuvres de Spalanzani, tom. 3, p. 224.
(3) Journ. génér. de médec, tom. 57, p. 562.

de ces enfans avaient le même vice de conformation. Il cite aussi l'observation qui est dans le recueil de la société de médecine, tome 8, d'un soldat qui dès sa naissance avait le canal de l'urètre perforé au périnée, et qu'on guérit parce que le canal de l'urètre était creux et seulement bouché au bout par une membrane ; celle d'un jeune homme tombé à califourchon sur un piquet qui lui coupa entièrement le canal au périnée, et qui ne put pas guérir, parce qu'il s'y prit trop tard. Cet accident n'empêcha pas sa maîtresse de s'unir à lui, sans doute infructueusement (1).

Il peut se faire que la force de succion ou attractive de l'utérus, au moment de la copulation, puisse s'approprier la liqueur séminale répandue dans son voisinage ; il est vraisemblable aussi que la fécondation en cas pareil dépend de la situation du col de la matrice, qui lui-même n'est pas toujours en direction avec l'entrée du vagin. Cette conformation vicieuse peut donc n'être qu'une cause relative, et quelquefois guérissable : mais lorsqu'après plusieurs années de cohabitation le mariage est infructueux, que la fausse ouverture de l'urètre est placée très-loin de l'endroit ordinaire, et que l'oblitération de ce canal jusqu'à cette ouverture ne permet aucune opération utile et praticable, il est hors de doute que ce défaut doit être regardé comme une preuve d'impuissance absolue ;

6° L'impossibilité d'éjaculer, quoiqu'il y ait

---

(1) Belloc, cours de méd. légal., p. 129. *Voyez* aussi M. Vigué, de la méd. légal., p. 12.

une forte érection. On a observé cette impossibilité dans l'endurcissement du *verumontanum*, qui bouchait l'ouverture dans l'urètre des canaux déférens; dans l'engorgement squirreux très-considérable de la glande prostate; dans le resserrement de l'urètre à la suite des gonorrhées virulentes. Sauvages a décrit sous le nom de *dispermatismum spasmodicum* un spasme de l'urètre qui a quelquefois lieu dans la copulation, mais qui n'est qu'accidentel. Le journal de médecine de Paris, année 1680, fait mention de deux individus qui, ayant une forte érection et toute l'émotion possible, ne pouvaient jamais parvenir à éjaculer. On leur trouva après la mort, à l'un, les vaisseaux éjaculatoires remplis d'une matière pétrifiée, et à l'autre, l'extrémité de ces conduits dans l'urètre bouchée et endurcie ;

7° Le défaut absolu de testicules, soit naturel (si jamais cela a eu lieu), soit par suite de la castration ou de quelques maladies ; car j'ai vu chez des jeunes déserteurs condamnés aux travaux du canal d'Arles les testicules se fondre tout-à-fait comme s'il n'y en avait jamais eu; assurément ils seront impuissans.

Cependant, comme il a été dit plus haut, hors ces cas, on ne doit pas conclure à la stérilité, parce qu'on ne rencontrera pas de testicules dans le scrotum, surtout si l'on observe d'ailleurs que l'individu ait l'activité d'un homme vigoureux, un teint vif et coloré, des membres bien musclés, la voix forte et mâle, le corps velu, de la barbe au menton, et du poil aux lieux ordinaires : on a observé en effet plusieurs personnes dont les didymes sont restés cachés dans le ventre, et qui, loin de ne pouvoir exécuter les actions viriles, n'en avaient que plus de vigueur et de vertu prolifique ; ces organes paraissant tirer du bain chaud où ils se trouvent plongés plus d'aptitude à la sécrétion que lorsqu'ils sont descendus au dehors dans leurs enveloppes ordinaires.

On examinera donc, dans le cas d'absence des testicules, s'il y a au scrotum une cicatrice qui indique que la castration a eu lieu ; dans le cas de fonte de ces organes, on trouvera à leur place, en examinant les bourses, une espèce de nœud au bout d'un cordon ; mais si l'on n'observe aucune trace ni d'opération, ni de maladie, et qu'il s'y trouve au contraire tous les indices de virilité, on se gardera bien de conclure pour l'impuissance ;

8° La privation d'un testicule ne rend pas un homme inhabile à la génération, surtout si celui qui manque est compensé par la grosseur de celui qui reste ; mais ce défaut peut être considéré comme une cause absolue d'impuissance, lorsque celui qui se trouve seul est petit, exténué, flétri ; surtout si un assez long espace de temps vient à ajouter à la force de ce pronostic.

La multiplicité plus grande de ces organes accompagnée d'une bonne consistance, d'une grosseur raisonnable. et d'un cordon de vaisseaux suffisamment dilatés, est ordinairement la marque d'une plus grande virilité ; mais il faut prendre garde de ne pas prendre pour des testicules de plus les épididymes tuméfiés et durs, comme ils le sont quelquefois à la suite des maladies vénériennes. J'ai connu plusieurs personnes qui ont été affligées dans leur jeunesse d'une maladie pareille, et qui, s'étant mariées, n'ont jamais pu avoir d'enfans. Il en est de même lorsque ces organes sont tuméfiés pour cause de maladie, qu'ils sont squirreux, ou carcinomateux; s'ils le sont tous les deux, l'impuissance s'ensuit nécessairement;

9° De très-petits testicules, flétris, exténués, et suspendus à un cordon très-délicat, fussent-ils même multipliés. Cette conformation est ordinairement accompagnée d'un teint pâle et décoloré, de l'absence de la barbe et des poils, à l'exception de ceux de la tête, d'une voix claire, aigre et perçante, d'un caractère lâche et paresseux, d'un pénis paraissant assez bien conformé, mais dont les corps caverneux ne se renflent en aucune manière, on ne se renflent qu'imparfaitement, et dont le gland, flasque sous le prépuce, est ordinairement impropre à sa destination. Ce sont là les individus appelés *tempéramens froids* (1), dont j'ai connu plusieurs exemples, et qui ne sont par conséquent pas de simples êtres de raison, mais bien des malheureux condamnés par la nature à la stérilité et aux privations, placés au niveau des hermaphrodites (§. 241), entre les eunuques (§. 16) et les hommes doués de la virilité;

10° Diverses tumeurs congénitales et consi-

---

(1) *Zacchias, quæst. med. leg. tit. 3, quæst. 3 et 4, lib. 9. Morgagni. de sed. et caus. morb. epist. 10. lib. 6. Sikora. conspect. medic. leg. p. 73.* Deveaux, rapport en chirurg. chap. 22, p. 469.

dérables, telles que les hernies scrotales, qu'on a vu souvent porter obstacle à la génération, produire l'endurcissement des parties, et empêcher la secrétion de la liqueur séminale, soit en causant une trop grande tension dans les vaisseaux spermatiques, soit en les comprimant de manière qu'enfin leur diamètre s'efface.

Impuissance relative.

§. 245. L'impuissance relative est une certaine disposition dans les parties qui détruit ou empêche le rapport qui doit se trouver entre deux personnes des deux sexes pour la fin du mariage, tandis que cette fin serait remplie avec une autre personne. On a vu en effet des hommes qui ne pouvaient se procurer la progéniture avec une première femme, réussir avec une seconde; et réciproquement de la part des femmes. Belloc rapporte que deux époux, n'ayant pu se donner des rejetons, acquirent cependant, le mari, par un commerce illégitime, la femme, par une seconde alliance contractée après la mort de son mari, la conviction entière de la faculté qu'ils avaient de se reproduire; deux enfans ayant été de part et d'autre le produit de ces nouvelles habitudes (1).

Quelques-unes des dix causes rapportées ci-dessus pourront ne produire qu'une impuissance relative; il faut y ajouter la polysarcie, ou la grosseur ou volume du ventre si extraordinaire, qu'elle s'opposerait à l'approche suffisante des deux parties. Ces cas, qui peuvent

____

(1) Belloc, cours de méd. leg., p. 127.

être vérifiés, sont évidemment des fins recevables de nullité ; mais nous devons avouer qu'il arrive bien souvent que des époux sont privés du plaisir d'avoir des enfans sans aucune cause apparente, et sans que la faute puisse en être imputée plus à un époux qu'à l'autre. Alors il me semblerait injuste d'admettre la demande en nullité, d'autant plus qu'on voit tous les jours des mariages inféconds pendant vingt ans et plus, être tout à coup favorisés d'enfans qui se succèdent, sans qu'on puisse davantage assigner la raison de cette fécondité inattendue.

§. 246. Les causes d'impuissance virile que nous venons de considérer sont communément irremédiables, tandis que les suivantes ne sont point au-dessus des secours de l'art : Impuissance guerissable.

1° La rétraction ou raccourcissement de la verge, qui n'est pas naturelle, ni l'effet de l'âge, mais qui est occasionée par la présence de la pierre dans la vessie, ou par telle autre maladie des voies urinaires, comme cela arrive souvent, se guérit par la cessation de la maladie ;

2° L'obliquité ou la tortuosité de l'organe est quelquefois occasionée par le tiraillement du frein qui amène le gland vers les corps caverneux, donnant au pénis une figure courbe. On y remédie en relâchant, ou en coupant le frein ;

3° Le phimosis naturel qui serait assez fermé, pour arrêter l'éjaculation de la semence. On obvie à cette cause par l'opération.

4° Dans l'erreur de lieu de l'ouverture.de l'urètre, lorsque ce canal n'est fermé que par une membrane, ou qu'il n'est obstrué qu'à très-peu de profondeur, l'instrument pourra pratiquer une ouverture qui équivaudra à l'ouverture naturelle ; tandis que, par les procédés curatifs inventés par la chirurgie moderne, on parviendra à supprimer celle qui est contre nature.

5° La perte de la faculté d'éjaculer est occasionée quelquefois, ou par des embarras du canal de l'urètre, à la suite d'une maladie vénérienne, ou par une espèce de catarrhe de la vessie et de l'urètre lui-même, ou par la la diminution de l'énergie de ces organes, et on la récupère quelquefois par l'emploi des méthodes appropriées, surtout si le mal n'est pas trop ancien.

Je ne parlerai pas de cette impuissance temporaire occasionée par une passion trop ardente, ni de cette autre impuissance également temporaire déterminée par l'excès même de puissance, desquelles *Montaigne* a donné le remède dans ses Essais ; il est presque impossible que ces accidens et autres de pareille nature fassent jamais l'objet d'une discussion médico-légale : passons à la dernière division, qui se trouve avoir également rapport à celle que je viens de considérer ; je veux parler de l'impuissance accidentelle, temporaire ou continue, dans laquelle un homme peut tomber après son mariage.

Impuissance accidentelle depuis le mariage.

§. 247. Il est de la plus grande utilité de désigner, autant que possible, d'une manière précise, les accidens qui peuvent amener l'impuissance durant le mariage, de parler même de ceux qui permettent quelque espoir de guérison, parce que ce cas n'est plus le même que celui qui, existant avant le mariage, donnait lieu à nullité (§. 242 et 243); parce qu'on ne peut plus dire qu'il y a eu *erreur de personne*, et que l'impuissance rentre dans la classe des *heurs* et *malheurs* que les époux doivent supporter mutuellement : d'ailleurs ces considérations sont d'un grand intérêt dans les questions de *paternité* relatives à cette maxime de la glose, *que l'enfant posthume a pu être engendré la nuit même de la mort du père*, et à l'art. 312 du Code Napoléon, qui dit *que l'enfant conçu pendant le mariage a pour père le mari ; que néanmoins celui-ci pourra désavouer l'enfant, s'il prouve que, pendant le temps qui a couru depuis le trois centième jusqu'au cent quatre-vingtième jour avant la naissance de cet enfant, il était, soit par cause d'éloignement, soit par l'effet de quelque accident, dans l'impossibilité physique de cohabiter avec sa femme.*

On voit par-là que la loi, qui n'a pas parlé littéralement de l'impuissance naturelle comme fin de nullité du mariage, et qui l'exclut textuellement pour désaveu de paternité (1), permet au mari d'alléguer son impuissance accidentelle.

Nous devons donc mentionner, 1° les maladies où l'expérience prouve qu'en général la puissance virile est conservée ; 2° les mala-

---

(1) Code Napol., §. 313.

dies où la même expérience prouve au contraire qu'en général il y a impuissance. Il est impossible de prévoir tous les cas, et l'on ne peut donner ici que des exemples auxquels, dans la circonstance, on pourra rapporter les analogues.

§. 248. Les maladies qui permettent l'acte de la copulation pendant leur durée, ou du moins qui laissent des intervalles où l'homme peut user de sa puissance, sont en général toutes celles où la tête est libre, où le système sensitif et moteur n'est pas affecté primitivement, et qui ne sont pas accompagnées d'une très-grande faiblesse. La présomption de paternité doit d'autant plus être conservée dans ces cas, qu'il existait une grande affection entre le mari et la femme ; et j'ai lu des arrêts rendus dans l'ancienne et dans la nouvelle législation en faveur de cette présomption , quoique la femme se fût déclarée adultère ; si grands ont toujours été le respect pour le mariage et la réserve à accueillir quelqu'un qui fait l'aveu de sa turpitude !

L'expérience a prouvé plusieurs fois que durant le cours des fièvres étique, inflammatoire (synoca) et catarrhale , l'homme a été propre à la génération , et quelquefois même peu de temps avant d'expirer (1). Il est bien connu aussi que dans l'asthme et dans les deux premiers degrés de la phthisie pulmonaire , cette puissance se conserve dans toute

____

(1) *Sikora. conspect. med. legal.*, *p.* 82.

son intégrité. Il est même certaines maladies qui semblent la favoriser, et qui, échauffant pour ainsi dire les organes générateurs, produisent des prurits continuels ; tel est le calcul des reins et celui de la vessie, qui, propageant une excitation constante jusqu'au bout du gland, permet, au milieu des plus grandes douleurs, et fait même rechercher le coït ; telles sont encore les maladies de la peau, la goutte, le rhumatisme chronique et les diverses maladies articulaires.

Un homme âgé de soixante ans, nommé *Aurélius Lingius*, avait été incommodé les deux dernières années de sa vie de divers accès de fièvre, accompagnés de douleurs arthritiques et d'autres incommodités qui le laissaient tantôt bien tantôt mal. Enfin, après s'être trouvé un peu mieux pendant l'espace de deux mois, il tomba dans une fièvre aiguë qui termina sa vie. Sa femme, nommée *Artémise*, se déclara enceinte, et mit au monde un enfant vigoureux six mois après la mort de son mari. La légitimité de cet enfant fut contestée, sous le prétexte qu'Aurélius, avant sa derniere maladie, était incapable de l'acte de la génération ; et l'on s'appuyait du témoignage des médecins du défunt, qui déclaraient que celui-ci leur avait dit que depuis long-temps il était forcé à s'abstenir de sa femme parce qu'il n'éprouvait plus d'érection. Artémise ne niait pas ce fait ; mais elle soutenait que la puissance était revenue à son mari quelques mois avant son décès, et qu'il en avait profité.

P. Zacchias, consulté sur cette question,

conclut en faveur de la vertu d'Artémise, et entraîna l'opinion des juges par les raisons suivantes :

« D'abord, dit-il, il est constant qu'Auré-
« lius était de sa nature très-porté pour les
« femmes, puisqu'il en a épousé deux, sans
« compter les concubines, dont il a eu plu-
« sieurs enfans. La maladie qui l'a empêché
« pendant long-temps de se livrer à ses pen-
« chans est une maladie chaude, stimulante:
« il n'est donc pas surprenant que dans des
« momens de relâche elle lui ait laissé la fa-
« culté des approches.

« En second lieu, l'impuissance d'Aurélius
« n'était que temporaire et amovible ; car,
« quoiqu'il eût soixante ans, cet âge n'est pas
« encore tel que de faire désespérer de la
« guérison d'une impuissance accidentelle ;
« ce qui aurait été différent si cet âge avait
« été beaucoup plus avancé.

« Troisièmement, Artémise avait eu des
« symptômes de grossesse du vivant de son
« mari, lequel s'en était aperçu : or, quoi-
« qu'il fût très-jaloux, il ne cessa pas de l'ai-
« mer avec la même tendresse jusqu'à la mort,
« ce qui n'aurait pas eu lieu si sa vertu lui eût
« été suspecte.

« En quatrième lieu, Artémise, pour com-
« plaire à son mari, coucha continuellement
« dans sa chambre et dans son lit ; or, étant
« aussi belle que gracieuse, et pour cela ex-
« trêmement chérie, il a été impossible que
« ce mari n'ait pas eu des désirs, et des dé-
« sirs très-ardens pendant un si long espace
« de temps : combien de fois en effet n'a-t-il

« pas fait part à ses médecins de l'amour qu'il
« éprouvait, et du dépit où il était de ne pou-
« voir le satisfaire ? Il n'a pas moins été im-
« possible que ce stimulus continuant, et rece-
« vant sans cesse de nouveaux alimens, *Au-*
« *rélius* n'ait pas profité d'un moment de bien,
« quelque graves que fussent ses infirmités.
« Que ne peuvent, en effet, pour animer, non
« pas seulement un *Aurélius*, déjà de nature
« enclin à la volupté, mais un homme de
« marbre, un demi-mort, l'amour, les caresses,
« les manières, réunies à l'occasion, aux grâ-
« ces et à la beauté ?

« Cinquièmement, et ceci, ajoute Zacchias,
« est important : ceux qui sont attaqués des
« maladies articulaires, et surtout de douleurs
« arthritiques, sont très-portés à la copulation,
« non-seulement par la nature même de la
« maladie, mais encore à cause des fluxions
« qui s'établissent le long des reins, et qui
« irritent les nerfs de ces parties ; à quoi on
« peut ajouter la chaleur qui résulte de la po-
« sition horizontale continuelle sur la moelle
« épinière et sur la veine - cave et l'artère
« aorte, position très-propre à échauffer et à
« irriter les parties voisines.

« Plusieurs choses ont donc concouru pour
« favoriser la cohabitation ; et n'eût-elle eu
« lieu qu'une fois, cela a suffi non-seulement
« pour une fécondation, mais encore pour
« plusieurs fécondations à la fois, ainsi qu'il
« était déjà connu d'Hippocrate ; nous aurions
« même lieu d'être surpris que cet événement
« ne fût pas arrivé, malgré tant de circons-
« tances engageantes, bien loin d'être étonnés

« de son existence. En vain la subtilité du rai-
« sonnement voudrait-elle s'opposer à ce que
« le bon sens nous dicte ; le bon sens est ici
« au-dessus du raisonnement, d'autant plus
« qu'*Aurélius* est resté pendant assez de temps
« sans fièvre et soulagé de ses douleurs : on
« ne peut pas objecter que, quoique les dou-
« leurs arthritiques puissent permettre la co-
« pulation, elles la rendent stérile, l'expé-
« rience annonçant tous les jours le con-
« traire (1). »

Cette même expérience et observation nous
autorisent même à poser en principe qu'il est
possible que certaines maladies changent tellement les dispositions primordiales du corps
humain, que, d'impuissant qu'il était, il devienne puissant après leur terminaison ; tel est
souvent l'effet d'une fièvre ardente, qui, ayant
ouvert tous les canaux, fait circuler les humeurs, par le ton qu'elle donne à un individu
empâté, le rend par la suite propre à la génération, quoiqu'il ne le fût pas avant sa maladie. *Avenzoès* rapporte, de sa propre personne, qu'ayant été sans progéniture pendant
toute sa jeunesse, et ensuite ayant essuyé une
fièvre ardente, il eut le bonheur de devenir
père. Zacchias cite à ce sujet le cas suivant,
arrivé dans une ville d'Ombrie : « Un artisan
« avait déjà vécu vingt-quatre ans avec son
« épouse sans pouvoir avoir des enfans ; il fut
« attaqué d'une maladie très-aiguë, dont il
« guérit. Le fruit de sa convalescence fut d'a-

---

(1) *Quæst. med. legal. consilium.* 25.

« voir un fils , et depuis lors il fut père de
« plusieurs enfans (1). »

§. 249. On peut regarder comme circonstances qui ont rendu la cohabitation impossible ,

Maladies qui
nécessitent
l'impuissance.

1° La mutilation , et toutes les blessures graves aux parties sexuelles ;

2° Le carcinome des deux testicules ou de
la verge ; la gangrène sèche ou humide des
extrémités inférieures ;

3° Les flux continuels et immodérés de sang,
de sérosité , de bile , d'urine et de matières
fécales ;

4° La cachexie scorbutique portée au dernier degré , et le marasme complet ;

5° La péripneumonie bien décidée , l'hydrothorax ancien et confirmé , l'anasarque et
l'hydropisie ascite confirmée ; surtout si ces
maladies sont accompagnées d'infiltration des
organes sexuels ;

6° Les fièvres nerveuses , malignes , qui
affectent le cerveau dès leur principe , accompagnées d'abattement , de faiblesse générale ,
de perte de mémoire et d'épuisement d'excitabilité , qui se prolongent dans une longue
convalescence ;

7° En général , toute présomption de virilité doit être exclue pendant la durée des
maladies du cerveau et de la colonne dorsale ,
occasionées , soit par une cause externe ,
comme une chute , une commotion , des

---

(1) Quæst. méd. legal., lib. 3 , tit. 1 , quæst. 4.

coups, des blessures graves, un poison nar-
cotique, etc. : soit par une cause interne ;
ainsi la frénésie, l'apoplexie, la léthargie,
toutes les affections comateuses, la paralysie
universelle ou partielle, en ligne verticale ou
transversale, la paralysie surtout des parties
inférieures du tronc, et autres maladies graves analogues, sont des accidens qui autorisent à désavouer un enfant qui aurait été conçu
pendant leur durée ;

8° L'asphyxie par la respiration de gaz impropres à cette fonction cause quelquefois
une impuissance temporaire, par suite de l'impression sédative que ces gaz produisent sur
le système sensitif, et qui assimile leurs propriétés à celles de l'opium, de la jusquiame, etc.
J'ai traité un homme âgé d'environ quarante
ans, qui, ayant échappé à un état apoplecti-
que occasioné par la vapeur du charbon,
resta tellement impuissant pendant six mois,
qu'il était absolument insensible à toutes les
caresses que sa femme, qu'il aimait jusqu'à la
jalousie, mettait en usage pour l'exciter. Il
reprit complètement ensuite son état naturel;

9° Des vices locaux dans les vaisseaux, dans
les nerfs ou dans les muscles de l'organe, empêchent parfois que les cellules des corps caverneux se remplissent de la quantité de sang
nécessaire pour l'érection, ce qui produit une
atonie approchant de la paralysie. *Chaptal* et
Gessner ont guéri de pareilles atonies du membre viril, qui duraient depuis trois ans, par
des immersions répétées dans une décoction
de semence de moutarde. *Weicard* a eu le
même succès avec le musc donné intérieu-

rement à un homme presque octogénaire. D'autres médecins, en employant les bains froids et le fer, ont réussi sur des sujets que trop de jouissances ou la masturbation avaient réduits à l'impuissance. Mahon a obtenu guérison en faisant baigner la partie dans un mélange de liqueur minérale d'Hoffmann et d'eau, et en l'enveloppant ensuite de linges imbibés du même mélange (1);

10° La lèpre, le mal vénérien, les dartres rongeantes et hideuses, l'ozène, etc., ne sont certainement pas un obstacle physique à la copulation : au contraire, ces maladies y disposent très-souvent ; l'incontinence d'urine, et les fistules à l'anus ou au périnée ne l'empêchent pas toujours ; un enragé, un fou, un furieux pourraient également s'y livrer ; mais l'horreur et la mauvaise odeur, et la crainte que l'autre époux est présumé avoir eue de la communication de quelque virus, affaiblissent extrêmement la présomption d'une intime cohabitation, à moins qu'il n'ait existé entre les époux cet amour passionné qui surmonte ordinairement tout ce qu'une maladie a de dégoûtant, et qui brave tous les dangers.

§. 250. La femme peut être impuissante, c'est-à-dire inhabile à la conception, sans être stérile, et peut être stérile sans être impuissante. Telle femme devient féconde si on détruit le vice qui forme l'impuissance, et telle

____

(1) Mahon. méd. lég., tom 1, p. 58.

autre, douée de toutes les conditions qui facilitent la copulation, est condamnée à une stérilité invincible.

Parmi les causes de l'impuissance chez la femme, les unes sont incurables, les autres sont susceptibles de guérison, sans toutefois pouvoir établir une ligne de démarcation bien exacte entre ces deux classes ; les unes existaient déjà avant le mariage, les autres sont survenues depuis.

Parmi les causes de stérilité, les unes sont apparentes, sensibles à la vue et au toucher; les autres sont cachées et restent entièrement et pendant toute la vie dans le domaine des conjectures.

Impuissance incurable du sexe.

§. 251. Au nombre des causes d'impuissances du sexe, on compte, 1° l'oblitération ou le resserrement si extraordinaire des parties, qu'il s'oppose à toute introduction. Ce resserrement peut dépendre des parties dures ou des parties molles.

On a vu une conformation vicieuse du bassin, telle qu'une dépression considérable des os pubis ou des exostoses, s'opposer à l'acte de la génération. Cet acte, ne fût-il même que gêné, l'humanité exigerait qu'on prononçât la nullité d'un mariage contracté avec une femme où l'on remarquerait une grande courbure dans l'épine, des irrégularités frappantes dans les os des îles, des cuisses tournées en dedans et très-rapprochées, et des parties tellement étroites, qu'il n'y aurait pas espoir que la femme pût jamais se délivrer d'un enfant autrement que par des opérations dangereuses.

On peut lire dans les œuvres de Morgagni (1) plusieurs exemples d'un resserrement
extraordinaire et invincible du vagin et de la
vulve. Cet état n'est pas même quelquefois
un simple resserrement, mais il est une hyper-
sarcose, une continuité naturelle de substance,
sans aucun vide dans son épaisseur, comme
on va le voir dans le cas suivant : Le 6 août 1722,
dans la paroisse du Temple à Paris, une fille
âgée de vingt-cinq ans et demi, jouissant
d'une bonne santé et d'un extérieur agréable,
fut mariée à un jeune homme nommé *La Hure*.
Il se passa six ans sans que le mariage pût être
consommé ; à cette époque la femme consentit
à être visitée par une sage-femme, qui déclara
n'avoir vu aucun des organes propres à la génération, et que ce qui constitue le sexe était
occupé ici par un corps solide percé d'un petit
trou ; la femme même avoua n'avoir jamais
été réglée et s'être néanmoins toujours bien
portée.

Un chirurgien nommé Dejours fut ensuite
appelé, et, après avoir observé la même chose,
il crut pouvoir, par une incision dans les chairs
qui interceptaient la communication extérieure
des parties sexuelles, les développer et leur
rendre l'usage dont cette barrière les privait.
L'opération fut faite en 1734, mais en vain.
Le chirurgien ayant enfoncé le scalpel à la profondeur d'environ deux travers de doigts, au
lieu du vide qu'il pensait rencontrer, il ne

---

(1) *De sed. et caus. morb. epist.* 46, *n°* 11 *et* 12; *epist.
anatom. lib.* 15.

trouva que des chairs très-résistantes. Il jugea alors qu'il n'y avait rien à espérer en allant plus avant, et qu'on courait risque au contraire d'intéresser le rectum et la vessie. Il se contenta donc d'entretenir l'ouverture qu'il avait faite, en la tenant soigneusement dilatée par le moyen d'une grosse tente ; et cette ouverture, qui n'était autre chose que celle de la plaie, subsista toujours, mais conserva toujours aussi la forme d'une cicatrice.

La paix régna encore dans le ménage jusqu'en 1742, temps où le mari, dégoûté de sa femme, forma la demande en cassation de mariage. Levret et Saumet, consultés, rapportèrent après leur visite que l'orifice de la vulve était ouvert de manière qu'on y pouvait introduire deux à trois doigts jusqu'à la profondeur de deux à trois pouces, mais qu'ils ne pouvaient aller plus avant, en étant empêchés par une substance solide qui bouchait l'orifice de la matrice ; que les vestiges de l'opération faite en 1734 annonçaient qu'elle n'avait pas réussi, parce qu'on n'avait pas suffisamment débridé les parties qui faisaient obstacle ; ce qui pouvait être arrivé par la timidité de l'opérateur, ou par la prudence qui lui avait fait craindre de blesser les viscères soustraits à sa vue et masqués par l'effusion du sang.

Les célèbres *Ferrin*, *Petit* et *Morand*, consultés ensuite, décidèrent que l'opération avait été bien faite, et qu'elle aurait été le seul moyen de remédier à l'impuissance de cette femme ; mais qu'il était naturel de penser, d'après les détails fournis par l'opérateur, que la malade n'avait jamais été, ni avant, ni depuis son mariage, pourvue des parties nécessaires à la génération. La mort de la femme en question, arrivée à Lyon environ dix ans après, confirma ce dernier jugement; car l'autopsie cadavérique fit voir le vagin et la matrice ne formant qu'une substance dure, compacte et sans cavité (1).

C'était bien là une fin légitime de cassation de mariage admise par les papes (2), et cependant elle ne fut pas admise par l'officialité; sans doute parce que ce tribunal fut trompé par la possibilité de guérison au moyen d'une nouvelle opération, possibilité établie légèrement par quelques experts;

2° La communication naturelle ou fistuleuse du vagin avec la vessie ou avec l'intestin rectum. J'ai soigné dans une petite ville du Mantouan la femme d'un apothicaire, âgée alors de vingt-sept ans, qui avait toujours été impuissante et stérile, et dont les écoulemens rouges et blancs se faisaient par l'intestin rectum. L'orifice inférieur du vagin était toujours sec, et n'admettait l'introduction du petit doigt qu'avec la plus grande peine. Une autre jeune femme que j'ai soignée à l'Hôtel-Dieu de Marseille, et qui était également inféconde, perdait par les deux voies à la fois, par suite d'une ouverture fistuleuse. J'ai mis vainement en usage, dans le premier cas, tous les procédés de la bonne chirurgie; l'on conçoit que lorsque ce vice est ancien, et plus encore quand il est originaire, il est incurable et s'op-

____

(1) Causes célèb., tom. 7 et 10, vingtième cause.
(2) *Decretal. lib.* 4. *tit.* 15. *cap.* 6.

pose constamment à la dilatation nécessaire des parties et à la fécondation;

3° La chute de l'utérus complète ou incomplète, et son renversement, quand on ne peut y porter remède, ainsi que la hernie et la chute du vagin, anciennes et irréductibles : j'ai vu des cas où ces accidens embarrassaient tellement les parties, qu'on ne pouvait y introduire le doigt sans causer aux malades les plus vives douleurs ;

4° Le cancer de la matrice, ou du vagin, à une certaine profondeur ; l'ulcération de ces parties, rendue manifeste par les douleurs éprouvées toutes les fois que se répète l'acte de la copulation, sans qu'il y ait disproportion dans les organes réciproques. Un carcinome de peu d'étendue, placé à la portée de la main, et pouvant être extirpé, pourrait être considéré comme n'étant pas une cause absolue d'impuissance; mais il le devient, si on a égard à l'horreur qu'un pareil mal inspire, au danger de la contagion, à la douleur et à la rechute qui peuvent résulter de l'exercice de l'acte du mariage.

Du reste, il est vraisemblable qu'une femme attaquée de ces maladies ne recherche pas le mariage ; que si elles survenaient après qu'il aurait eu lieu, elles ne pourraient plus être admises comme fins de nullité (§. 248).

Impuissance guérissable.

§. 252. l'oblitération des parties peut être d'une nature telle que de céder entièrement aux ressources de l'art, et il en est de même de plusieurs autres causes d'impuissance, désignées ci-après, et sur lesquelles on ne doit pas prononcer d'une manière positive avant d'avoir mis en usage tous les moyens que la médecine peut suggérer.

1° On trouve dans les écrits d'Ambroise Paré, de Ruisch, de Fabrice de Hilden, de Benevoli, et autres, des exemples d'obturation complète du vagin, soit à son orifice, soit à une plus ou moins grande profondeur, par une membrane assez forte, pour empêcher toute intromission. Le sang des règles, s'accumulant alors, repousse cette membrane et la fait tomber, de manière à rendre facile une opération par laquelle on détruit promptement cette cause d'impuissance.

A Paris, rapporte Fabrice, sur le pont au Change, un orfèvre avait épousé une jeune et honnête fille, avec laquelle, quoiqu'il l'eût approchée plusieurs fois, il n'avait jamais pu consommer à son gré le mariage, parce qu'elle ne pouvait le recevoir qu'en témoignant beaucoup de peine et de douleur; le mari se voyant empêché, et ne voulant pas contraindre davantage son épouse, forma sa demande en cassation de mariage, nonobstant qu'*elle témoignât qu'elle était enceinte.* Plusieurs chirurgiens habiles ayant été chargés de la visiter, et de reconnaître la nature de l'obstacle, ils trouvèrent une membrane dure et calleuse placée devant le col de la matrice (les anciens prenaient le vagin pour le col de la matrice), et cependant percée de divers petits trous. Ils incisèrent cette membrane, et ils réussirent si bien, que le mari, content de ne point trouver d'obstacle, ne songea plus à la dissolution du mariage. Son épouse, six mois après l'opération,

*mit au monde un enfant mâle, à terme, et vi-
goureux* (1). Remarquez que la grossesse eut
lieu malgré la présence de l'hymen, et ce
n'est pas l'unique exemple de cette nature.

M. Nysten a consigné à cet égard, dans le
journal de médecine, l'observation d'une grossesse de l'ovaire d'une fille de treize ans ; cette
observation très-singulière avait encore de
rare et d'extraordinaire, outre l'âge de la jeune
fille, 1° le défaut absolu de menstruation ;
2° l'existence de la membrane hymen, et le
resserrement excessif de l'orifice du vagin, qui
permettait à peine l'introduction du petit doigt;
3° l'état d'enfance où se trouvaient les organes
génitaux, tant extérieurs qu'intérieurs (excepté le clitoris), le bassin, ainsi que les mamelles (2).

2° Le vagin s'est trouvé quelquefois tellement étroit, que le sang des règles ne pouvait
avoir une issue, ou du moins que très-difficile-
ment, en sorte que, se grumelant, il rétrécis-
sait encore de plus en plus le canal. Benevoli
eut à traiter une femme dont le vagin n'était pas
plus large dans toute son étendue qu'une plume
à écrire. Cette femme était mariée, et tous les
efforts d'un mari vigoureux s'étant trouvés inutiles, le mariage devait être déclaré nul. On
ne pouvait assigner aucune cause à ce resserrement, qui était accompagné de dureté squirreuse des parois du canal. Benevoli employa

---

(1) *Gullielm. Fabrit. observ. chirurg. cent.* 3*, observ.*
6o*, exempl.* 2.

(2) Journ. de méd., par MM. Corvisart et Leroux,
brumaire, an 11, p. 144 et suiv.

d'abord les fomentations émollientes; ensuite il introduisit un pessaire de racine de gentiane dans toute la longuenr du canal : à mesure que ce pessaire dilatait le canal, il en introduisit un autre plus fort, et ainsi successivement il parvint à rendre cette femme capable d'habiter avec son mari (1).

Une jeune fille, mariée à l'âge de seize ans, avait le vagin si étroit qu'à peine pouvait-on y introduire une plume à écrire. A chaque époque menstruelle elle éprouvait dans la matrice une tension douloureuse très-forte, et les règles ne coulaient pas facilement, en sorte que l'on croyait l'extrémité supérieure du canal encore plus resserrée que l'inférieure. Un mari jeune et vigoureux avait employé tous ses talens, et les gens de l'art, consultés, avaient déclaré la copulation impraticable. Cependant, après onze ans de mariage, cette femme devint grosse, sans que le canal fût devenu plus large qu'il ne l'avait jamais été. On désespérait, à plus forte raison, de la possibilité de l'accoucher; mais, vers le cinquième mois de la grossesse, le vagin commença à se dilater; et, sur la fin, il avait acquis les dimensions convenables pour permettre la sortie de l'enfant (2).

Il faut cependant convenir que ce bénéfice, procuré par l'art ou par la nature, ne peut

---

(1) Van Swieten., comment. in aphorism. Boerh. §. 1299.

(2) Mémoires de l'académ. des sciences de Paris. ann. 1712.

guère être espéré dans un âge un peu avancé, c'est-à-dire, passé la trentième année.

3° Indépendamment de ce resserrement naturel, diverses maladies de ces parties peuvent les rétrécir accidentellement ; telles sont les tumeurs et callosités, les cicatrices restées après la guérison des ulcères vénériens, ou à la suite des dilacérations occasionées par un accouchement laborieux, les blessures, contusions, etc. Lorsque ces cas ne sont pas anciens, il est possible d'y remédier, en détruisant les brides, en écartant les parois agglutinées, en employant des moyens dilatatoires successifs, etc.

4° Des hémorragies du vagin peuvent aussi rendre la copulation si douloureuse que la femme s'y refuse absolument ; on guérit souvent cette maladie par une compression continuée. On peut aussi regarder comme des causes d'impuissance, contre lesquelles les ressources de l'art ne sont pas toujours insuffisantes, les descentes de matrice, ou du vagin lui-même, lorsqu'elles ne sont que récentes ; les polypes, que l'on parvient souvent à extirper ; une hémorragie chronique intermittente, lorsqu'elle ne provient pas d'un vice cancéreux de l'utérus ; des fleurs blanches abondantes qui dégoûteraient de la cohabitation.

§. 253. Comme nous l'avons dit pour l'homme relativement à la femme (§. 250, n° 10), certaines maladies hideuses qui donnent une aversion et un dégoût insurmontable, telles que l'ozène, la lèpre, la vérole, l'incontinence des urines, ou de l'évacuation alvine, ainsi qu'il y en a des exemples, etc. , peuvent et doivent devenir des motifs légitimes de nullité de mariage, si un homme avait été assez malheureux ou assez insouciant sur un objet aussi important, que d'avoir épousé une femme avant de s'être assuré de l'existence de semblables maladies.

§. 254. La stérilité, chez la femme, peut être souvent une cause de cassation de mariage. Elle doit être divisée, comme l'impuissance, en incurable et curable. La stérilité incurable, dont on peut assigner la cause, du vivant de la personne, par la vue et par le toucher, est comprise dans les espèces suivantes :   *Stérilité incurable.*

1° Utérus squirreux, cartilagineux, contenant des concrétions osseuses, pierreuses, etc. (1);

2° Orifice de l'utérus bouché par une tumeur, des callosités, un polype que l'on ne peut saisir, par une membrane, ou dont les bords sont entièrement agglutinés (2);

3° Les ovaires très-développés et squirreux, tels que je les ai trouvés dans la dissection d'une femme stérile, chez qui, de son vivant, cette maladie était très-sensible;

4° Un utérus très-petit, très-resserré, ou le défaut absolu de cet organe, ainsi qu'il y en a quelques exemples. On le reconnaît sur le vivant, à ce que les mamelles sont très-

____

(1) *Morgagni, de sed. et caus. morb. epistol.* 46, n° 15 et 20.

(2) *Ibid.*, n° 15, 17, 18, 19. *Hippocrat. de sterilit.* n° 15., Académ. des sciences, ann. 1704, observ. anatom. n° 15.

petites, et que le plus souvent il n'y a sur la poitrine que l'aréole et le mamelon ; on le reconnaît aussi à l'obstruction du vagin à son extrémité interne, et à ce que la femme n'est pas sujette à l'évacuation périodique (1).

§. 255. Les causes de stérilité auxquelles on a pu remédier quelquefois sont,

1° L'obliquité de matrice, soit son orifice placé dans une situation impropre à recevoir la liqueur séminale, comme lorsqu'il se trouve dirigé vers les pubis, ou le rectum, ou latéralement. On y remédie quelquefois par des modifications dans l'acte du mariage ;

2° La texture de l'utérus trop serrée ou trop lâche, une trop grande irritabilité de ce viscère, son engorgement pituiteux, l'hydropisie et la tympanite (2) ;

3° Des pertes en rouge fréquentes, ou des fleurs blanches abondantes, âcres, qui, si elles n'empêchent pas toujours l'imprégnation, en détruisent souvent l'effet, parce qu'elles produisent l'avortement ;

4° La rétention des règles et leur non apparition depuis l'âge de puberté ;

5° Le *Medical repository*, année 1808, rapporte que les docteurs *Devées* et *Denman*, médecins anglo-américains, ont vu qu'après une suppression de règles, et lorsqu'elles viennent à reparaître, la matrice expulse une es-

____

(1) *Morgagn., locis citatis et in adversar. anatom.* 1 *et* 4, *n°* 28 *et* 30. *Hill. dissertatio de utero deficiente, Pragæ,* 1777.

(2) Mahon. médec. légal. tom. 1, p. 67.

pèce de membrane , et que , lorsque ce symptôme se présente chez les femmes mariées , on peut juger qu'elles ont été stériles , et que dorénavant elles cesseront de l'être. Ce fait a surtout été observé plusieurs fois par M. Devées dans les campagnes aux environs de Philadelphie.

§. 256. A l'égard des femmes non réglées , que j'avais considérées dans la première édition comme généralement frappées de stérilité , je dois dire que depuis lors j'en ai connu plusieurs dont les unes se portaient très-bien sans cette évacuation , et n'avaient jamais pu être fécondées , et dont les autres , se portant également bien , avaient eu plusieurs enfans. Ayant été le médecin des unes et des autres , j'ai eu occasion de m'assurer complètement de ce fait. Puis on doit remarquer qu'il suffit d'une première menstruation pour développer les organes générateurs et les rendre propres à la fécondation. J'ai soigné à l'hôpital des Martigues , en 1809 , d'un érysipèle flegmoneux , une femme de trente-cinq ans , mère de cinq enfans , dont elle allaitait le dernier , très-saine d'ailleurs et très-robuste , n'ayant été réglée qu'une seule fois à l'âge de dix-sept ans , et qui , s'étant mariée depuis , n'en avait pas été moins féconde et bien portante , sans aucune incommodité aux époques ordinaires de ses premières règles. Je ne mettrai donc plus ces sortes de femmes , relativement à l'impuissance et à la stérilité , au niveau de celles à qui l'âge n'accorde plus la faculté d'être mè-

Femmes non réglées.

res ; mais je me rangerai de l'avis de Zacchias, qui s'exprime comme il suit sur cette
question : « Quoiqu'une femme ne doive être
« regardée propre à la génération que dès
« l'instant qu'elle est réglée, il s'en est cepen-
« dant trouvé quelques-unes qui ont conçu
« sans avoir jamais prouvé de menstruation,
« ainsi que *Schenkius* en donne des exemples,
« rares à la vérité : il est donc certain qu'il
« est plus facile qu'une femme qui n'a jamais
« été réglée, mais qui est encore en âge de
« l'être, puisse concevoir, que la femme en
« qui, à cause de l'âge, les menstrues ont
« cessé naturellement. Par conséquent, s'il
« arrivait qu'une femme qui n'est pas réglée,
« mais qui peut l'être, fût accusée de suppo-
« sition de part, parce que les médecins ne
« présument pas qu'elle puisse concevoir,
« cette présomption ne pourrait pas ici être
« tournée en certitude, ni servir de preuve
« de conviction, comme s'il s'agissait d'une
« femme déjà âgée, laquelle ne peut conce-
« voir sans un miracle pareil à celui qui a
« fécondé Sara et Elisabeth (1). »

§. 257. Si la qualité d'impuissant et de
stérile, à laquelle on ne s'attendait pas, peut
être considérée comme produisant *l'erreur de
personne* (§. 240), n'en doit-il pas être
de même de ces maladies cachées que l'on
ne viendrait à découvrir que dans le mariage,
telles que l'épilepsie, la manie, la vérole, etc.
(§. 257), au danger desquelles on ne se se-

---

(1) *Quæst. med. leg., lib.* 5, *tit.* 1, *quæst.* 2.

raît certainement pas exposé si on en avait connu l'existence avant le mariage ?

§. 258. En fait de consentement, *extorqué par violence ou surpris par dol*, la loi déclare qu'on devra avoir égard à l'âge, au sexe et à la condition des personnes (1). Ainsi, en rapportant à cette matière tout ce qui a été dit dans la deuxième section du premier chapitre de cet ouvrage, et dans la troisième section du chapitre quatrième, on sentira combien de nuances peuvent exister entre les divers individus adressant à la justice des récriminations sur l'erreur à laquelle ils ont été induits, sur la violence ou le dol dont ils se plaignent d'avoir été la victime : on jugera que des menaces, ou même de simples propos tenus pour engager à contracter un mariage proposé, auront eu d'autant plus d'effet que le sujet était plus jeune, moins éclairé, plus soumis et plus respectueux, et qu'il appartenait au sexe plus timide, et qu'ils en auront eu d'autant moins que la personne était plus âgée, qu'elle avait plus d'instruction et de discernement, qu'elle appartenait au sexe qui a le plus de force d'âme, et qui est ordinairement le plus déterminé à ne suivre que ses volontés.

De tous les temps, comme nous l'avons dit précédemment, les tribunaux ont consacré le principe de la nécessité de la liberté du consentement pour la validité de tous les actes humains, et les accusations de violence ou de séduction ont toujours été admises pour en

Liberté du consentement.

Nullité par défaut de liberté de consentement.

______

(1) Code Napoléon, §. 1112.

obtenir la nullité. Jamais, même entre majeurs, on n'a voulu regarder le rapt de violence, quelque simulé qu'il fût, que comme un obstacle à la liberté du consentement de la personne ravie, tant qu'elle est au pouvoir du ravisseur; jamais non plus les lois n'ont regardé comme valide le mariage d'une personne mineure avec son tuteur, ou avec les enfans, neveux ou nièces du tuteur, tant elles ont voulu écarter toutes les présomptions de crainte ou de séduction. Il existe à cet égard différens arrêts, tant dans l'ancienne que dans la nouvelle législation, et entre autres un jugement rendu par la deuxième section du tribunal d'appel de Paris, du 8 thermidor an 10, déboutant une demoiselle de son appel du jugement du tribunal de première instance, qui lui interdit le mariage avec le fils de son tuteur, quoiqu'elle en eût déjà eu une fille (1); et un autre arrêt qui casse un mariage par défaut de formes et par présomption de séduction, malgré qu'il y eût eu une assez longue cohabitation et plusieurs enfans (2).

Quelques jurisconsultes, tels que le chancelier d'Aguesseau, ont même cru devoir admettre la présomption de séduction entre majeurs dans les deux cas suivans, ou analogues : 1° Si un jeune homme riche épouse une fille sans biens, beaucoup plus âgée que lui, et qu'on prouve que depuis long-temps celui-ci mène une conduite scandaleuse et dissolue; 2° lors-

---

(1) Collection des jugemens de l'an 2, p. 136 et suiv.
(2) Recueil des lois et des arrêts, année 1808, etc.

que le mariage n'est pas seulement contracté avec une personne inégale en condition, mais encore avec un domestique, etc. (1).

On conçoit que l'ivresse occasionée, soit par les liqueurs spiritueuses, soit par les narcotiques, suffirait pour rendre nul un mariage contracté dans cet état.

§. 259. Le mariage ayant autant un but moral qu'un but naturel, et la clause de la liberté du consentement exigeant que les parties soient capables de connaître ce à quoi elles vont consentir, on peut demander si le mariage d'un insensé qui n'aurait pas été interdit, et celui d'un sourd et muet de naissance, ne sont pas nuls de fait?

La loi se tait à cet égard; et il paraît que plusieurs jurisconsultes croient qu'un homme, quoique imbécille, niais ou faible d'esprit, peut se marier, pourvu qu'il ne soit pas tout-à-fait privé de sens, et qu'il n'ait pas l'esprit affaibli jusqu'à ne pas savoir ce qu'il fait. Rien, à mon avis, n'est plus absurde que cette décision, et plus contradictoire à l'esprit de la loi dans l'institution du mariage. Si la législation a pris tant de précautions pour dépouiller le consentement donné de tout soupçon de dol, en aurait-elle moins pris pour garantir des atteintes de la séduction celui qui, étant imbécille et faible d'esprit, a bien plus besoin de protection, ne connaissant que les impressions animales, et qui, s'il est riche,

____

(1) OEuvres de d'Aguesseau, tom. 5, p. 253 et suiv.

peut devenir l'objet des spéculations de l'intérêt et de la cupidité?

Je dirai, relativement aux sourds-muets de naissance (§. 175), que l'article 75 du Code Napoléon exigeant que l'officier public fasse lecture aux parties du chapitre de ce Code concernant *les droits et les devoirs respectifs des époux*, et qu'il en reçoive ensuite la déclaration qu'elles veulent se prendre pour mari et femme; je dirai, 1° que cette lecture, dans ce cas, serait inutile, sinon à deux, du moins à l'une des parties; 2° que, quoiqu'il soit vrai que le sourd-muet de naissance puisse manifester sa volonté et son consentement par des signes qui sont, pour certaines choses, aussi efficaces que des paroles, un semblable consentement de la part de ces individus, qui n'auraient pas été éduqués suivant les méthodes convenables, devrait au moins être considéré comme douteux, relativement au but moral de la chose à laquelle ils ont consenti.

SECTION III.

Questions sur le divorce. — Certaines maladies communiquées peuvent-elles être mises au rang des sévices graves.

Ancienneté du divorce, et son histoire.

§. 260. La connaissance de l'instabilité des sentimens naturels, l'impossibilité de charger l'homme de plus de chaînes qu'il n'en saurait porter, l'interruption du fil des générations causée par des divisions et des haines survenues entre époux, ont donné, dès les temps les plus reculés, naissance au divorce presqu'aussitôt que le mariage a été institué.

Le chapitre 24 du Deutéronome , un des plus anciens livres que nous connaissions , s'exprime à ce sujet dans les termes suivans : *Si acceperit homo uxorem, et habuerit eam , et non invenerit gratiam ante oculos ejus , propter aliquam fœditatem , scribet libellum repudii, et dabit in manu illius , et dimittet eam de domo suâ. Cùmque egressa alterum maritum duxerit, et ille quoque oderit eam , dederitque ei libellum repudii, et dimiserit de domo suâ, vel certè mortuus fuerit : non poterit prior maritus recipere eam in uxorem : quia polluta est, etc.* (1) Cette législation s'est conservée chez les Juifs jusqu'à nos jours ; elle s'est même perfectionnée d'après les commentaires de l'école de *Chammaï*, en s'étendant aux femmes que l'ancienne loi avait un peu trop négligées.

Le fondateur du christianisme, réformateur des lois de Moïse , considérant que l'homme et la femme *non sunt duo, sed una caro* , répondit aux Pharisiens qui lui demandaient malignement, *si licet homini dimittere uxorem suam , quâcumque ex causâ ? Quoniam ,* leur dit-il, *Moyses ad duritiam cordis vestri permisit vobis dimittere uxores vestras : ab initio autem non fuit sic. Dico autem vobis , quia quicumque dimiserit uxorem suam , nisi ob fornicationem , et aliam duxerit , mœchatur. Et qui dimissam duxerit mœchatur* (2). Jésus n'a par conséquent admis que l'adultère pour cause de répudiation. Cette doctrine sublime,

____

(1) *Biblia Sacr. vulgat. edit. lib. Deuteronom.*
(2) *Ibid. Evangel. secundùm Matthæum. cap.* 29.

très-favorable au sexe qu'on avait traité trop rudement jusqu'alors, devint celle des premiers pères de l'église après la publication de l'évangile : *Sicut crudelis, et iniquus est*, disait saint Jean-Chrysostôme, *qui castam dimiserit uxorem, sic fatuus impiusque qui retinet meretricem* ; mais les peuples ne s'y soumirent que difficilement (1), et la loi romaine des douze tables, qui permettait la répudiation, resta encore très-long-temps en vigueur, jusqu'à ce qu'enfin le *Code* et les *Novelles*, devenues obligatoires vers le milieu du sixième siècle, abrogèrent toutes les lois anciennes. On avait cherché dans ces nouvelles dispositions à concilier les lois naturelles avec les idées du christianisme, en établissant *l'impuissance* pour cause de cassation de mariage, et les *sévices* pour cause de séparation, mais sans pouvoir se remarier. L'église cependant eut de la peine à admettre ce premier chef, quelque perpétuel, quelque absolu qu'il fût; on ne s'y décida qu'après avoir mûrement délibéré qu'il n'y avait pas eu mariage, puisqu'il n'avait pu être rempli; et ce ne fut, comme nous l'apprenons de Fulbert et d'Yves de Chartres, que vers le dixième siècle de l'ère vulgaire que cette jurisprudence devint d'un usage fixe et invariable.

La loi de Justinien admit trois sortes d'excès pour causes de séparation d'une femme d'avec son mari ; ceux d'un mari dépravé, qui lui-même profane la couche nuptiale, et qui in-

---

(1) Lebret., décis. 12, liv. 1.

troduit le libertinage dans sa maison; ceux d'un mari furieux, qui, par ses sévices et ses mauvais traitemens, met la vie de sa femme en danger; ceux d'un mari diffamateur, qui, par une accusation calomnieuse d'adultère, a déshonoré publiquement son épouse. Pour ce qui regarde les maris, il leur laissa le droit de répudiation pour cause d'adultère, qui, par la loi 26 du Digeste, fut déclaré un crime public lorsque le mari y participait.

Ces principes adoptés par les canons, et devenus la règle des mœurs et de la jurisprudence dans les pays de droit écrit, en matière de séparations, éprouvèrent successivement des modifications, suivant la condition des personnes. Pour celles d'une naissance et d'une fortune distinguées, on n'exigea pas que les sévices et les mauvais traitemens eussent été portés jusqu'aux excès les plus violens, parce que l'éducation donne des nuances différentes aux passions des hommes, suivant leur rang ; on accorda conséquemment dans les rangs élevés pour des sévices peu graves et qu'on pourrait traiter de bagatelles, tandis que parmi le peuple, d'après le motif que les divisions domestiques ne sont que des orages passagers, qu'il faut plutôt attribuer à la grossièreté de l'éducation qu'à la méchanceté réfléchie, on rejeta souvent de pareilles demandes fondées sur des causes très-graves (1).

La répudiation pour cause d'adultère devint

---

(1) Voyez-en des exemples dans les causes célèbres, particulièrement dans le seçond tome du recueil, à la quarante-unième cause.

de plus en plus difficile. Déjà, sous Justinien, sa loi était illusoire, puisque Théodora, son épouse, qui partageait le gouvernement, et qui eut beaucoup de part aux lois en faveur des femmes, était elle - même le refuge du crime et de l'adultère. Après avoir contraint Bélisaire à souffrir les dissolutions de sa femme Antonine, on vit toutes les autres femmes, à l'exemple de celle-ci, s'abandonner aux mêmes désordres, sans courir aucun danger, ni craindre de châtiment. « Quand elles étaient « accusées, elles avaient recours à l'impéra- « trice ; et elles devenaient si puissantes par « sa protection, qu'elles faisaient condamner « leurs maris à payer le double de leur dot, « ou à être battus de verges, ou à demeurer « en prison pendant qu'elles continuaient leurs « débauches, ou à souffrir dans le silence « l'opprobre dont ils étaient couverts (1). » De pareils excès se sont souvent renouvelés depuis, par l'indulgence coupable des tribunaux et des jurisconsultes : « Si le mari ne prouve pas « le crime, dit Godefroi, il doit être jugé « calomniateur ; il est indigne de conserver « sur elle (sa femme) l'empire que la reli- « gion et les lois lui ont donné (2). » Telles étaient les maximes admises par les papes Alexandre III et Innocent III, par les commentateurs français, et par les divers parlemens (3) : aussi, dans tant de plaidoyers que

---

(1) Histoire romaine, par Échard, tom. 7, p. 317.
(2) Comment. sur le §. 4, novell. 117, chap. 9.
(3) Voyez le journal des audiences et le répert. de jurisprud. §. mariage et séparation.

j'ai feuilletés, je n'ai jamais vu qu'on eût pu
prouver l'adultère ainsi que l'entendaient les
tribunaux : et je pense que les maris s'étaient
déterminés à le souffrir, plutôt que d'encourir les peines de la calomnie.

Cependant les peuples, froissés par des
décisions si souvent contradictoires et si opposées au bonheur public, peu satisfaits d'ailleurs des avantages si incomplets qu'on reti-
rait des jugemens de séparation, se tournè-
rent vers les moyens de cassation de mariage,
et saisirent avec avidité la fin, souvent si tor-
tueuse, d'impuissance. On vit des scandales,
qu'on avait voulu éviter, remplacés par d'autres scandales plus grands encore ; on vit d'a-
bord des témoins attester par serment ce que
personne ne pouvait savoir ; puis le sort, ensuite le combat en champ clos, substitués à
ces témoins ; successivement l'épreuve aussi
bizarre que honteuse du congrès, exécutée
d'abord en secret, puis admise publiquement,
et consacrée par un usage de plusieurs siècles
jusqu'en 1677, où elle fut enfin abolie par un
arrêt solennel du parlement de Paris. Depuis
cette époque, le témoignage des gens de l'art
devint indispensable dans ces causes d'impuissance ; mais soit à cause des limites de l'art lui-
même, soit par l'impéritie ou la facilité de ses
ministres, soit enfin faiblesse des tribunaux,
cette mesure n'arrêta pas la fréquence de ces
scènes indécentes. On est fâché de voir les
dernières années de sessions des cours de parlemens employées en grande partie à des
causes obscènes, et à un tel point, qu'un avocat général célèbre, M. Cochin, effrayé d'une

épidémie aussi rapide parmi toutes les classes
de citoyens , conseilla à une de ces cours
« d'agrandir les tribunaux , de faire élargir
« l'enceinte des salles qui les renferment, de
« supprimer les barrières destinées à en écar-
« ter la foule, puisqu'elles contiendraient bien-
« tôt plus d'époux mécontens que la singula-
« rité d'aucune cause n'y avait jamais attiré de
« curieux (1). »

Lois nouvelles
sur le divorce.

§. 261. Tel était, sur ce point, l'état de la législation en France , lorsque la première assemblée nationale, en 1790, voulant mettre un terme
à ce débordement de mœurs, autant occasioné
par la nature forcée des lois que par les égaremens sans nombre de l'esprit et du cœur , réta-
blit la loi du divorce , abrogée depuis tant de
siècles , et permit aux époux , à qui la vie commune était devenue à charge , de se séparer
sans être obligés d'alléguer en public d'autre
motif que celui de *l'incompatibilité d'humeur.*
Près de quinze années d'expérience attestent
les avantages de cette institution ; les voûtes
des tribunaux ne retentirent plus du mot d'impuissance, d'accusations d'adultère, et de tant
d'autres turpitudes, qui, si elles sont un effet
nécessaire de la faiblesse de l'homme, doivent néanmoins rester cachées, pour l'affermis-
sement de la vertu, pour ne pas donner l'é-
veil aux passions, pour ne pas devenir des
foyers de contagion morale (§. 242). Je dirai
plus, il régna une paix profonde dans les fa-

---

(1) Causes célèbres, second vol.

milles; les époux, libres de se quitter, se continuèrent, au sein de l'hyménée, les mêmes égards qu'ils se prodiguaient avant le mariage; et il y eut peut-être moins de demandes en divorce, dans ces quinze ans, qu'il n'y en eut en séparation dans les dix dernières années qui ont précédé la révolution.

§. 262. Mais le mal est toujours à côté du bien. On a dit: *Que des époux, dont le cœur était gâté, se sont servis de la sagesse des lois pour se livrer sans pudeur à leur perversité, pour devenir injustes et cruels!*..... Mais des lois contraires ne les rendront pas meilleurs, et en éternisant un nœud que l'instinct dépravé désavoue, on ne fait qu'ajouter aux malheurs d'une victime, et donner au public des exemples permanens de mauvais ménage, de désordre et de corruption? Ces motifs déterminèrent cependant les rédacteurs du nouveau Code à modifier la législation intermédiaire, en rendant le divorce plus difficile, et en se rapprochant de nouveau de la législation ancienne.

Le Code Napoléon autorise le divorce *pour cause déterminée et par consentement mutuel.* Les causes déterminées sont,

1° L'adultère de la femme, et l'adultère du mari qui aura tenu sa concubine dans la maison commune;

2° Les excès, sévices ou injures graves de l'un des époux envers l'autre;

3° La condamnation de l'un des époux à

une peine infamante (1). Cette dernière cause seule n'était pas admise par les anciennes lois.

Le consentement mutuel et persévérant des époux, exprimé de la manière prescrite par la loi, sous les conditions et après les épreuves qu'elle détermine, prouvera suffisamment, dit la loi, que la vie commune leur est insupportable, et qu'il existe, par rapport à eux, une raison péremptoire de divorce (2) ; mais ces épreuves et ces conditions sont si dures, surtout celles de l'art. 297, et de l'art. 305, qu'elles diminuent considérablement les avantages de cette disposition, et qu'elles rendront cette demande en divorce fort rare, tandis que celle pour cause déterminée sera, par une suite nécessaire, plus souvent employée.

§. 263. De quelle nature doivent être ces excès, sévices ou injures graves? La maladie vénérienne et autres vices, dangereux pour la santé et la vie de l'un des époux, et non classés dans l'ordre des maux fortuits pour lesquels les époux se doivent mutuellement fidélité, secours et assistance, doivent-ils être compris parmi les excès, sévices ou injures graves?

Ces questions, laissées trop souvent à l'arbitraire des tribunaux, ont éprouvé un sort différent, suivant les circonstances. Nous trouvons, en parcourant les fastes de la jurispru-

---

(1) Code Napoléon, §. 229, 230, 231 et 232.
(2) *Ibid.* §. 233.

dence, ici comme ailleurs, beaucoup de contradictions et une fluctuation bien décourageante. Ainsi, dans les temps actuels, comme dans les temps passés, nous avons des arrêts qui autorisent le divorce pour des motifs légers, et d'autres arrêts qui rejettent des motifs graves. Tel est, dans la première espèce, l'arrêt de la cour d'appel de Poitiers, du 29 juillet 1806, qui regarde comme motifs légitimes de divorce des lettres écrites, après trente-quatre jours d'un mariage d'inclination, par un mari absent, à sa femme, dans lesquelles, ivre d'amour et de jalousie, il l'accuse d'adultère et d'inceste, entremêlées d'autres lettres où il expose son repentir et demande son pardon (1) ; et dans la seconde espèce, un arrêt de la cour d'appel séant à Pau, du 5 février 1806, confirmé par la cour de cassation, par arrêt du 16 février 1808, qui déclare la demande en divorce pour maladie vénérienne non-recevable, et la preuve inadmissible (2).

§. 264. L'orateur du gouvernement expliquant ce qu'on avait entendu par excès, sévices et injures graves entre époux, a dit que c'était *ce qui rend la vie commune insupportable à l'un d'eux par les torts de l'autre :* or, quelle vie plus insupportable que celle passée dans les douleurs d'une maladie acquise au sein de la confiance et de l'abandon conjugal, ac-

____

(1) Jurisprud. de la cour de cassation, ann. 1806, au supplém., p. 192.

(2) Recueil génér. des lois et des arrêts, ann., 1808. Voyez encore un autre arrêt, année 1809.

compagnée de toutes les inquiétudes du doute sur sa guérison, et de la crainte trop bien fondée qu'elle n'ait vicié le fil de toutes les générations futures? La femme peut trouver un frein à ses inclinations dépravées dans la crainte d'accusation d'adultère; mais quelle ressource lui restera-t-il contre son mari qui n'aura pas tenu sa concubine dans la maison, qui peut avoir communiqué un mal dont il se croyait guéri, ou en avoir été affecté de nouveau, et en accuser une épouse fidèle?

Les papes Alexandre III et Innocent III, ayant prononcé que ni la paralysie, ni le mal caduc, ni même la lèpre et autres maux affreux, dont il ne dépend pas de l'homme de se garantir, ne pouvaient être mis au nombre des causes de séparation (1), cette décision fit qu'on balança long-temps avant de résoudre la question, parce que le mal vénérien était considéré comme une maladie de la peau. Elle fut agitée pour la première fois au parlement de Paris en 1663, et y resta indécise. Elle fut encore traitée devant un tribunal subalterne en 1757, et fut jugée par l'affirmative. On en appela au parlement de Paris, qui, par arrêt du 16 décembre 1771, confirma le jugement. Cette cour se fonda sur ce que le mal vénérien entre naturellement dans les trois causes de séparation dont on a parlé, et qu'il n'est pas une maladie qu'on ne puisse éviter. En effet, quelle plus grande diffamation pour un époux, quel signe moins équivoque de

---

(1) *Decret. cap.* 1, *de conjugib. lepros.*

libertinage et d'infidélité ? ajoutons-y, dit le défenseur de cette cause, le danger pour la partie saine, pour les enfans à naître ; quelle cause plus légitime de séparation ?

Il est évident au surplus qu'on a mal interprété les décrétales dont est question : je trouve, en compulsant les décisions de la *Sacrée-Rote*, et les plaidoyers en semblable matière, que Zacchias, qui écrivait au dix-septième siècle, a insérés dans son ouvrage très-volumineux; je trouve, dis-je, que l'intention des papes avait été de prohiber la dissolution du mariage lorsque des maladies graves étaient survenues durant le mariage ; ce qui est juste et raisonnable, mais non pas d'en empêcher la dissolution, lorsque l'un des époux avait été trompé, et que la maladie existait avant le mariage (1). Quant à la maladie vénérienne, inconnue du temps des souverains pontifes Alexandre III et Innocent III, Zacchias, qui était, comme je l'ai dit, médecin pontifical, n'hésite pas de la considérer, non-seulement comme dispense de remplir le devoir conjugal, mais encore comme cause légitime de divorce et de dissolution de mariage, appuyant son sentiment des opinions de Sanchez, et de plusieurs jurisconsultes du temps (2) ; bien plus, l'on voit par une de ses consultations (3), à l'occasion de cette maladie, pour laquelle on formait demande en nullité de ma-

---

(1) *Zacchias decis. lib.* 3, *Rotæ Roman.* n° 64 *et sequent.*

(2) *Quæst. med. leg., lib.* 9, *tit.* 10, *quæst.* 3, 4 *et* 5.

(3) *Ibid., consilium* 28.

riage , année 1630 , que pareilles demandes étaient d'usage ; et certes , on n'en eût jamais fait de semblables , si elles avaient été nécessairement exclues par les décrétales mentionnées ; d'où paraît dans tout son jour la fausseté de cette maxime de quelques jurisconsultes : *inclusio unius est exclusio alterius.*

Neanmoins c'est sur des fondemens aussi peu dignes de la raison humaine qu'on a vu plusieurs tribunaux rejeter cette fin de séparation ; l'ancienne jurisprudence en a fourni plusieurs exemples , et le recueil général des lois et arrêts nous en a aussi présenté depuis l'empire du Code Napoléon , dans lesquels on a toujours invoqué les décrétales ci - dessus ; celui entre autres de cette épouse qui se plaint avoir été infectée deux fois par son mari, d'abord dès l'instant de son mariage avec lui, et après avoir été entretenue dans cet état pendant quatorze ans ; une seconde fois , à son retour de la capitale , où elle avait été chercher sa guérison. En vain invoqua-t-elle les art. 231 et 306 du Code, et deux arrêts de l'ancien parlement de Metz , cités par Augeart, tom. 2 , ainsi que le sentiment de Le Prêtre , cent. 1ʳᵉ, chap. 10 , et celui de Soësve, tom. 2 , cent. 3 ; le tribunal de première instance rejeta sa demande , et principalement à cause de la régularité des mœurs du mari. La cour d'appel de Pau déclara la preuve inadmissible et la demande nonrecevable , parce que la communication du mal vénérien n'est pas mise au nombre des causes de séparation exprimées par le Code; et la cour de cassation a confirmé ces deux jugemens , attendu que la demanderesse n'articulait aucune circonstance qui donnât au fait dont elle se plaignait le caractère de sévice ou d'injure grave.... (§. 264) !

§. 265. Les défendeurs se sont particulièrement appuyés, 1º de ce que la loi n'avait fait aucune mention de cette fin de séparation; 2º de ce qu'à part le mal communiqué , le mari avait d'ailleurs tous les égards possibles pour sa femme; 3º de ce que le mal vénérien a fait tant de ravages , qu'il existe sous tant de formes , qu'il est si facile de le communiquer , même sans le savoir, qu'il y aurait souvent injustice à punir celui des deux époux qui l'aurait communiqué à l'autre ; qu'à supposer même qu'il y eût eu connaissance du mal , il resterait encore à savoir si la victime de la contagion n'avait pas eu quelque tort d'imprudence , etc.

Mais peut-on supposer, surtout d'après l'exposition des motifs faite par les orateurs du gouvernement, peut-on supposer que le législateur n'ait pas voulu comprendre la communication du mal vénérien parmi les injures graves ? Les sévices , les excès , les injures ne peuvent-ils donc être commis que par des paroles ou mauvais traitemens ? La loi n'en dit rien ; et dans le fait, après avoir posé la classe, elle doit laisser les espèces à la discrétion des tribunaux , qui feraient un étrange abus du sens commun, s'ils punissaient ce qui est léger, et s'ils excusaient ce qui porte avec soi et après soi le caractère le mieux prononcé d'injure et de mauvais traitement.

Le second chef de la défense aurait dû être tout aussi peu admissible. Ne voyons-nous pas tous les jours des époux infidèles, dans l'un et dans l'autre sexe, être plus gracieux, plus prévenans, précisément parce qu'ils ont été infidèles ? Cette perfidie, si commune aujourd'hui, diminue-t-elle dans les autres actions criminelles l'horreur du crime ; et ces caresses empoisonnées, qui servent de masque à des faiblesses coupables, en portent-elles moins le désespoir et la mort dans le sein de leur victime ?

Le troisième chef est une offense au genre humain : c'est comme si l'on disait qu'il est corrompu dans son essence, au physique et au moral ; qu'il ne faut plus croire à la vertu ; que le vice est devenu un de nos élémens nécessaires ! Raisonnement nouveau, enfanté par les mœurs du temps, mille fois plus dangereux que les mots de siphilis, d'impuissance, etc., dont on craint de souiller le sanctuaire de la justice ! Mais heureusement il est faux. Ceux qui comme moi exercent une profession qui les rend dépositaires des secrets des familles, savent qu'il est sans comparaison un plus grand nombre de personnes qui n'ont jamais été atteintes de ce vice que de celles qui en sont infectées ; qu'il n'est pas vrai qu'on ignore intérieurement qu'on s'est exposé à l'infection ; et dût-on même ignorer que l'infection a eu lieu, ou bien être dans la bonne-foi d'avoir été guéri, le plus sûr moyen de s'opposer aux égaremens de la jeunesse, de maintenir la paix des ménages et la pureté des générations, serait encore celui de punir par la dissolution du mariage l'époux qui ne s'y serait déterminé qu'après avoir passé ses plus beaux jours dans la débauche, ou qui en violerait les devoirs par des mœurs et une conduite déréglée : penser et agir autrement, c'est se déclarer l'ennemi de tout bonheur solide de l'homme en société.

La santé des époux, la conservation des enfans, la paix des familles, le bon exemple, l'intérêt des mœurs et celui de l'état, nous font une loi de regarder la communication du mal vénérien par l'un des époux à l'autre comme une des raisons les plus légitimes de dissolution de mariage.

§. 266. On ne doit cependant pas se décider légèrement à prononcer sur l'existence du virus vénérien d'après quelques signes qui paraissent l'annoncer, et qui peuvent être trompeurs. Lorry nous a transmis plusieurs exemples de personnes très-chastes, attaquées d'ulcères dartreux et d'un écoulement séreux des parties génitales de l'un et de l'autre sexe, qui, par sa consistance et sa couleur, ressemblait à une vraie gonorrhée (1). Musgrave, et Barthez après lui, nous ont laissé, dans leurs traités de la goutte et du rhumatisme, grand nombre de faits qui prouvent que ces maladies occasionent parfois des écoulemens âcres par les parties sexuelles. Zacchias, dans la consultation citée précédemment, parle aussi

Signes trompeurs de mal vénérien.

---

(1) *De morb. cutan. caput de herpet.*

de plusieurs maladies qui simulent la siphilis, quoiqu'il ne puisse y avoir aucun soupçon de celle-ci. J'ai vu, à ne pouvoir pas en douter, des fleurs blanches, dont une femme dartreuse était affligée, communiquer des dartres à la personne qui l'approchait; et j'ai été consulté par des gens dont je connaissais les bonnes mœurs et même l'extrême piété, et qui étaient sujets de père en fils à un écoulement jaunâtre, abondant, n'altérant en aucune manière leur santé, et ne paraissant pas contagieux. Il faut donc, dans des recherches de cette nature, qui intéressent si fort l'honneur et le repos des familles, que les médecins réunissent à toutes les connaissances des signes patognomoniques de la vraie siphilis, l'examen de la conduite et des mœurs de la personne soupçonnée. En effet, avant que la siphilis fût connue, de combien de maux les parties sexuelles n'étaient-elles pas affligées, lesquels peuvent tout aussi bien exister aujourd'hui sans que la siphilis ait été communiquée (1).

Nymphomanie.

§. 267. Il est encore un accident, heureusement fort rare, pour lequel le divorce par incompatibilité d'humeur est d'un grand secours, soit pour ne pas souiller les tribanaux de plaintes obscènes et honteuses, soit pour épargner au public des scènes scandaleuses et déshonnêtes ; c'est celui d'une excessive lasciveté dans l'un et l'autre sexe ; laquelle, ainsi que

______

(1) Voyez Celse, *de pudend. affect.* et Astruc, *de morbis veneris.*

des observations le prouvent, abrège communément les jours de celui des époux qui est l'objet de ces attaques brutales et de ces besoins insatiables (§. 250).

Quoiqu'une femme jeune et délicate ait beaucoup à souffrir de ces excès, l'homme néanmoins est celui qui est le plus tôt épuisé, quand il est assez malheureux que de se rencontrer avec une de ces messalines que les anciens ont nommées *viragines*, aux traits mâles, au teint brun, aux cheveux noirs et crépus, au visage et au corps poileux, aux extrémités inférieures et aux doigs courts, à la voix rauque, à la sueur et à l'haleine fétides. Il est remarquable que ces femmes sont, en général, sujettes aux passions hystériques et à la stérilité, et que, loin d'amener chez elles des désirs plus modérés et des besoins moins pressans, les années, au contraire, les rendent plus importunes et plus insupportables. Nous en avons eu, il y a environ sept ans, un exemple à Marseille, qui, réuni à quelques autres que l'on voit se reproduire de temps en temps, m'a engagé à écrire cet article.

Un homme veuf de cinquante-cinq ans, encore fort et robuste, se maria avec une femme de cinquante-trois ans, déjà veuve de deux maris, dans l'intention de se procurer une compagne et d'améliorer son sort. Il s'acquitta de son mieux du devoir conjugal, mais il ne tarda pas à s'apercevoir de la cause qui avait abrégé les jours des deux premiers maris. Epuisé par des efforts dont on ne tenait aucun compte, il proposa le divorce après six mois d'épreuves; ce qui fut refusé. Prières, remontrances, menaces, tout ayant été inutile, et placé enfin entre l'impuissance et le désespoir, il tire un poignard dans un moment d'attaque, et en frappe légèrement sa furie. Celle-ci, épouvantée, consent alors au divorce qui fut prononcé par le seul motif d'incompatibilité d'humeur (avant l'époque de l'empire du Code Napoléon.)

Aujourd'hui où placerons-nous ce cas, qui est véritablement un motif, si jamais il en fut un, de dissolution de mariage? sera-ce dans l'article des nullités ou dans celui du divorce? mais ce cas, ainsi que plusieurs autres analogues, n'a été prévu nulle part. Il ne peut entrer dans l'espèce du divorce par consentement mutuel, puisque celui-ci n'est admis qu'après deux ans de mariage, et qu'il ne peut avoir lieu lorsque la femme aura quarante-cinq ans (1); il reste donc à l'admettre comme cause déterminée à raison d'excès.

Cela prouve du moins encore que la loi n'a pas pu et ne peut tout prévoir, et que c'est à juste titre qu'elle a laissé aux tribunaux l'application des principes généraux pour cette multitude de cas tous plus singuliers les uns que les autres; puissent les magistrats se montrer toujours les pères des peuples en leur distribuant cette justice qui se nourrit davantage de la rectitude de l'entendement et de l'équité que de toutes les formules du barreau.

---

(1) Code Nap. §. 276 et 277.

CHAPITRE VI.

*De la Grossesse et de ses signes. —
De la fausse Grossesse.— Questions
relatives à la Grossesse.*

§. 268. La grossesse étant généralement divisée en vraie et fausse grossesse, lesquelles
subissent encore plusieurs autres sous-divisions,
je traiterai les questions médico-légales qui
y ont rapport en quatre sections :

Dans la première j'exposerai les cas nombreux de droit, où il est indispensable d'avoir
des notions précises sur la grossesse et l'accouchement.

La seconde traitera de la vraie grossesse
et de ses signes.

La troisième, de la fausse grossesse et de
ses signes.

La quatrième, de la superfétation et de la
question de savoir si une femme a pu ignorer
entièrement sa grossesse, etc.

Plusieurs autres objets qui, dans la première
édition, se trouvaient mélangés avec ces matières, sont renvoyés au chapitre qui traite
de la paternité et de la filiation.

Division de ce chapitre.

SECTION PREMIÈRE.

Des cas, au civil et au criminel, où les questions sur la grossesse et sur l'accouchement peuvent être agitées.

Fréquence des
questions sur
la grossesse.

§. 269. Il n'est peut-être aucune branche de la médecine légale d'un exercice aussi fréquent que celle qui renferme les différentes questions auxquelles peuvent donner lieu la grossesse et l'accouchement; il n'en est aucune aussi où on rencontre autant de difficultés et d'incertitudes, et qui exige plus de circonspection, de lumières et de sagacité de la part du médecin-légiste ; il n'en est aucune plus importante, puisque la fortune, l'honneur ou la vie se trouvent presque toujours attachés à la solution de ces questions, lorsqu'elle est demandée par le ministère public.

1° Telle fille ou femme est intéressée à cacher sa grossesse, tandis que la conservation de l'espèce, l'humanité, et la morale publique, exigent impérieusement qu'on s'assure de la vérité. Telle autre, au contraire, a un avantage à paraître enceinte, soit pour faire ou consolider un mariage, soit pour écarter des collatéraux dans une succession, soit pour gagner les alimens accordés aux enfans, soit enfin pour retarder un jugement, ou se soustraire à une peine. Comment d'ailleurs constater l'état civil d'un enfant, et éclaircir les différentes questions que présentent les accusations de suppression, de supposition de part, d'avortement, d'infanticide, etc, si l'on ne prouve que la vraie grossesse a eu lieu et que l'ac-

couchement s'en est suivi? Sans autre motif que
de faire triompher l'innocence, et confondre
la calomnie toujours prête à fondre sur la vertu, il est digne d'ailleurs du médecin-légiste
de prendre toutes les précautions, d'acquérir
toutes les connaissances propres à lui faire rendre un jugement dont l'art n'ait jamais à rougir, ni la justice et l'humanité à se plaindre.

Ambroise Paré, Mauriceau, Deveaux, et autres écrivains, ont transmis à la postérité le récit de bien graves erreurs commises au sujet de
la grossesse et de l'accouchement; des femmes
enceintes, reconnues telles, après leur mort,
dans les amphithéâtres anatomiques, ont été
exécutées après avoir été visitées et déclarées
n'être point grosses; d'autres fois des gens de
l'art, très-éclairés, ont été les dupes des supercheries les plus grossières. Grâces aux progrès
des lumières et à la circonspection des tribunaux, depuis une vingtaine d'années l'on n'a
plus guère eu qu'à copier l'histoire des méprises cruelles dont nous venons de parler;
mais il n'en est pas moins vrai qu'elles sont dans
l'ordre des choses possibles, et qu'on doit toujours se les représenter quand on est commis
pour prononcer sur des cas analogues.

§. 270. La loi dit « que néanmoins le ma- Texte des lois.
« riage contracté par des époux qui n'avaient
« point encore l'âge requis, ou dont l'un des
« époux n'avait point atteint cet âge, ne peut
« plus être attaqué, lorsque la femme, qui
« n'avait point cet âge, a conçu avant l'échéance
» de six mois depuis son mariage (1). » Cet ar-

____

(1) Code Napol., §. 185.

ticle coïncide avec la disposition suivante du Code pénal : « Dans le cas où le ravisseur « aurait épousé la fille qu'il a enlevée , il ne « pourra être poursuivi que sur la plainte des « personnes qui, d'après le Code Napoléon , ont « le droit de demander la nullité du mariage , « ni condamné qu'après que la nullité du ma- « riage aura été prononcée (1). Mais n'y ayant plus lieu à nullité , lorsque la fille mineure a conçu , on voit combien il est intéressant de constater si la grossesse existe ou n'existe pas.

2° La décence et l'honnêteté publique, plus encore la considération du *propter turbationem sanguinis*, n'ont jamais permis que la femme convolât en secondes noces avant que l'on se fût assuré par un délai suffisant que le premier mariage demeurait sans aucune suite pour elle , et que sa situation ne pouvait plus gêner les actes de sa volonté. Ce délai était autrefois d'un an ; on l'appelait *l'an de deuil*. Par les anciennes lois de Rome , l'année du deuil n'était que de dix mois ; les empereurs Gratien et Valentinien la prolongèrent de deux mois, et il fut défendu aux veuves de se marier avant une année complète de douze mois (2).

La loi d'aujourd'hui s'exprime ainsi à cet égard : « La femme ne peut contracter un « nouveau mariage qu'après dix mois révolus « depuis la dissolution du mariage précé- « dent (3). » On a donc pensé , dans notre législation actuelle, que dix mois suffisaient pour

---

(1) Code pénal. §. 357.
(2) *Codex de secundis nuptiis.*
(3) Code Napol. , §. 228.

se rassurer contre toute présomption capable d'alarmer les bonnes mœurs. Mais on peut demander si le mariage de la femme qui aurait convolé avant l'expiration des dix mois serait nul?

Il paraît que ce mariage ne serait pas nul, puisqu'il n'est pas fait mention de cette nullité dans le chapitre 4 du Code, qui traite de cette matière; et cela seul suffit pour exclure ce moyen. Je suppose donc que la femme ait passé à un nouveau mariage un mois, par exemple, après la dissolution du premier, et qu'elle mette un enfant au monde avant l'expiration des dix mois; auquel des deux maris devra appartenir l'enfant?

Cette question se trouvera plus naturellement placée au chapitre qui traite de la paternité et de la filiation; mais on sent combien elle serait plus facilement éclaircie si l'on avait des preuves de l'existence de la grossesse dès les premiers temps où elle a commencé.

Il en est de même des contestations que peuvent faire naître les dispositions ci-après : « Dans le cas de divorce prononcé pour « cause déterminée, la femme divorcée ne « pourra se remarier que dix mois après le di- « vorce prononcé (1). » Non-seulement d'après cet article, mais encore d'après l'esprit des articles 312 et 315 des mêmes Codes, l'époux divorcé serait forcé de reconnaître sien et légitime l'enfant dont sa femme divorcée accoucherait dans l'intervalle des dix

---

(1) Code Napol., §. 296.

mois depuis le divorce prononcé, excepté dans le cas de divorce pour cause d'adultère, et dans le cas où il prouverait s'être trouvé dans l'impossibilité physique de cohabiter avec sa femme. Combien donc ne peut-il pas devenir intéressant de déterminer si la conception a eu lieu pendant ou après le mariage ?

5° Il en est de même de cette autre disposition qui déclare l'action en divorce éteinte « par la réconciliation des époux, survenue, « soit depuis les faits qui auraient pu autoriser « cette action, soit depuis la demande en di- « vorce, » et qui prescrit que « si le deman- « deur en divorce nie qu'il y ait eu réconci- « liation, le défendeur en fera preuve, soit « par écrit, soit par témoins (1). » On ne saurait contester qu'il ne peut y avoir de meilleure preuve de réconciliation que la grossesse, à moins que d'une autre part on ne prouve qu'elle est au contraire un nouveau crime de la femme, et un nouveau titre de divorce pour cause d'adultère. Dans tous les cas, ne serait-il pas toujours indispensable de s'assurer si la grossesse existe ?

Mais la femme pouvait être enceinte avant la demande en divorce, sans que la grossesse parût, et alléguer ensuite son état comme preuve de réconciliation : les juges ne devraient-ils pas, dans cette incertitude, suspendre toute décision et toute poursuite ultérieure jusqu'à ce qu'il soit possible de reconnaître la grossesse et l'époque où elle a commencé ?

_____

(1) Code Napol., §. 272 et 274.

4° Si , dans nos nouvelles lois , la recherche de la paternité est interdite, celle de la maternité est au contraire admise , et l'enfant qui réclame sa mère est tenu de prouver « qu'il est identiquement le même que l'en- « fant dont elle est accouchée (1). » Cette loi , qui dérive de la maxime *pater incertus , mater certa* , et qui est particulièrement fondée sur le fait positif de l'accouchement, peut néanmoins éprouver des difficultés dans son application , 1° lorsqu'un enfant qui aurait reçu des soins affectueux d'une femme , qui lui aurait même donné le titre de fils dans ses lettres , en conclurait pour la maternité , quoique celle – ci n'eût jamais accouché ; 2° lorsque, le véritable fils de cette femme étant mort, un autre enfant voudrait en prendre le titre.

Le premier cas , qui rentre , pour le médecin-légiste , dans la circonstance de substitution d'un enfant à un autre , ou de supposition d'un enfant à une femme qui ne sera pas accouchée , prévue par le Code pénal (2) , ne peut guère être éclairci d'une manière non équivoque que par la certitude acquise de l'existence de la vraie grossesse et d'un accouchement réel , si la femme est vivante. Je dis vraie grossesse et accouchement réel , parce que l'on pourrait faire servir une des variétés de la fausse grossesse et des évacuations qui s'ensuivent pour des témoins de maternité.

(1) Code Napol. , §. 341 .
(2) Code pénal, §. 345.

Quant au second cas, indépendamment des autres preuves qui appartiennent aux jurisconsultes, le médecin-légiste dont on réclamerait les lumières aurait à recourir aux règles posées au chapitre 2, pour reconnaître l'identité, et aux autres indices dont il sera question au chapitre de la filiation.

5° Quoique la recherche de paternité soit interdite, néanmoins, « dans le cas d'enlève- « ment, lorsque l'époque de cet enlèvement « se rapporte à celle de la conception, le ra- « visseur peut être, sur la demande des parties « intéressées, déclaré père de l'enfant (1). » Mais l'on conçoit que ni la preuve de l'enlèvement, ni la coïncidence de son époque avec celle présumée de la conception, ne peuvent suffire pour constater la paternité, puisque la fille enlevée pouvait déjà être grosse d'autres œuvres que de celles du ravisseur ; elles ne pourront donc servir qu'à autoriser les juges à chercher leur conviction dans tous les rapports, toutes les circonstances, tous les faits qui ont précédé, accompagné, ou suivi l'enlèvement, parmi lesquels, comme je l'ai déjà dit en commençant cet article, la reconnaissance de la grossesse et de son terme tient sans contredit le premier rang.

6° La réunion des preuves de grossesse, d'accouchement et d'identité sera encore d'une absolue nécessité pour parvenir à la vérité dans le cas où, un enfant poursuivant ses droits à la légitimité, la preuve contraire s'en ferait « par

____

(1) Code Napol., §. 340.

« tous les moyens propres à établir que le ré-
« clamant n'est pas l'enfant de la mère qu'il
« prétend avoir, ou même, la maternité prou-
« vée, qu'il n'est pas l'enfant du mari de la
« mère (1). »

7° Relativement à la faculté de recevoir
par donation entre-vifs ou par testament, la
loi dit « qu'il suffit d'être conçu au moment
« de la donation, ou à l'époque du décès du
« testateur (2). » Il est vrai que la loi ajoute
qu'il faut ensuite être né, et être né viable ;
mais un enfant attendu peut naître viable, sans
avoir déjà existé à l'époque de la donation ou
de la mort du testateur ; et puisqu'il suffit
d'être conçu pour succéder, ou recevoir une
donation, et qu'on ne peut recevoir si l'on
n'existe pas encore, ainsi que l'avait déjà décidé l'art. 49 de l'ordonnance des testamens
de 1735, il s'ensuit qu'il faut nécessairement
prouver l'époque de la conception.

Il est vrai qu'il y aurait peu de difficultés
pour la succession d'un père, pourvu que l'enfant naquît dans les dix mois depuis son décès,
et qu'il fût déclaré viable ; mais il y en aurait
beaucoup pour les successions collatérales, ou
provenant d'étrangers : il importe donc aux
femmes, dans tous ces cas, de faire constater
leur grossesse dès les premiers temps ; et aux
opposans, de s'y prendre de bonne heure
pour établir les preuves contraires.

8° L'accusation de provocation à l'avorte-

____

(1) Code Napol., §. 325.
(2) *Ibid.* §. 906.

ment (1) est nulle de fait, s'il est prouvé que la femme n'était pas enceinte ; et en ce cas, plus qu'en tout autre, les gens de l'art doivent se pénétrer de tous les signes de grossesse, non-seulement pour ne pas être les instrumens involontaires des mauvaises mœurs d'une femme, mais encore pour éviter de donner lieu à des procédures que la méchanceté pourrait leur faire intenter, d'après une fausse application de la disposition actuelle du Code pénal, relative à l'avortement. Il en est de même de l'accusation d'infanticide (2) ; elle est nulle de droit et de fait, si l'on ne peut prouver ni la grossesse ni l'accouchement.

9° Enfin, et ce qui est plus important encore, « si une femme condamnée à mort se « déclare, et s'il est vérifié qu'elle est en- « ceinte, elle ne subira la peine qu'après sa « délivrance (3). »

Humanité des lois intermédiaires.

§. 271. L'ordonnance criminelle de 1670, titr. 25, art. 23, voulait que l'exécution de la peine de mort prononcée contre une femme grosse fût différée jusqu'après son accouchement. Plus humaine encore, la loi du 25 germinal an 3 prescrit « qu'à l'avenir aucune « femme prévenue d'un crime emportant la « peine de mort ne pourra être mise en ju- « gement qu'il n'ait été vérifié de la manière « ordinaire qu'elle n'est pas enceinte «.

Par arrêt du 2 ventose an 13, la cour de

---

(1) Code pénal, §. 317.
(2) *Ibid.*, §. 300 et 302.
(3) *Ibid.*, §. 27.

cassation annula un jugement de la cour de justice criminelle du département de la Dyle, qui condamnait à la peine de mort une femme qui n'avait point été visitée avant sa mise en jugement, quoique réellement enceinte lorsqu'elle fut appelée aux débats.

Par un autre arrêt de la même cour du 8 germinal an 13, annulation d'un jugement à mort de la cour de justice criminelle du département de l'Ourthe, contre une femme que les gens de l'art n'avaient pas trouvée enceinte avant d'être soumise aux débats, et qui fut déclarée telle dans une seconde visite faite par ordre de la cour de cassation. Les considérans de cet arrêt sont remarquables, et font infiniment honneur à cette cour. « Considérant, dit-elle, qu'il résulte de pièces « adressées au greffe de la cour, en exécution « de son arrêt interlocutoire du 11 pluviose « dernier, que, malgré les précautions prises « par le procureur général impérial près la « cour criminelle du département de l'Ourthe « pour s'assurer que la fille N. N. n'était point « enceinte avant de la mettre en jugement, « il est néanmoins certain aujourd'hui qu'elle « porte un enfant dans son sein depuis six à « sept mois, que conséquemment elle était « grosse à l'époque où elle a été mise en ju— « gement et condamnée à mort ;

« Que ce n'a pas été sans de très-puissans » motifs que le législateur a défendu de mettre « en jugement des femmes enceintes ; qu'il a « envisagé, d'un côté, qu'une femme dans cette « situation pourrait n'avoir pas toute la liberté « d'esprit nécessaire à sa défense, et de l'autre,

« que les agitations et les inquiétudes insépa-
« rables d'une discussion, toujours effrayante
« même pour l'innocent, pourraient lui
« causer des révolutions capables d'altérer
« sa présence d'esprit, et préjudicier à son
« fruit ;

« Que ces motifs militant pour empêcher
« qu'elle ne soit mise en jugement, ils militent
« également, d'après le texte de la loi précitée,
« pour faire casser l'arrêt rendu contre elle,
« par suite du débat qui n'a eu lieu que parce
« que les gens de l'art, induits en erreur, ont
« déclaré qu'elle n'était pas grosse, lorsque
« réellement elle l'était; qu'il suffit, pour qu'elle
« doive être exposée à un nouvel examen, qu'on
« puisse raisonnablement supposer qu'elle ne
« s'est pas défendue comme elle aurait pu et
« dû le faire, et comme elle aurait fait si elle
« n'eût pas été enceinte, et que cette situation
« n'eût pas influé sur son moral..... la cour
« casse et annule, etc. »

Par un autre arrêt du 27 novembre 1806,
la même cour annule un semblable jugement
rendu par la cour de justice criminelle du
département de l'Ardèche contre une femme
qui avait été mise aux débats et condamnée à
la peine de mort avant qu'il eût été constaté
qu'elle n'était point enceinte, et nonobstant
la déclaration des officiers de santé, qui, ayant
visité la femme avant sa mise en jugement,
avaient rapporté qu'*il leur restait des doutes
sur l'état de cette femme, et qu'on pourrait s'en
convaincre le mois suivant.* Le jugement fut
annulé précisément parce que, malgré ce rapport qui n'était rien moins que décisif, le tri-

bunal avait continué ses poursuites. Il paraît même, par un autre arrêt du 8 mai 1807, qu'en fait de condamnation capitale d'une personne du sexe la cour de cassation exigeait qu'il fût justifié, par les pièces mises au greffe, qu'on avait fait vérifier qu'une femme n'était pas enceinte avant de la mettre en jugement (1).

§. 272. Il n'est plus fait mention ni dans le Code de procédure criminelle, ni dans le Code pénal, de ces précautions si sages de la loi du 23 germinal ; mais est-il à présumer que le législateur, qui d'ailleurs a répandu tant de traits de lumière et de bienfaisance dans ces deux Codes, ait eu l'intention d'abroger cette loi, et ne devons-nous pas croire, au contraire, qu'il a pensé qu'à défaut de dispositions littérales et particulières, les juges trouveront leur règle dans cette disposition générale, qui prescrit que : « Dans toutes les matières qui n'ont pas « été réglées par le présent Code, et qui sont « réglées par des lois et des règlemens par-« ticuliers, les cours et les tribunaux conti-« nueront de les observer (2).

Quant aux gens de l'art chargés de faire de semblables visites, il me semble que, chez une femme qui n'a pas encore atteint l'âge de cinquante ans, la grossesse doit toujours, dans ces sortes de cas, être regardée comme possible, et que dans le doute il est toujours

---

(1) Recueil génér. des lois et des arrêts, année 1808, deuxième partie, p. 181 et suiv. Voyez aussi le répertoire de jurisprudence au mot *grossesse*.

(2) Code pénal, §. 484.

plus sage de renvoyer à un nouvel examen après certain temps. Ici l'on ne risque jamais de froisser les intérêts d'un tiers, et l'on s'expose au contraire à de grands malheurs en prononçant avec précipitation. Si la femme n'est pas grosse, on lui aura du moins donné pour sa défense un temps suffisant durant lequel elle aura pu faire valoir tous ses moyens. D'ailleurs nous ne devons jamais craindre d'être trop humains, car l'humanité est la justice de la nature, et plus on en approche, plus on prouve qu'on a de lumières en législation.....

SECTION II.

De la vraie Grossesse et de ses signes.

Division de la vraie grossesse.

§. 273. La grossesse se divise généralement en vraie et fausse grossesse.

La vraie grossesse est celle où la tumeur du ventre est occasionée par un ou plusieurs enfans. Dans la fausse grossesse, au contraire, cette tumeur est occasionée par des matières étrangères au produit ordinaire de la fécondation, ou même par un gonflement spasmodique indépendant d'un congrès antérieur.

La vraie grossesse se subdivise encore en grossesse naturelle, grossesse contre nature, et grossesse composée.

La grossesse naturelle est celle où le fœtus est renfermé, suivant l'ordre ordinaire, dans la matrice. On appelle grossesse contre nature celle où le germe, au lieu de se développer dans l'utérus, prend son accroissement hors de cet organe ou dans une de ses appartenances, telles que les ovaires ou les trompes, ainsi que nous en avons quelques exemples. Nous en citerons même de ceux où la grossesse a été à la fois intra et extra-utérine. Quelquefois, dans des accouchemens laborieux, les parois de la matrice se rompent, et l'enfant passe dans la cavité du bas-ventre ; mais cet accident violent n'est pas dans le cas de la grossesse extra-utérine ou contre nature dont on entend parler ici, et qui a lieu sans aucune violence.

J'appelle grossesse composée, 1° celle qui est formée de plusieurs enfans, à qui on donne communément le nom de jumeaux, quand ils ne sont que deux, de trijumeaux ou quadrijumeaux, quand ils sont au nombre de trois ou de quatre ; 2° celle où, à l'existence d'un véritable enfant, est jointe encore une maladie qui augmente le volume du ventre, et qui fait souvent méconnaître la véritable grossesse. On appelle plus communément cette seconde espèce grossesse compliquée.

§. 274. Les signes de l'existence de la grossesse se composent de ceux qu'on appelle rationnels, et de signes sensibles particuliers, qu'on se procure par le toucher. Malgré les progrès de la science, nous verrons que les uns et les autres de ces signes ne sont pas encore si certains que de ne pas donner lieu quelquefois à de singulières erreurs, même lorsque les femmes n'ont aucun intérêt à tromper, et à plus forte raison, dans les visites judiciaires ; qu'ainsi, au lieu de nous croire très-assurés, nous devons au contraire, comme l'a dit avec vérité M. Vigné, redoubler d'efforts pour étudier cette matière, et l'affranchir, s'il se peut, des ténèbres dont elle est souvent enveloppée.

§. 275. Les principaux signes rationnels se tirent,

1º De l'âge de la femme, qu'on suppose déjà ou encore propre à la fécondation. Mais à cet égard on doit se rappeler, d'une part, que, malgré la faiblesse de l'âge et l'enfance apparente des organes générateurs, la conception n'en a pas moins eu lieu quelquefois (§. 33 et 253, nº 1), et, d'une autre part, qu'il est des exemples de grossesse arrivée à un âge où l'on ne l'attendait plus (§. 50).

2º Ces signes se tirent des grands changemens qui arrivent dans tous les systèmes de la femme, presque dès l'instant où elle a conçu ; c'est-à-dire, dans son pouls, dans ses sécrétions et excrétions, dans l'habitude du corps, dans l'air du visage, et jusque dans son moral. Il est impossible de décrire tout ce qui se passe dans les différentes femmes grosses ; mais on regarde généralement comme signes de grossesse les suivans : La suppression des règles, sans autre cause apparente ; l'état de langueur et de tristesse inusitée ; la sensibilité extraordinaire du ventre ; le cerne des yeux ; les éphélides ou taches qui paraissent à la région de la tête ; l'altération de l'appétit, des digestions, du sommeil ; les nausées et le vomissement ; le goût dépravé et les envies plus ou moins extraordinaires ; le crachotement fréquent ; la douleur à la tête ou aux

dents ; successivement la douleur et le gonflement des mamelles, la couleur brunâtre de
leurs aréoles, les papilles plus apparentes, et
commençant à donner, quand on les exprime,
une eau bleuâtre, entremêlée de filets laiteux ;
l'augmentation graduée du volume du ventre
et la protubérance du nombril ; le mouvement que la femme atteste éprouver dans son
ventre ; le besoin fréquent d'uriner, et l'enflure des extrémités inférieures, quand la grossesse est très-avancée, etc.

Quelques femmes sont assez heureuses pour
n'éprouver aucunes de ces incommodités ;
quelques-unes n'en éprouvent qu'un petit
nombre. Au reste, tous ces signes peuvent se
rencontrer et être les symptômes d'une maladie
autre que la grossesse ; à plus forte raison, par
conséquent, ne prouveront-ils que très-peu
de chose, lorsqu'ils ne se présenteront que séparément. Néanmoins, comme c'est là la marche ordinaire de la nature, nous ne devons pas
mépriser ces signes, comme l'ont fait certains
accoucheurs, mais nous devons en profiter,
en ayant présentes les anomalies dont ils peuvent aussi dépendre ; et c'est ce que nous ex-
pliquerons, après avoir parlé de deux signes,
aujourd'hui tournés en ridicule, parce que
nous n'ajoutons plus de croyance à ce que
nous ne comprenons pas assez, et dont j'ai
eu quelquefois occasion de vérifier l'exactitude ; ce qui m'engage à en dire un mot ici :
je veux parler de l'état du pouls et de celui
des urines.

§. 276. Galien, et Savonarola après lui,

Pouls et uri-
nes des femmes
grosses.

ont observé (ce qu'on observera également en touchant fréquemment le pouls à une femme dans les différens temps de la gestation) que, dans le commencement de la conception jusqu'à environ le troisième mois, le pouls est grand, fréquent et même vite ; que, depuis cette époque jusqu'à environ le septième mois, ces qualités du pouls décroissent insensiblement, et qu'il devient petit, faible et tardif ; qualités qui deviennent toujours plus saillantes jusqu'au moment de l'accouchement, où les forces du cœur et des artères prennent une nouvelle énergie (1). Sans entrer dans les explications données par ces anciens auteurs, l'on peut dire que la nouveauté du *stimulus*, introduit dans des organes très-sensibles, jointe à la rétention du sang menstruel, produit d'abord une excitation dans le système sanguin, laquelle se calme insensiblement pour faire place à la faiblesse, occasionée par la nutrition du fœtus devenu gros, et par l'accumulation des humeurs blanches, dont la masse a augmenté au préjudice de la partie rouge et stimulante du sang.

Le même Savonarola a trouvé (2) que depuis le commencement jusqu'au sixième mois de la grossesse, plus ou moins, l'urine est claire, d'une couleur citrine tournant au blanc, ayant un nuage à sa surface, dans son milieu un dépôt ressemblant à la laine cardée, dans lequel on voit quelquefois monter et descendre des petits grains (qui ne sont que des bulles d'air),

---

(1) *Michael. Savonarol. opera, de pulsibus.*
(2) *Ibid., de urinis.*

du mouvement desquels l'urine n'est pas troublée : que vers le sixième ou septième mois l'urine prend la couleur de la décoction de pois chiches de couleur rouge ; qu'elle est encore plus rouge sur la fin de la grossesse, époque où elle se trouble, lorsqu'on la remue.

L'auteur avertit cependant qu'on ne doit pas s'en tenir à ce seul signe, parce qu'il est commun aux femmes qui ont une simple suppression, à celles dont l'utérus renferme une môle, et qu'on le rencontre également dans les maladies arthritiques. Disons-en autant du pouls dont les accidens propres à la grossesse peuvent aussi-bien accompagner toute autre maladie chronique, mais dont l'exploration n'est pas à mépriser, lorsqu'il s'agit d'accumuler les preuves d'une situation souvent fort difficile à déterminer.

§. 277. Le défaut d'évacuation périodique n'est pas toujours un signe de grossesse : indépendamment des femmes qui concoivent sans avoir été réglées auparavant (§. 257), plusieurs causes, autres que la grossesse, peuvent donner lieu à cette suppression, et produire une tuméfaction qui simulera la grossesse chez la personne qui y aura le moins donné lieu. D'une autre part, on a plusieurs exemples de femmes qui continuent à être reglées durant les deux ou trois premiers mois de la grossesse, et même jusque près de sa terminaison. Deventer rapporte en avoir connu une qui assurait n'avoir jamais été réglée avant sa première grossesse, et qui, à peine enceinte , éprouva cette évacuation périodique jusqu'à l'accouchement ; ce qui se renouvela ainsi tant qu'elle eut des enfans ; de manière qu'à l'inverse des autres femmes, celle-ci n'avait pas de plus forte indication de grossesse que le retour de ses règles , quoiqu'elle se portât très-bien (1).

Ces irrégularités du flux menstruel rendent donc sa suppression ou sa présence, considérées seules, un signe très-équivoque de l'existence ou de l'absence de la grossesse ; d'autant plus que les femmes qui veulent ne pas paraître grosses (ce à quoi on doit toujours être très-attentif) savent emprunter un sang étranger, pour en imposer, ainsi que Belloc nous en fournit un exemple, dans un de ses rapports, concernant une fille grosse de trois mois lors de la visite (2).

Néanmoins le même auteur estime que rien ne prouve mieux la grossesse que cette suppression de règles, si , vers le troisième mois, la femme se remet, que les accidens disparaissent, que son appétit, sa couleur naturelle et son embonpoint se rétablisent ; parce que, si elle n'était pas grosse, loin de se mieux porter , le dérangement qu'elle éprouve devrait subsister, et même augmenter, la cause existant toujours (3). Ce raisonnement serait très-juste , s'il ne se rencontrait pas des femmes en qui, comme nous l'avons dit, les règles se

____

(1) Recueil d'observ. sur le manuel des accouchem. p. 68.

(2) Cours de méd. légale, p. 47 n° 111.

(3) *Ibid.*, p. 59. M. Vigné, de la méd. légal. p. 22.

suppriment sans accident, ou qui peuvent devenir grosses sans avoir été réglées ; mais ces cas, quoique rares, ayant lieu quelquefois, cela suffit pour qu'en justice on ne tire de ce raisonnement qu'une présomption, et jamais une preuve de conviction.

§. 278. On conçoit que les dégoûts, les nausées, les vomissemens, etc., symptômes presque toujours inséparables de la rétention et de la suppression, quelle qu'en soit la cause, sont une preuve encore plus équivoque.

La tension et le développement des mamelles, considérés seuls, ne seraient pas moins propres à induire en erreur. L'on sait que, par suite d'une sympathie entre l'utérus et les mamelles, ces deux organes, quoique éloignés, agissent simultanément ou réciproquement, et que, toutes les fois que les règles sont supprimées, les mamelles s'enflent et séparent une humeur laiteuse, pour rentrer dans leur état ordinaire lorsqu'on a remédié à la suppression. Ainsi les accouchées qui ont des lochies très-abondantes, et pendant long-temps, n'ont pas autant de lait que les femmes qui perdent peu ; les femmes menstruées sont de mauvaises nourrices. Toutes les fois, au contraire, que, sans y avoir d'évacuation, l'utérus se remplit, se développe, pour quelque cause que ce soit, les mamelles se distendent également : on le voit tous les jours, à l'occasion de l'occlusion de l'entrée du vagin par la membrane hymen, ou de telle autre cause qui s'oppose au libre écoulement des règles, et on l'observe même dans l'hydropisie de matrice, où le sein fournit souvent une véritable sérosité, comme dans l'état de grossesse.

On ne doit pas oublier que les mamelles sont les organes sécréteurs du lait, et que la papille ou le bout des seins étant susceptible de gonflement et d'excitation par des attouchemens répétés, des enfans, des filles, des femmes, des hommes, en se faisant sucer, ou même en se chatouillant cette partie, en ont fait sortir du lait. J'ai vu, il y a longues années, une dame encore vivante, qui, pour éviter d'être conduite en prison, se déclara nourrice, quoiqu'elle ne le fût pas. Elle fit tant qu'elle parvint, au bout de quelques instans, à fournir des preuves physiques de ce qu'elle avait avancé au hasard aux personnes chargées de la conduire. On voit d'ailleurs des femmes avoir du lait au sein d'une grossesse à l'autre, et pendant des années entières et au-delà, quoiqu'elles n'aient pas nourri. Une fille de service, dit Belloc, obligée de faire coucher dans sa chambre un enfant qu'on voulait sevrer, et qui dérangeait son repos, imagina de lui donner son sein pour apaiser ses pleurs trop importuns ; au bout de peu de temps cette fille eut assez de lait pour satisfaire cet enfant. La fille d'Alençon qui fut présentée à l'académie de chirurgie, et dont parle Baudelocque, confirme d'une manière bien authentique cette vérité (1). Il n'est pas moins digne de remarque que souvent la cessation de l'évacuation menstruelle à l'époque critique est suivie d'un

---

(1) Cours de méd. légal., par Belloc, p. 52.

renouvellement, pour ainsi dire, de jeunesse, du sein et de la sécrétion du lait. J'ai eu lieu de faire plusieurs fois cette observation, et j'ai soigné entre autres, pour un ulcère à la matrice, une dame de cinquante-cinq ans, qui, ayant cessé d'être réglée à quarante-cinq, avait toujours eu depuis lors du véritable lait aux deux mamelles. De quelle conséquence, je ne dirai pas seulement fâcheuse, mais encore ridicule, ne serait donc pas souvent l'induction qu'on voudrait tirer de ce signe pour prouver la grossesse ou l'accouchement (1)?

§. 279. L'augmentation du volume du ventre, qui est le signe le plus sensible pour le vulgaire, n'est pas moins sujette à induire en erreur que les autres signes, si on la considère isolément.

Volume du ventre.

----

(1) La présence du lait dans les mamelles est si peu un signe d'accouchement, qu'on a des exemples sans nombre, dans tous les pays, que la titillation du bout du mamellon a excité à la longue, dans les mamelles des deux sexes, la sécrétion du lait, non-seulement dans l'espèce humaine, mais encore chez les animaux, aux différens âges de leur vie. J'ai connu une Allemande âgée de cinquante-cinq ans, qui avait toujours conservé du lait au sein, depuis qu'elle avait nourri son dernier enfant. Ce lait était d'une couleur jaunâtre. Le rédacteur de la gazette de santé (1er août 1812) parle d'une femme âgée de soixante-cinq-ans, qui allaite son petit-fils depuis vingt-trois mois, parce que, lors de la naissance de cet enfant, sa mère n'avait point de lait, et qu'elle manquait de moyens pour le mettre en nourrice. Il cite, à l'occasion de cet exemple récent, des faits nombreux attestés par plusieurs auteurs les plus graves et les plus dignes de foi.

Nous devons remarquer à cet égard, 1° que ce signe, qui d'ailleurs n'est sensible qu'à la fin du troisième mois, l'est naturellement très-peu chez certaines femmes jusqu'à une époque fort avancée, soit parce que l'embonpoint de quelques-unes peut masquer l'enflure qui est due à la grossesse, et porter obstacle aux observations qui dépendent du tact sur les diverses régions de l'abdomen, soit parce que les bassins sont quelquefois figurés de manière à contenir la matrice déjà beaucoup dilatée, sans qu'elle s'élève au-dessus du pubis. Il est en outre certaines femmes qui, voulant cacher leur grossesse, font si bien, soit en se serrant fortement, soit par une démarche étudiée, ou par l'arrangement de leurs vêtemens, qu'elles parviennent souvent, comme j'en ai connu, à faire plusieurs enfans sans que le public s'en soit douté ;

2° Que cette augmentation graduée de volume dépend quelquefois de différentes causes étrangères à la grossesse, telles que des vents, des vers, de la saburre, mais surtout de la simple suppression des règles et de l'hydropisie de matrice, qui, en soulevant successivement l'abdomen, imitent si bien l'élévation que produit la présence d'un enfant, que même les femmes qui en ont déjà eu plusieurs y sont très-souvent trompées.

Néanmoins l'on conçoit que ce signe n'est pas à mépriser, mais qu'il faut dans son examen rapporter l'analyse des causes dont il peut être l'effet. Pour cela, après que la femme a rendu ses matières fécales, on la fait coucher sur le dos, la tête et les genoux un peu élevés pour qu'il n'y ait aucune tension dans les muscles de l'abdomen. On applique une main étendue sur le milieu de l'hypogastre, en sorte que le pouce touche au nombril et le petit doigt au pubis. Alors on fait faire une forte expiration à la femme, et en même temps en appuyant la main on est attentif si on ne rencontre point au-dessus de la symphyse un corps assez volumineux, dur et de forme sphérique ; ce ne peut être que le corps de la matrice.

On distinguera aisément la tympanite, parce que le ventre est dur, élastique, qu'il a des élévations irrégulières, et qu'il résonne comme un tambour. L'hydropisie se reconnaît par la fluctuation des eaux, et, si ce signe manque, parce que l'hydropisie est enkystée, qu'elle est formée par des hydatides, ou qu'elle existe dans les ovaires. On la distingue aisément d'avec la grossesse, par les symptômes morbifiques qui vont en s'aggravant chaque jour, au lieu que les incommodités appartenant à la grossesse vont chaque jour en disparaissant.

Mais pour s'être assuré que la tumeur est dans l'utérus, on n'a pas encore la certitude qu'elle est produite par un fœtus : ce peut n'être qu'une môle, un sarcome, du sang amassé, de l'eau, de l'air ; la matrice elle-même peut être devenue squirreuse, et par-là plus volumineuse, ou bien être affectée de stéatomes, etc. (1). On le distinguera, 1° en ce que ces tumeurs sont circonscrites, uniformes, pour l'ordinaire

____

(1) Mahon, méd. légal., tom. 1, pag. 149 et suiv.

cantonnées dans l'un ou l'autre côté du bas-ventre, et en ce que les squirres de l'utérus font sentir une dureté qui ne se trouve jamais dans le fœtus : celui-ci au contraire cause des inégalités assez sensibles, lorsqu'il a reçu un certain degré d'accroissement ; il se porte pour l'ordinaire vers l'un et l'autre côté tout à la fois, et l'on peut, par le tact même, à travers les tégumens et la matrice, sentir ces inégalités que forment quelques-uns de ses membres ; 2° la distinction sera certaine et infaillible si l'on s'aperçoit du mouvement de l'enfant.

Mouvement de l'enfant.

§. 280. Le docteur Mahon regardait le mouvement de l'enfant dans le sein maternel comme le principal et le plus sûr des signes de grossesse (1) ; et je partage entièrement son opinion. Malheureusement ce signe manque dans les premiers mois de la grossesse, et quelquefois même on a peine à le reconnaître dans les derniers mois, lorsque le fœtus est faible, exténué, ou, malgré sa force, insensible par différentes causes.

Mais, pour tirer un parti convenable de ce signe, il faut avoir présentes à la pensée les circonstances suivantes : 1° Qu'il est certains mouvemens convulsifs de la matrice qu'éprouvent les femmes vaporeuses, ou des vents qui se promènent dans les intestins, que des femmes, même après plusieurs grossesses, prennent pour le remuement de l'enfant. Tel est le cas de cette fausse grossesse que M. Gi-

---

(1) Méd. légal., tom. 1, p. 155.

rard , de Lyon , et feu **M.** Baudelocque ont appelée *nerveuse* , qui résulte , disent ces auteurs , d'une impulsion particulière , sans absorption de liqueur séminale , dans laquelle il y a , jusqu'au neuvième mois , tuméfaction du ventre et des mamelles , avec divers symptômes rationnels de grossesse , et des douleurs comme d'enfantement , sans développement de la matrice et sans cessation de règles (1). Tel a été le cas d'une demoiselle de cinquante-deux ans , qui , ayant eu commerce avec un homme , au sortir de son couvent , était tellement persuadée d'être grosse , par les mouvemens intérieurs qu'elle éprouvait , qu'il n'y eut que le temps qui put lui persuader le contraire. Tel est encore le cas dont parle Chopart dans son traité des maladies des voies urinaires , relatif à une femme âgée de trente ans , qui resta pendant neuf mois pleinement convaincue de sa grossesse par la cessation des règles , l'augmentation graduelle du volume du ventre et la sensation de mouvemens analogues à ceux d'un fœtus , mouvemens doux , instantanés , qui durèrent quelques mois sans variations , et qui ne cessèrent que quinze jours avant la mort, qui eut lieu neuf mois après l'apparition des premières règles , au milieu des douleurs les plus aiguës. On lui trouva , au lieu de fœtus , un ostéosarcome enkysté de l'ovaire.

2° Les femmes qui portent une môle ou un amas d'eau sentent également bouger. J'ai

---

(1) Journ. de méd. , pluviose an 9.

eu occasion d'en voir plusieurs qui avaient fait des enfans, et que je n'ai pu convaincre de leur erreur, tant, disaient-elles, les mouvemens étaient fréquens, jusqu'à ce qu'une éruption de vents, ou l'évacuation d'une grande quantité de matières séreuses, glaireuses et sanguinolentes eussent mis fin à cette illusion.

3° Enfin, en cela il ne faut pas se fier au seul témoignage des femmes, lesquelles, pour la plupart, assurent sentir bouger, avant même que l'embryon soit susceptible d'un mouvement sensible. « Dans quelques femmes, dit « Puzos, les mouvemens de l'enfant sont sen- « sibles dès le terme de deux mois ; mais dans « le plus grand nombre c'est à quatre et demi. « Il y a des femmes dans lesquelles il ne se « meut bien sensiblement qu'à six ou sept « mois, comme dans les femmes hydropiques, « dans celles qui sont extrêmement grosses, « sans être ventrues, ou qui portent plusieurs « enfans si serrés l'un contre l'autre qu'ils n'ont « pas assez d'espace pour se remuer. Les ma- « trices squirreuses en quelques endroits « rendent aussi peu sensibles pendant long- « temps les mouvemens de l'enfant (1). »

Quand les mouvemens de l'enfant sont prononcés, non-seulement on les sent, mais encore on les voit. En explorant le ventre de la femme de la manière que je l'ai dit à l'article précédent, et en trempant sa main dans l'eau froide, pour l'appliquer tout de suite sur la région de l'utérus, on a un moyen pour

____

(1) Puzos, traité des accouchemens.

exciter les mouvemens de l'enfant; moyen qui, non-seulement est assez sûr pour reconnaître ces mouvemens, mais qui encore, avec un peu d'habitude, les fait facilement distinguer des autres mouvemens qui n'appartiendraient pas à la grossesse.

Je me suis suffisamment étendu sur cet article pour démontrer que, si l'on ne sentait pas ces mouvemens, il ne faudrait pas en conclure contre la grosssesse, mais qu'il faudrait répéter l'expérience en différens temps plus ou moins rapprochés.

§. 281. Les accoucheurs, fondés sur ce que les signes ci-dessus sont quelquefois insuffisans, ont imaginé des signes particuliers tirés de l'exploration des organes mêmes de la génération. Pour comprendre parfaitement la valeur de ces signes, dont l'ensemble constitue ce qu'on appelle *le toucher*, il faut remonter à la considération physiologique de l'état de l'utérus dans les différens temps de la grossesse. Or voici les observations qui se présentent dans le cours de ces différentes époques :

1° Ainsi que l'avait déjà remarqué Hippocrate, quoique d'une manière imparfaite, immédiatement après la conception, l'orifice de l'utérus se resserre et paraît fermé; on peut le comparer alors à un œil fermé par les deux paupières, qui laisseraient entre leurs bords une légère ouverture remplie par une humeur muqueuse : c'est en effet cette humeur qui remplit alors ce qui reste d'ouverture à l'orifice de l'utérus. Plusieurs exemples de superfétation, admise déjà par Hippocrate lui-même, prouvent évidemment que cette occlusion n'est pas complète. Le fait est que la constriction a lieu, et que la grandeur de l'ouverture qu'elle laisse varie suivant que la femme est à son premier enfant ou qu'elle en a déjà eu plusieurs ; dans le premier cas la fente est moins sensible, elle l'est davantage dans le second : elle l'est même tellement chez quelques-unes, que de permettre, au septième mois de la grossesse, et même avant, de porter les doigts sur les membranes qui enveloppent le fœtus, quoique l'accouchement ne se fasse ensuite qu'au terme ordinaire. Il faut observer aussi, relativement à cette constriction, qu'elle peut dépendre de plusieurs maladies de la matrice, sans être un effet de la conception ; que les dimensions de la fente qu'elle laisse, et sur lesquelles on juge des progrès de la grossesse, peuvent rester les mêmes durant toute la gestation, par suite de la trop grande solidité des parois de la matrice ; solidité qui fait que les bords de l'orifice ne s'amincissent pas, et qu'on a été quelquefois obligé de les diviser avec l'instrument tranchant ; qu'enfin il n'est pas toujours aisé d'explorer cet orifice, parce qu'il se trouve porté en arrière, tandis que l'utérus est lui-même porté en avant.

2° Le premier effet de la fécondation est de développer le fond de l'utérus, et d'entraîner ce viscère hors du petit bassin ; il en résulte donc l'éloignement de l'orifice de l'utérus de l'extrémité du vagin, parce que le col de la matrice suit nécessairement l'élévation du corps de ce viscère ; c'est ce qui fait que cet orifice est alors fort difficile à être exploré. Depuis le deuxième mois, la matrice, déjà plus également développée dans tout son corps, redescend de nouveau dans le bassin, et son col plonge dans le vagin, où on le touche alors avec facilité. Le ventre de la femme, qui d'abord avait paru un peu élevé, s'aplatit de nouveau, et reste quelque temps dans cet état ; ce qui n'est pas un des signes de grossesse le moins à mépriser.

3˚ Mais le corps de l'utérus croissant continuellement avec le fœtus qu'il renferme, le col lui-même se confond insensiblement avec le corps, il devient plus court, plus mou, son orifice devient plus plat, et perd de cette dureté que ses bords ont ordinairement chez les vierges ; il se change en une substance spongieuse presque gélatineuse. De transversale qu'elle était, cette ouverture est devenue circulaire (1). Enfin, dans les derniers mois de la grossesse, le col de la matrice s'approche du corps, se confond avec lui, de manière que son ouverture, toujours plus large, fait qu'aux approches de l'accouchement la matrice ressemble assez bien à une ventouse. Le vagin lui-même est devenu aussi plus large, plus lâche, et plus humide.

4˚ Vers le septième mois de la grossesse l'utérus remontant par sa masse jusque vers l'estomac, son col s'éloigne alors nécessairement

---

(1) *Stein.* art. des accouchemens, §. 173.

de la vulve et son orifice est plus difficile à être rencontré; au neuvième mois, le col est tout-à-fait effacé, et se trouve très-reculé dans le vagin. Enfin le ventre désenfle supérieurement pour s'enfler davantage vers le bassin; le bord de l'orifice de la matrice se trouve très-souple et très-mince, à moins d'un état contre nature, ou qu'il n'y ait œdème, et le doigt, introduit par cet orifice, aperçoit aisément que les membranes se tendent et se relâchent alternativement; ce qui est le signe le moins équivoque de l'approche de l'accouchement.

Le toucher. §. 282. Le *toucher* se compose donc de l'examen fait par l'exploration des doigts, de l'état où se trouvent l'orifice, le col et le corps de la matrice, tant pour reconnaître l'existence de la grossesse que pour s'assurer de ses différens degrés, les caractères dont j'ai parlé n'existant pas lorsque la matrice est vide et dans l'état naturel.

Pour procéder à cette opération, on a soin d'abord de vider les matières fécales et les urines, et de mettre les muscles de l'abdomen dans un état de relâchement (§. 279). Cela fait, on introduit un ou deux doigts d'une main dans le vagin, tandis que l'autre est appliquée sur le bas-ventre de la femme; on avance l'extrémité du doigt introduit jusque sur l'orifice de la matrice, afin de l'examiner, puis on le porte sur le corps de ce viscère, près la base du col, soit en devant, soit en arrière, et, de l'autre main posée sur le pubis, on tâche de fixer le fond de l'utérus; dans cette position, on agite alternativement ce viscère de l'une et de l'autre main jusqu'à ce qu'on ait distingué un mouvement. Si par ce moyen on distingue un mouvement prononcé, détaché, celui d'un corps qui retombe dans la matrice, et qui vient frapper le bout du doigt ; si, plus encore, on sent le mouvement du fœtus qui remue lui-même, on a une véritable preuve de grossesse : mais si au contraire, ni l'orifice de l'utérus, ni la longueur du col, ni les dimensions et le poids du viscère n'annoncent rien d'extraordinaire, ou si avec un changement notable dans toutes ces parties on n'aperçoit qu'un mouvement confus, on ne peut pas encore prononcer que la matrice contienne un fœtus, à moins qu'il ne soit mort.

§. 283. L'on doit être prévenu que cette opération, extrêmement prônée, exige de la part de celui qui la pratique une grande habitude, et qu'elle est susceptible d'induire en erreur autant que les autres signes. On peut voir dans les œuvres de Mauriceau, de La Motte et des autres écrivains sur l'art des accouchemens, des exemples assez nombreux de méprises en ce genre ; et je me rappellerai toujours de ce qui arriva dans un hôpital où je faisais mes cours de pratique, et où il y avait une fille que la justice faisait garder à vue pour soupçon de grossesse : deux médecins et deux chirurgiens éclairés, puis deux sages-femmes la visitèrent tour à tour ; elle était, suivant les uns, au huitième mois de sa grossesse, et, suivant les autres, elle n'était pas enceinte ; on la garda pendant douze mois dans cet état, après lesquels on la renvoya avec le même volume au bas-ventre. Je ne sais ce qu'elle est devenue, mais on jeta beaucoup de ridicule sur ceux qui l'avaient déclarée grosse.

Quoique la marche ordinaire de la nature, dans la situation des parties, soit telle que nous l'avons décrite durant la grossesse, les variétés de conformation font que cette règle n'est pas toujours constante. 1° Le col de l'utérus est situé très-bas chez certaines femmes ou filles; dans d'autres, il est si éloigné de l'orifice extérieur, qu'on a peine à l'atteindre par les moyens ordinaires; et, suivant la remarque de Haller, on le trouve plus élevé le matin qu'à la fin de la journée. L'orifice de la matrice n'est pas moins sujet aux mêmes variétés quant au diamètre.

2° Les hydatides, les môles, les hydropisies ou les épanchemens quelconques propres à la matrice peuvent produire la même augmentation de volume et de poids que la grossesse, et transmettre également la pression d'une main à l'autre. On observe, en effet, que la collection aqueuse de l'utérus indépendante de la grossesse est accompagnée, comme celle-ci, du gonflement, de la pesanteur et de la sphéricité de cet organe, du resserrement de l'orifice de l'utérus, d'un changement de situation de ce viscère, suivant qu'il est plus ou moins rempli, et suivant quelques dispositions particulières. Il est vrai toutefois que de l'eau ou de l'air contenus dans la matrice doivent se reconnaître, parce qu'ils ne font point sentir de ballottement, et que le squirre de l'utérus et des tumeurs qui y seraient adhérentes doivent également se distinguer d'un enfant qui y est contenu librement ; mais la chose n'est pas toujours aussi aisée que nous la trouvons dans les livres, et il faut une très-grande habitude de voir et d'observer pour n'être pas induit en erreur, surtout lorsqu'une grande collection d'eau se trouve réunie avec l'existence d'un fœtus.

3° Enfin, quoique les signes tirés du toucher puissent s'obtenir vers le troisième mois dans quelques cas, ce n'est guère, en général, qu'au milieu ou à la fin du quatrième mois qu'ils peuvent devenir décisifs, c'est-à-dire, lorsque les mouvemens de l'enfant commencent à se faire sentir, et que tous les autres signes généraux et particuliers de grossesse concourent à l'envi à prouver cet état. Le toucher, opération justement odieuse au plus grand nombre des femmes, peut donc être la plupart du temps inutile pour reconnaître la grossesse, et doit être réservé, chez les nations qui ont des mœurs, pour les seules occasions où tous les autres indices, réunis à l'expectation, ne fournissent que des doutes et de l'incertitude.

§. 284. Si les preuves de la grossesse naturelle sont souvent difficiles à obtenir, celles de la grossesse contre nature, ou extra-utérine, sont bien plus obscures encore ; et ce genre de phénomènes demande, pour être aperçu, toute la sagacité de l'homme de l'art le plus instruit. Ces conceptions par erreur de lieu se font communément dans les trompes, dans les ovaires, ou dans l'abdomen, derrière le péritoine; il y a des exemples nombreux des unes et des autres, mais particulièrement de la grossesse abdominale établie entre le vagin et le rectum. Riolan est le premier, que je sache, qui ait décrit une semblable conception, qu'il avait observée en 1650 chez une blanchisseuse de la reine Anne d'Autriche; ce qui lui attira les brocards de Guy-Patin, qui n'en voulait rien croire, et ce qui prouve que la découverte de ce fait était nouvelle pour ce siècle. Le journal des savans, année 1678, et les transactions philosophiques, n° 39, en citèrent successivement quelques observations; *Saviard*, en 1686, trouva quelque chose d'analogue à un fœtus ossifié dans l'ovaire gauche d'une femme, et en 1694 il ouvrit publiquement à l'Hôtel-Dieu de Paris, en présence des gens de l'art les plus célèbres de ce temps-là, le corps d'une femme morte en travail d'enfant, en qui on trouva le vagin et l'utérus très-sains, et le fœtus, mort depuis environ huit jours, renfermé dans une poche située entre la matrice et le rectum, dans la cavité que ferme l'os sacrum par sa courbure (1). Depuis ces époques, *Mauriceau, Regner de Graaf, Littre, Duverney, Dionis, Bassière, Varnier, Vander-Belen, Laugier, Fern, Baudelocque*, et différens autres auteurs dont les observations se trouvent dans le recueil périodique de la société de médecine de Paris, ont décrit le même fait, avec quelques légères différences.

____

(1) Recueil d'observ. chirurg. de *Saviard*, p. 213, et 515.

Néanmoins, malgré le jour jeté sur cette matière, il est vraisemblable qu'une conception aussi extraordinaire a dû être souvent méconnue, surtout dans les campagnes, et que des femmes qui se disaient enceintes, parce qu'elles sentaient remuer leur enfant, auront été traitées de visionnaires, à cause que les sages-femmes ou accoucheurs n'observaient pas les signes sensibles ordinaires de la grossesse. « Une femme âgée de trente-trois ans, au rapport de M. *Bouquey*, médecin à Troyes, qui avait eu deux couches très-heureuses, était arrivée heureusement encore au terme d'une nouvelle grossesse, pendant les quatre derniers mois de laquelle l'enfant avait remué sensiblement, lorsqu'elle éprouva des accidens qui lui firent appeler successivement trois sages-femmes et un accoucheur. Aucun d'eux ne soupçonna une grossesse extra-utérine; l'accoucheur annonça un squirre de l'ovaire, et tous abandonnèrent la malade aux soins de la nature. Après quelques symptômes d'accouchement, tels que pertes et douleurs utérines extrêmement vives, la femme vécut encore trois ans, et succomba sous une fluxion de poitrine. A l'ouverture du cadavre, on trouva une poche formée de la trompe du côté gauche, un fœtus serré et replié sur lui-même, qu'on reconnut avoir été à terme (1). »

Autre exemple de grossesse extra-utérine, méconnue pendant presque tout le temps de la gestation, et terminée par l'anus, à l'époque

---

(1) Journ. génér de méd. n° 65, tom. 13, p. 63.

ordinaire de l'accouchement, recueilli à Paris,
en 1800, par M. *Bergeret*, chirurgien-accou-
cheur de la malade, et dans lequel MM. *Maloët*
et *Baudelocque* avaient aussi été consultés. Il
s'agit dans cet exemple d'une femme de vingt-
quatre ans, ayant déjà eu trois enfans, « qui,
craignant une fausse couche au troisième mois
de sa quatrième grossesse, fit appeler M. Bergeret son accoucheur, lequel, après avoir exploré l'état de la matrice, n'y découvrit point
d'enfant, mais trouva à la face postérieure du
vagin un gonflement considérable, comme si
le rectum eût été rempli de matières fécales
endurcies. Cette tuméfaction pressait le museau de tanche (orifice de l'utérus) contre les
os pubis, et par suite le canal de l'urètre, qui
ne laisait sortir l'urine qu'avec effort. Il y avait
douleurs violentes, et syncopes fréquentes,
qu'on prit pour toute autre maladie, et qu'on
combattit avec des adoucissans et des pilules
fondantes. Au terme ordinaire, après quelques coliques, il sortit par la vulve une assez
grande quantité de sang, suivi d'une môle de
la grosseur d'un œuf. L'écoulement du sang
dura deux jours ; la fièvre de lait parut au troisième jour ; les seins se gonflèrent ; les douleurs
de l'abdomen diminuèrent, et la malade parut
un mois après être entrée en convalescence.
La malade rend au bout de quatre mois, dans
des évacuations alvines purulentes, les ossemens d'un fœtus, qui, ramassés successivement, annoncent avoir appartenu à un enfant
à terme. Elle meurt enfin deux mois après des
suites de ce travail long et pénible, et l'autopsie cadavérique fait voir que la conception

avait eu lieu dans un kyste formé par la distension du ligament large de la matrice, du côté droit (1). »

Une autre histoire analogue, dans le *London Médical*, novembre 1806, eut cela de particulier que le fœtus determina la rupture des parois de la vessie urinaire, et alla se placer dans ce viscère. Les accidens exigèrent l'opération, et l'on retira le fœtus par la taille hypogastrique.

M. *Morlanne*, chirurgien à Metz, avait fait part dans le même temps à la société d'un fait analogue, qui avait été pareillement méconnu, et où les débris du fœtus sortirent successivement par le rectum et la vessie, mais avec un sort bien différent, puisque, après la dernière extraction opérée par le secours de la lithotomie, « le rétablissement de la malade fut si prompt, qu'on ne put distinguer la convalescence de la cure radicale (2). »

On lit dans le même journal une observation de M. Ronieux, médecin à la Rochelle, concernant aussi une grossesse extra-utérine, accompagnée d'une fausse grossesse intra-utérine, dont le sujet a été une femme de trente ans, enceinte pour la troisième fois. « Ces deux grossesses furent également long-temps méconnues, et traitées comme un dérangement ordinaire dans la menstruation. Même état de la matrice, même tumeur au vagin que dans l'observation de M. Bergeret. » Un jour que la

____

(1) Journ. gén. ou recueil périod. de la soc. de méd. tom. 14, n° 71, p. 289.

(2) *Ibid.*, tom. 13, n° 65, p. 70.

malade sortait du bain, il s'échappa du vagin une masse vasculaire et spongieuse, roulée sur elle-même, un peu plus grande qu'une carte à jouer, figurée de même, épaisse d'environ trois lignes, dont l'issue fut accompagnée et suivie d'un peu de sang, sans aucune apparence d'écoulement d'eau, et sans la moindre parcelle de membrane. La malade parut pendant quelque temps se rétablir, mais elle ne tarda pas à essuyer de nouveau de très-vives douleurs. Le vagin formait sur sa face postérieure une tumeur considérable, comme dans les observations précédentes. M. Ronnieux, agitant cette tumeur, fut très-surpris de distinguer un corps flottant, ballottant, sphérique, ayant la consistance et le volume de la tête d'un enfant de cinq à six mois. Enfin, vers le neuvième mois de sa grossesse, et environ dix jours après que l'enfant n'avait, par aucun mouvement, donné le moindre signe de vie, la malade mourut, et l'autopsie cadavérique fit voir une poche membraneuse placée sur les intestins, le long de la colonne vertébrale, contenant un enfant dont la tête et le haut du tronc étaient un peu inclinés du côté droit de la mère, et dont les extrémités étaient placées et fléchies comme à l'ordinaire ; le tout ensemble s'avançant assez dans le bas bassin pour former la tumeur vaginale qui avait été sentie et reconnue (1).

On peut voir dans le même numéro de ce journal, pag. 339, une observation pareille

---

(1) Journ. génér. de méd. tom. 27, n° 125, p. 302.

faite en Angleterre en 1801 , mais où la femme a été plus heureuse, les accidens ayant cessé, et l'enfant ayant été rendu par parcelles dans les matières fécales , comme dans le cas rapporté par M. Morlanne.

Le journal des savans et le magasin encyclopédique nous ont conservé le souvenir d'enfans de cette nature qui se sont pétrifiés. Voyez à ce sujet, et sur les causes de ces grossesses singulières, la dissertation inaugurale de M. Bry, d'Angers, publiée à Paris, 1808, et le n° 159 du tome 31 du journal général de médecine , page 533.

Dans la classe des grossesses extra-utérines doit se placer le cas suivant , appelé par l'auteur qui l'a décrit, *grossesse vaginale.* — Une femme de la Lorraine avait eu une couche fâcheuse, à la suite de laquelle il lui était survenu une hernie considérable du vagin , qui descendait quelquefois jusqu'aux genoux, ce qui la faisait beaucoup souffrir, de manière que, pour tenir le vagin réduit, elle y portait un chiffon de linge roulé en forme de pessaire. Devenue enceinte une seconde fois , et ne pouvant se délivrer, M. *Noël* fut appelé. Il trouva l'enfant qui présentait le dos et tellement descendu dans le détroit inférieur du bassin , qu'on le voyait à travers les grandes lèvres de la mère . qui étaient fort dilatées.... L'enfant , qui était mort , fut amené par les pieds , et la mère fut délivrée sans trop de fatigue. Elle expira néanmoins le lendemain. A l'ouverture du cadavre. M. Noël trouva que la matrice était devenue si dure et si squirreuse, qu'il ne put l'ouvrir qu'a-*vec un grand couteau de cuisine et à coups de marteau* ; le col de ce viscère était entièrement fermé ; les trompes étaient également squirreuses, sans aucune marque de cicatrice ni de déchirure. Le vagin au contraire s'était si fort distendu à sa surface antérieure et supérieure, qu'il avait formé une poche pareille à celle d'une gibecière, dans laquelle l'enfant s'était nourri parfaitement jusqu'au terme de neuf mois, etc. (1).

Où et comment s'était opérée la conception ?....

§. 285. Les signes de la grossesse extra-utérine se tirent,

1° Des signes rationnels de la grossesse en général (§. 275); car tous ces signes ont lieu plus ou moins, même la rétention du sang des règles, employé, comme dans la grossesse utérine, à la nourriture du fœtus. Il y a néanmoins ces deux différences, que le développement du ventre est plus irrégulier et moins en devant que dans les bonnes grossesses, et que l'état de la femme est presque toujours douloureux, surtout aux époques correspondant à la menstruation, depuis le troisième mois au moins jusqu'à la fin des neuf mois, où la nature fait des efforts pour l'accouchement comme dans la bonne grossesse ;

2° De l'absence des signes sensibles de la bonne grossesse, combinée avec la présence des signes rationnels, surtout avec le mouvement de l'enfant. En effet, ni le corps, ni le col de la matrice ne se développent pas ici

----

(1) Chirurgie médicale, par M. Noël, tome 4, page 570, Paris, 1779.

par degrés et de plus en plus comme dans la grossesse naturelle ; le col, toujours fixé en devant contre le pubis, ne remonte pas dans le petit bassin, et son orifice externe, toujours entr'ouvert, reste le même, sans s'élargir et sans s'amincir, même dans les termes les plus reculés de la grossesse. Cependant, soit que l'utérus contienne quelque chose ou qu'il ne contienne rien, son fond se développe toujours un peu, ainsi que je crois que *Levret* l'a observé le premier, et comme on l'a vu dans tous les cas des observations que j'ai rapportées ; ce qui fait que ce viscère paraît toujours au toucher un peu plus lourd, et ce qui fait aussi qu'il produit une tumeur souvent opposée à celle du kyste où est contenu l'enfant ;

3° De la présence des indices les plus communs de cette grossesse qui sont : A. l'orifice externe de la matrice porté sur le devant, et appuyé contre la symphyse pubienne ; B. le corps de la matrice comprimé, déjeté en arrière ou en avant, suivant la place qu'occupe le kyste et son col pressé contre le pubis ; C. par suite de la pression exercée sur la vessie et sur le rectum, douleurs cuisantes et fréquentes envies d'uriner et d'aller à la garde-robe ; D. le plus ordinairement (excepté quand l'enfant est hors du petit bassin) tumeur à la paroi postérieure du vagin, d'abord un peu douloureuse, devenant à la longue insensible, et prenant un accroissement gradué, à travers laquelle on sent un corps flottant, qui ballotte et qui correspond dans la plupart des cas avec la tumeur principale du ventre ; E. la mère sent remuer l'enfant, mais plus obscurément que dans la bonne grossesse : ce mouvement, quoique senti également sur le devant, l'est cependant davantage vers l'épine du dos, ce qui n'est pas ordinaire dans les bonnes grossesses. Il faut porter une grande attention vers ce mouvement, car ce signe, je le répète encore, est le plus sûr et l'unique indice de la grossesse, et, s'il n'existait pas, les accidens ci-dessus appartiendraient tout aussi-bien à une maladie qu'à la grossesse ; F. ces mouvemens de l'enfant deviennent ordinairement plus grands vers le neuvième mois et augmentent les souffrances de la mère ; ils cessent enfin tout-à-fait. En même temps, comme je l'ai déjà dit, il se manifeste un commencement de travail, c'est-à-dire des douleurs comme dans l'accouchement ; douleurs vaines. Les seins s'enflent et se remplissent de lait; il se manifeste même quelquefois une fièvre de ce genre; mais l'utérus n'éprouve aucun changement; il ne se fait aucun écoulement. Enfin à ce travail succède un calme trompeur qui dure plus ou moins de temps.

§. 286. Ce genre de grossesse fait naturellement exception aux lois sur les successions (§. 270, n° 7), n'y ayant encore aucun exemple, que je sache, que les fruits qui en proviennent aient été extraits vivans. Nous y reviendrons néanmoins, pour les questions religieuses et criminelles auxquelles cette grossesse peut donner lieu, dans la section qui traite de l'opération césarienne.

§. 287. Non-seulement la grossesse composée n'est pas toujours facile à reconnaître, mais encore elle peut être un obstacle à ce que la mère et les gens de l'art s'aperçoivent du mouvement des fœtus, lorsque, trop resserrés dans un espace étroit, ce n'est qu'avec peine qu'ils peuvent étendre ou replier leurs membres. Voici les principaux signes de cette grossesse, ajoutés à ceux de la grossesse ordinaire : 1° Le volume extraordinaire du ventre, et parfois sa division en deux tumeurs; 2° l'infiltration des extrémités inférieures dès le troisième et le quatrième mois ; 3° quand, dans un grand volume du ventre, le ballottement, qui serait facilement aperçu par l'accoucheur dans l'opération du toucher, s'il n'y avait qu'un seul enfant, est, dans l'espèce, à peine sensible ; 4° quand, en appliquant une main sur le ventre de la femme, dans ces instans où les parois de la matrice sont souples et comme détendues, on reconnaît distinctement l'existence de deux corps.

Avec tout cela, ce n'est le plus souvent que dans l'accouchement même qu'on peut s'assurer complètement de l'existence de cette grossesse.

§. 288. La grossesse peut se compliquer avec l'hydropisie, soit ascite, soit utérine, et être fort difficile à reconnaître. Mauriceau nous a transmis des observations de femmes hydropiques depuis plusieurs années, qui néanmoins avaient accouché heureusement de plusieurs enfans (1). Il est vraisemblable que

Grossesse
compliquée.

---

(1) Mauriceau, observ. sur la grossesse, etc. tom. 2, observ. 70, 148 et 249.

ces femmes étaient attaquées d'une hydropisie enkystée, avec laquelle j'ai vu des personnes vivre quinze à vingt ans sans autre incommodité que celle du volume du ventre. Dans des cas pareils, il n'est pas douteux qu'une femme peut devenir grosse, ce qui serait au moins problématique dans l'hydropisie cachétique. Mais alors les mouvemens de l'enfant sont très-obscurs et difficiles à apercevoir par la main posée sur l'abdomen, indépendamment de la confusion des autres signes rationnels de grossesse. Il ne reste donc que les indices tirés du toucher, qui, comme nous l'avons déjà dit, ne peuvent être utiles qu'à la fin du quatrième mois; encore faut-il que ces indices induisent quelquefois en erreur, puisque je sais qu'il est arrivé à des gens, habiles d'ailleurs, d'avoir pratiqué la paracenthèse sur une femme hydropique qu'on ne croyait pas grosse, et d'avoir perforé l'utérus.

Deux médecins de Marseille, dont un était feu M. *Raymond*, firent également, au rapport de mon beau-père, pratiquer cette opération à deux femmes qu'ils croyaient hydropiques, et qui étaient enceintes : l'opération ne produisit rien; heureusement l'on ne toucha pas l'utérus; quelques jours après elles accouchèrent. Ce n'était probablement qu'un grand amas d'eau dans la matrice, lequel masquait en totalité les mouvemens du fœtus.

On lit, dans le bulletin des sciences médicales d'Evreux, année 1810, n° 18, p. 135, une observation de M. *Chamseru*, médecin à Dreux, qui est relative à une femme hydro-

pique , encore vivante alors , et qui avait déjà
subi cent soixante-neuf ponctions. Pendant sa
maladie, elle a eu et allaité deux enfans , et
pendant chaque grossesse il a fallu faire trois
ponctions , même aux approches de l'accouchement. Cet exemple se rapporte à ceux communiqués par Mauriceau.

Quant à l'hydropisie de la matrice , jointe à
une grossesse, les exemples n'en sont pas rares,
indépendamment de ceux que Mauriceau nous
a conservés (1). En quoi il faut remarquer ,
comme l'a fait ce grand maître , que l'hydropisie utérine succède bien quelquefois à la
conception; mais qu'au contraire la conception ne peut jamais se faire dans une matrice
hydropique , parce qu'il faudrait qu'elle s'ou-
vrît pour recevoir la semence, et que , dans ce
cas , ou les eaux s'écouleraient aussitôt , ou
bien elles noieraient ou corrompraient le germe
destiné à la fécondation.

L'hydropisie de matrice , comme nous l'a-
vons déjà insinué , peut devenir un cas em-
barrassant, en ce que l'orifice de l'utérus est
nécessairement fermé , à moins que ce ne soit
une collection d'hydatides ; mais on la distinguera, quand elle sera seule , 1º en ce que
le col et le corps de l'utérus ne se déplacent
pas, et n'acquièrent pas le développement successif et l'amincissement usités dans la grossesse ; 2º en ce qu'on n'aperçoit pas le mouvement de l'enfant ; 3º en ce que la femme aura
bien, à la vérité, le ventre enflé , et la cessa-

(1) Mauriceau. observ. sur la grossesse , etc. tom. 2
observ. 7 , 19, 60, 113, 186 , 219, 281 , etc.

tion de ses règles, mais qu'elle aura les mamelles flasques, molles et pendantes, sans sécrétion de lait, le visage autrement défait et décoloré que dans la vraie grossesse ; que son ventre sera tendu de tous côtés plus également ; qu'elle y éprouvera une plus grande douleur et pesanteur ; et qu'enfin soit elle, soit l'accoucheur, au lieu de sentir un mouvement d'enfant, auront la perception du flottement d'une eau agitée (1).

La combinaison des signes positifs d'hydropisie avec celle des signes positifs de grossesse indiquera à l'homme exercé s'il y a complication.

SECTION III.

De la fausse Grossesse et de ses signes.

Division de la fausse grossesse.

§. 289. La fausse grossesse est un état pathologique des organes de la génération, dont les symptômes ont plus ou moins de rapport avec ceux de la grossesse ordinaire. On en a fait dans ces derniers temps plusieurs divisions ; mais il suffit à notre sujet actuel de la distinguer en fausse grossesse résultant de l'union des deux sexes, et en fausse grossesse entièrement indépendante de cette union préalable. L'on conçoit qu'en médecine légale il peut être souvent d'une grande utilité de trouver assignées les limites de ces deux fausses grossesses, et nous en donnerons plus bas des exemples.

(1) Mauriceau, tom. 1, p. 177.

La première espèce renferme, 1º la môle
et le faux germe; je ne sache pas que ce dernier ait jamais été produit sans l'action du
congrès, comme l'ont enseigné d'ailleurs également Mauriceau (1), Baudelocque (2), et
tous les plus célèbres accoucheurs; 2º la fausse
grossesse nerveuse que j'ai déjà annoncée
(§. 280), et qu'on assure n'avoir lieu qu'a-
près le coït.

On doit rapporter à la seconde espèce tous
les autres corps étrangers qui peuvent occuper la capacité de l'utérus, tels que les sé-
rosités, les vents ou gaz, les glaires, les mucosités, les caillots de sang, et les polypes
que l'on a pu prendre, je pense, quelquefois
pour des môles. Toutes ces substances, enfans
de la douleur plutôt que du plaisir, se ramassent aussi-bien dans le sein de la vierge
la plus chaste que dans celui de la femme
mariée.

§. 290. La môle est une masse charnue enveloppée d'une membrane, sans os, sans articulations, et sans distinction de membres, qui
n'a aucune véritable forme ni figure régulière
et déterminée, qu'on croit communément en-
gendrée contre nature dans la matrice, ensuite
du coït; n'ayant ni placenta ni cordon, adhé-
rente immédiatement à la matrice, dont elle
se détache quand elle a pris un certain accroissement. Cette production informe est pour

La môle, ce
que c'est.

---

(1) Traité des malad. des femmes gross. etc. pag 109
et suiv.
(2) L'art des accouchem., tom. 2, pag. 366.

l'ordinaire seule ; néanmoins il s'en rencontre quelquefois plusieurs, dont les unes sont fort adhérentes, et les autres très-peu. Quand elles sont expulsées avant le deuxième ou le troisième mois, on les nomme *faux germes*, qui sont ordinairement plus membraneux et plus glaireux que ne l'est ensuite la môle.

Ces môles se présentent sous deux aspects différens au moment où la nature s'en délivre ; quelquefois elles sont humides et très-sanguines, d'autres fois elles sont comme desséchées, et leur parenchyme paraît plus sec et plus serré. On en a vu, dit le célèbre Baudelocque, qui étaient formées d'un amas de petites vessies remplies d'eau, figurant une espèce de grappe ; mais je pense que cette variété doit se rapporter à l'hydropisie de matrice composée d'hydatides.

La durée de cette fausse grossesse est indéterminée ; le plus souvent la nature se délivre de la môle au troisième ou au quatrième mois ; quelquefois ce n'est qu'au sixième, septième, et même au neuvième. L'on a vu des femmes porter de pareils corps pendant des années entières.

§. 291. On voit des filles et des femmes qui, sans aucune cohabitation préalable, vident, après des pertes de sang, des substances qui paraissent charnues, mais qui, étant regardées de près, ne se trouvent être autre chose que des grumeaux de sang caillé, qui n'ont point la consistance ni la texture charnue et membraneuse comme l'a toujours la môle. Il y a même quelques femmes qui vident aussi tous les mois, dans le temps de leurs règles, des petits corps qui paraissent comme membraneux et en quelque façon charnus, et qui ne sont que des humeurs lymphatiques coagulées et collées sur la face interne de l'utérus, d'où elles sont ensuite détachées et expulsées par le sang des règles. Il est très-nécessaire de distinguer ces accidens d'avec les produits de la conception, quels qu'ils soient.

§. 292. Il est facile de confondre jusqu'au quatrième, et même au cinquième mois, cette fausse grossesse avec la véritable ; mêmes signes rationnels, même développement du col et du corps de l'utérus. Cependant on remarque assez généralement les différences suivantes : Signes de cette fausse grossesse.

1° Que le ventre est plus dur, plus douloureux, plus également tendu de tous côtés, et qu'il se tuméfie plus promptement dans le commencement que dans la vraie grossesse, à cause du plus rapide accroissement que prend le corps étranger.

2° La môle n'étant point environnée d'eau comme l'enfant, et ne pouvant pas se soutenir par elle-même, la femme a beaucoup plus de peine à la porter ; elle sent un poids, comme une boule qui tombe, de quelque côté qu'elle se tourne ; elle éprouve des lassitudes aux cuisses et aux jambes et des difficultés d'uriner très-fréquentes.

3° Les mamelles sont moins enflées, et au lieu de véritable lait, elles ne contiennent que de la sérosité.

4° Ordinairement, pendant le temps que la

femme porte ce corps étranger, elle éprouve très-souvent des pertes irrégulières, parce que la môle, recevant beaucoup plus de sang qu'elle n'en rend à la matrice, en est toujours tellement gorgée, qu'elle s'en détache au moindre effort.

5° Le toucher indique bien que la matrice renferme un corps étranger ; mais il ne découvre aucun ballottement, aucun mouvement d'enfant, d'où il résulte qu'en comparant ce signe avec les premiers, et après s'être assuré que la matrice ne peut contenir ni un enfant mort, ni un polype, on a une présomption légitime de l'existence d'une môle, présomption toutefois qui ne peut être changée en certitude qu'après la délivrance de la femme.

§. 293. Néanmoins il faudra avoir présent à l'esprit, 1° Que, quoique la môle ne puisse avoir aucun mouvement, cependant les femmes sentent quelquefois dans leur ventre des tressaillemens ou mouvemens convulsifs et extraordinaires plus forts que dans la vraie grossesse, ce qui leur fait croire qu'elles portent, non pas un seul fœtus, mais plusieurs animaux vivans; 2° Que la môle peut se rencontrer avec un véritable enfant, ainsi que plusieurs auteurs en font foi, et comme il paraît que la chose avait déjà été connue d'Hippocrate.

294. La femme éprouve quelquefois aussi les mouvemens dont il a été question, quoique la matrice ne contienne rien ; et Mauriceau cite en exemple une femme de quarante ans

chez laquelle ils se manifestaient tellement ,
qu'on voyait souvent son ventre être aussi fortement agité en différens endroits que s'il eût
contenu deux ou trois enfans ; outre cela , le
ventre était volumineux, et le sein aussi gros
que si elle eût été près d'accoucher; ce qui
dura l'espace de près de huit ans (1). Cet état
ne doit-il pas se rapporter à la fausse grossesse
nerveuse dont nous avons déjà parlé ?

L'impulsion donnée à la matrice par le coït
suffit , disent MM. Girard et Baudelocque ,
pour faire naître des signes de grossesse , quoiqu'il n'y ait pas eu absorption de sperme par
cet organe. Voici à cet égard le résultat des
observations recueillies tant sur la femme que
sur différens animaux :

1° Une petite chienne, qui avait déjà mis bas
plusieurs portées , fut couverte. Son ventre
grossit, ses mamelles devinrent plus volumi-
neuses , et on voyait dans l'abdomen des mouvemens prononcés ; au bout de quelques mois
elle fit des efforts comme pour accoucher. Le
ventre s'affaissa , ses mamelles se remplirent
de lait; cette chienne poussait des cris comme
pour appeler ses petits ; cet état dura quatre
jours.

2° Une chatte , déjà plusieurs fois mère ,
éprouva absolument les mêmes symptômes de
gestation , et ne mit bas aucun petit.

3° Une vache saillie par un taureau à Écully..
près Lyon , en imposa par l'accroissement de
son ventre , jusqu'au huitième mois de la ges-

---

(1) Œuvres de Mauriceau , tom. 1 , p. 114.

tation. Cette prétendue gestation disparut du soir au lendemain ; la vache semblait demander son veau ; on en trouva un dans le voisinage qu'on lui donna à nourrir.

4° Une femme, quelque temps après une première couche, se soupçonna enceinte. Ses seins s'engorgèrent, fournirent une matière laiteuse ; elle sentait dans le ventre des mouvemens semblables à ceux d'un enfant ; mais tous les mois elle avait ses règles. Elle éprouva au dixième ou onzième mois de sa prétendue grossesse quelques douleurs que des bains dissipèrent en même temps que la grosseur du ventre et les autres signes de grossesse. Un an après, elle fit un second enfant.

5° Une jeune demoiselle se croyant enceinte déclara son état à sa famille qui fit poursuivre le jeune homme à qui elle avait prodigué ses faveurs. Un procès fut intenté d'après l'avis confirmatif de grossesse donné par un chirurgien. Six bains pris à l'époque du neuvième mois firent disparaître tous les symptômes qu'on avait attribués à la grossesse.

6° Mêmes symptômes, mêmes succès par des bains, chez une dame de trente ans.

M. Baudelocque assure avoir observé également au moins une vingtaine de faits semblables, avec tous les phénomènes d'une grossesse ordinaire ; et il résulte des recherches de ces praticiens les signes suivans auxquels on peut reconnaître cette fausse grossesse :

1° La matrice, chez quelques femmes, est au-dessous de son volume naturel ; chez d'autres, elle est un peu plus considérable ;

mais on a peine à la sentir en pressant au-dessus du pubis.

2° Le museau de tanche a la forme, l'étendue et la position qu'il a hors le temps de la conception.

3° Les règles manquent entièrement chez les unes, et sont médiocres chez les autres.

4° Chez toutes, le ventre se développe graduellement, mais chez les unes il est tendu comme dans le météorisme intestinal ; chez les autres, il est mou, flexible, et la femme n'éprouve au toucher aucune impression douloureuse.

5° Chez toutes, les seins deviennent plus volumineux, et il en découle le plus souvent une humeur laiteuse.

6° Cet état subsiste chez les unes pendant plusieurs années, chez d'autres il ne se soutient pas au-delà du neuvième mois (1).

§. 295. Les fausses grossesses produites par un amas d'eau, d'air, d'hydatides, de sang ou de glaires, ne sont pas moins suceptibles d'induire en erreur que celles dont nous venons de parler ; nous avons déjà eu occasion d'en citer quelques exemples ; mais Mauriceau, qui dit avoir vu plus de deux cents femmes qui l'ont consulté à ce sujet, nous a conservé particulièrement l'histoire de la présidente de Nesmond, qui fut jugée grosse pendant plus d'un an par plusieurs médecins, chirurgiens et

Fausses grossesses maladives.

(1) Journ. de méd. de M. Corvisart, premier volume, pag. 471.

sages-femmes, et qui se trouva délivrée par l'écoulement de quelques eaux ; celui d'une marchande de bois, tellement persuadée de sa grossesse, qu'elle avait fait de grands préparatifs pour ses couches, et sans aucun résultat. Il n'est aucun homme de l'art un peu versé dans la pratique qui n'ait eu occasion d'observer de pareils phénomènes.

Comme nous l'avons déjà insinué, la matrice suit ici le même développement que dans la vraie grossesse ; mais l'on ne découvre point par le toucher de mouvement d'enfant, quoique souvent la femme assure avoir senti bouger.

Si c'est un amas d'eau, la matrice poussée sur le bout du doigt se trouve pesante, et l'on distingue à travers son tissu une fluctuation plus ou moins profonde, bien différente de la sensation que fait éprouver le ballottement du fœtus.

Si c'est de l'air, loin de sentir au bout du doigt une pesanteur, on trouve au contraire que la matrice a toute la légèreté d'un ballon sans aucun mouvement intérieur. D'ailleurs la femme est très-souvent sujette à une émission involontaire de vents par les parties sexuelles. Il faut surtout joindre à ces signes, qui seuls ne suffiraient pas, tout l'ensemble des indices rationnels : 1° le ventre est déjà si volumineux au troisième ou au quatrième mois, qu'on croirait que la grossesse est de sept mois ; puis il n'est pas aussi rond que dans la vraie grossesse, il est mou presque également partout, et le nombril est presque toujours retiré en dedans ; 2° ces fausses grossesses arrivent ordinairement aux filles ou femmes qui ne sont pas bien réglées, soit pour la quantité, soit pour la qualité du flux menstruel, ou pour le temps auquel il doit avoir lieu ; on les observe très-souvent dans les femmes de trente-cinq à quarante ans, à cause que c'est là l'époque où cette évacuation périodique commence à devenir moins régulière ; 3° ces fausses grossesses maladives sont accompagnées d'un grand nombre d'incommodités qui vont en augmentant, au lieu que celles de la vraie grossesse diminuent à mesure que la femme s'approche du terme. Le visage est jaune, pâle, plombé ; le corps s'amaigrit, et il y a divers autres symptômes de cachexie qui ne s'observent pas ordinairement dans la grossesse.

§. 296. La fausse grossesse, en se terminant, laisse, à peu de chose près, les mêmes traces que celles produites par un véritable accouchement ; et de cette similitude trompeuse peuvent quelquefois naître des méprises funestes dans la recherche des délits ; nouveau motif pour engager les gens de l'art à s'appesantir sur le perfectionnement des signes caractéristiques de l'une et de l'autre grossesse.

Les deux genres de fausses grossesses que nous avons désignées, dépendant, l'un, de l'union des sexes, qui peut être souvent illégitime et vicieuse, l'autre, des désordres involontaires de l'économie animale, doivent être bien observés : on ne saurait trop s'attacher à les distinguer, soit pour faire triompher l'innocence injustement accusée, soit pour aider les lois protectrices des mœurs dans la juste répression des attentats dirigés contre la pudeur (1).

Nous terminerons cette section par le récit de deux causes qui ont le plus grand rapport avec ce que nous venons de dire.

Hydropisie de matrice cause d'une accusation d'infanticide.

§. 297. En 1767 une jeune personne de la ville de Mantes eut, à l'époque de ses règles, une frayeur qui les lui supprima tout-à-fait. Le ventre grossit insensiblement, et tous les secours de l'art ne purent prévenir une hydropisie de matrice, qui fut constatée par les officiers de santé chargés de voir la malade. On maria cette fille pour rappeler les règles, et quelque temps après la nature fit elle seule ce que les médicamens n'avaient pu opérer. Il sortit tout à coup du corps de la malade une grande quantité de matières fétides qui la délivrèrent de son hydropisie ; ce qui fut également vérifié et constaté par le mari et par les gens de l'art.

Le hasard fait que sur ces entrefaites on trouve deux enfans exposés qui avaient péri de froid, et que la justice ne peut découvrir les auteurs de ce délit. Aussitôt la calomnie, qui se nourrit du plaisir de trouver des coupables, en accuse cette femme. Les juges de Mantes ne peuvent se défendre de la prévention ; ils font verbaliser sur l'état où se trouve la malade, et successivement la décrètent de prise de corps ; seulement un mois après ils

____

(1) Code pénal, §. 330 et suiv.

nomment un médecin, un chirurgien et deux sages-femmes, pour examiner si l'accusée était accouchée ou si elle n'avait eu qu'une hydropisie de matrice ; et ces experts rapportent *qu'ils ont trouvé des marques d'accouchement.* La femme est condamnée en conséquence au dernier supplice, comme ayant celé sa grossesse et ses enfans. Appel au parlement, qui, par arrêt du 30 juillet, la déchargea d'accusation, d'après ses raisons de défense, appuyées de deux consultations, l'une, des médecins A. Petit, Leclerc et Durand ; l'autre, des chirurgiens, Louis, Valentin, Ruffel, Barbaut et Veiret (1).

§. 298. La question suivante a été agitée au parlement de Paris en 1781. Une fille accouchée d'une môle vingt mois après la date donnée à sa grossesse dans la déclaration qu'elle avait faite sur le compte d'un homme marié, peut-elle réclamer des dommages et intérêts ? Voici le fait.

Procédure pour une môle.

Une fille mineure était entrée au service d'un procureur qui avait pris du goût pour elle, et la nommait sa *pouponne.* Pouponne devint grosse, et fut engagée à en accuser un voisin qui était marié : sentence du juge de Chaumont, qui accorde à la fille quatre-vingts livres de dommages et intérêts. — Opposition à cette sentence. — Autre sentence qui renvoie les parties à l'audience. Cependant le neuvième mois de grossesse étant expiré, la fille n'accouchait point, elle gardait même le

---

(1) Recueil des causes célèbres, dix-huitième cause.

plus grand silence, et le voisin poursuivait le jugement pour se faire purger de l'accusation intentée contre lui. Sentence du juge de Chaumont qui le décharge de l'accusation.

Le 22 novembre 1780, la fille, alors enceinte de dix-huit mois, reprend courage, et présente une requête par laquelle elle expose que l'enfant, si long-temps attendu, n'est qu'une môle, qu'elle attribue toujours aux œuvres du voisin, contre lequel elle reprend les mêmes conclusions, demandant à être visitée. Elle est déclarée non-recevable, et le tuteur condamné à la restitution des quatre-vingts livres de provision, et aux dépens. — Appel de cette sentence le 3 février 1781, et la fille accouche le lendemain d'une môle, au bout de vingt mois de grossesse.

D'après les motifs, 1° que la fille aurait eu tort de se laisser séduire par un homme marié, et père de famille; 2° que les causes productrices des môles sont aussi incertaines que le temps de leur gestation, *et qu'il existe des exemples de filles, et même de religieuses qui en ont rendu sans aucun commerce criminel*, etc; le parlement a débouté la demanderesse de son appel, et l'a condamnée à l'amende et aux dépens (1).

Je ne puis approuver ce jugement, d'après les principes énoncés dans cette section.

---

(1) Gazette des tribunaux, n° 50. Voyez aussi le tom. 160 des causes célèbres, mois de mai 1788.

SECTION IV.

*Déterminer , 1° Si la superfétation est réelle-
ment possible ; 2° si une femme peut parcourir tout le terme de la grossesse sans avoir
connu son état , etc.*

§. 299. La possibilité de la superfétation n'est
pas un objet de pure spéculation physiologique ; la législation romaine, qui avait beaucoup
prévu , avait traité cette question dans les lois
sur les successions ; et quoique nos lois actuelles
n'en fassent nulle mention , elle trouvera toujours son application pratique , dans les cas
principalement de grossesse posthume, où une
veuve accoucherait d'un second enfant quelque temps après le premier ; circonstance qui
pourrait faire contester la légitimité de ce second enfant. En voici un exemple tiré des consultations de Zacchias.

Jean-Nicolas Sobreis meurt dans une rixe,
laissant sa femme Laurette Polymnie enceinte.
Laurette, huit mois après la mort de son mari,
accouche d'un enfant mâle, mal conformé,
et qui meurt en naissant. Le ventre restant toujours gros, la sage-femme reconnaît qu'il contient un second enfant, et fait de vains efforts
pour l'extraire. Un mois et un ou deux jours
après, Laurette éprouve de nouvelles douleurs
d'enfantement, et accouche en effet d'un second enfant très-bien portant, et qui vit. Les
collatéraux de Jean-Nicolas objectèrent que
ce dernier enfant était un fruit de la superfé-

tation, qu'il n'était pas légitime, et qu'ainsi il ne devait pas succéder.

Sur ces deux questions, 1° si ce second enfant avait été surconçu ; 2° si cet accident devait faire suspecter la vertu de Laurette, Zacchias, consulté, répondit affirmativement sur la première question, après avoir prouvé que ces deux enfans ne pouvaient être le produit d'une même conception, à cause de la distance qu'il y avait entre la naissance de l'un et celle de l'autre ; mais il démontra que celui qu'on croyait avoir été conçu le dernier avait été conçu le premier, et que l'enfant qui était né le premier, et dans un état d'imperfection, était véritablement le produit d'une surconception, de sorte qu'on pouvait présumer avec juste raison que Laurette, étant enceinte depuis un mois, conçut de nouveau, et qu'elle avait même pu concevoir la veille de la mort de son mari, lequel, comme nous l'avons dit, n'était pas mort de maladie, mais avait été tué dans une rixe ; qu'ainsi ce second enfant s'était nui à lui-même, et n'était pas né à terme, tandis que le premier avait parcouru exactement la période de neuf mois. Par ces raisons, appuyées d'un grand nombre d'autorités, Zacchias conserva à la mère son honneur, et la possession d'état à son enfant (1).

Réalité de la superfétation. §. 300. Quoique rare, la superfétation n'en est pas moins possible et réelle. Les anciens

---

(1) *Quæst. med. legal.*, tom. 3, *consilium* 76. Voyez aussi l'histoire de l'académ. des sciences, année 1709.

médecins et les philosophes en ont parlé comme
d'un fait dont ils avaient été témoins. Aristote, Pline, Hippocrate en traitent d'une manière si peu équivoque, qu'il y aurait de la
folie à penser que ces grands hommes eussent
pu errer aussi grossièrement (1). Après eux
vient une suite d'écrivains qui ont été célèbres
dans leur temps (2). Cette opinion a même été
tellement accréditée, que *Brassavolus* a écrit
avoir vu la superfétation parfois épidémique (3).
Gaspard *Bauhuin*, médecin recommandable,
en rapporte également plusieurs exemples
dont il assure avoir été témoin, parmi lesquels
celui-ci est remarquable : une femme après
neuf mois de grossesse mit au monde un enfant
mort à qui le crâne manquait. Dix semaines
après elle en fit un autre très-bien conformé
et qui vécut (4). L'immortel de Buffon nous a
conservé une histoire qui me semble lever
toutes les difficultés. « Une femme, dit-il, de
Charles-Town, dans la Caroline méridionale,
accoucha, en 1714, de deux jumeaux, qui

---

(1) *Hippocrat. lib de superfœtat. et lib 7 epidem. Aris-
tot. lib 4 de generat. anim. cap. 5. Idem, de animalib.
lib. 7, cap. 4. Plinius, nat. histor. lib. 7, cap. 2.*

(2) *Marcellus Donat. histor. mirab. med. lib. 4, cap.
16. Nicol. serm. 6, tract. 1, cap. 22. Gordonius in Li-
lio, particula 7, cap, 2. Cardanus, comment. in aphorism. 36, lib. 5. Schenchius, lib 4 observat. medic. de
superfœtat.*

(3) *Brassavolus, comment ad. aphorism. 38, lib. 5,*
etc.

(4) *Gaspar. Bauhuin, append. ad lib. de part. cesar.
tit. de superfœtat.*

Tome I.   31

vinrent au monde tout de suite l'un après l'autre. Il se trouva que l'un était un enfant nègre et l'autre un blanc, ce qui surprit beaucoup les assistans. Ce témoignage évident de l'infidélité de cette femme à l'égard de son mari la força d'avouer qu'un nègre qui la servait était entré dans la chambre un jour que son mari venait de la quitter et de la laisser dans son lit ; et elle ajouta, pour s'excuser, que ce nègre l'avait menacée de la tuer, et qu'elle avait été contrainte de le satisfaire (1). » J'ai lu quelque part, il y a une vingtaine d'années, qu'un fait semblable venait aussi d'arriver à la Guadeloupe. Le grand Haller n'a pas hésité de dire qu'on ne pouvait élever des doutes sur la possibilité d'une conception nouvelle, quoiqu'il y ait déjà un fœtus dans l'utérus, puisqu'on a des exemples fréquens de grossesse chez des femmes dont la matrice recelait depuis long-temps un fœtus endurci et osseux (2).

Mauriceau paraît n'avoir jamais observé ce phénomène ; cependant il se contente de le considérer comme très-rare, sans vouloir le nier (3). Baudelocque, loin de lui être favorable, prétend au contraire que dans ces naissances successives on attribue à la superfétation ce qui n'est qu'un effet de la maladresse de l'accoucheur ou de telle autre chose (4).

M. Millot, de Dijon, dans son supplément à tous les traités sur l'art des accouchemens .

---

(1) Histoir. nat. de l'homme, *puberté.*
(2) *Prim. lin. physiolog.*, §. 929.
(3) Malad. des femm. gross., tom. 1 , p. 105 et suiv.
(4) Art. des accouchemens, §. 2072 et suiv.

cite quatre observations positives contre l'opinion émise par MM. Gravel et Baudelocque, que la superfétation chez les femmes n'a lieu que lorsqu'elles ont deux matrices. Les trois premières observations contraires à cette opinion sont personnelles à M. Millot ; la quatrième est due à M. Bousquet son collègue, dont il invoque le témoignage (1).

§. 301. Les adversaires de la superfétation se fondent particulièrement sur l'opinion qu'après la conception l'orifice de la matrice est fermé ; opinion gratuite et qui n'est fondée sur aucune observation. On a découvert en effet depuis long-temps, ainsi que nous l'avons déjà dit (§. 282), qu'au contraire il y reste toujours une légère ouverture plus ou moins grande, remplie d'une humeur gluante qui défend l'entrée de ce viscère des impressions de l'air, sans empêcher l'écoulement d'humeurs blanches ou colorées, dont la sortie est quelquefois nécessaire.

Cette opération a souvent lieu chez les animaux d'une manière évidente, surtout dans l'espèce canine. Une chienne couverte par différens mâles, à diverses époques, met bas des petits en différens temps, qui participent tous des qualités de leurs pères respectifs. On a objecté à cela que la matrice des animaux est bicorne, et l'on a dit vrai pour quelques-uns ; ce qui l'est également quelquefois pour la

---

(1) Journal génér. de méd. tom. 35, n° 153, p. 82. Voyez encore le tom. 5 du même journal, p. 141.

femme, ainsi que Morgagni en cite quelques exemples : mais cette organisation paraît peu nécessaire à la superfétation ; car il faudrait alors qu'il y eût dans les femelles qui font sept à huit petits autant de compartimens qu'il y a de fœtus à loger ; au lieu qu'il n'y a jamais qu'une cloison qui divise l'utérus en deux parties.

Certes, il n'est pas aisé de se rendre raison des différens mystères de la génération ; et dans un livre de faits destiné à éclairer les juges, je n'entrerai pas dans la discussion de tant de systèmes opposés qui peuvent tous se combattre à armes égales. Il me semble qu'en justice il suffit de poser la question : *le fait est-il arrivé ?* et de prouver qu'il est arrivé, pour avoir atteint le but qu'on se propose. Or, indépendamment des autorités respectables et des faits nombreux observés par autrui, et dont je me suis appuyé, il est encore parfaitement à ma connaissance qu'une dame de Turin, dont le nom m'est connu, demeurant dans la rue Neuve, accoucha successivement, en 1797, de trois enfans, à quinze jours de distance l'un de l'autre ; et qu'en 1799 la femme d'un matelot de Marseille s'accoucha pareillement, à plusieurs jours de distance, de deux enfans qui ont vécu tous les deux.

Un fait plus extraordinaire m'a été communiqué, depuis la rédaction de ce chapitre, par M. le docteur *Desgranges*, de Lyon, fait dont il a été témoin, arrivé du 20 janvier au 6 juillet 1780, que la mère a fait constater par acte passé par-devant MM. *Caillat* et *Dusurgey*, notaires à Lyon, le 19 janvier 1782,

en présentant en même temps ses deux enfans vivans, et dont toutes les circonstances
établissent sans réplique la réalité de la superfétation.

« *Benoîte Franquet*, femme de *Raymond
Villard*, herboriste à Lyon, mariée à l'âge
de vingt-deux ans, devint enceinte cinq ans
après son mariage, et fit une fausse couche
de sept mois, le 20 mai 1779. Elle redevint
enceinte un mois après, et, le 20 janvier 1780,
huit mois après son accouchement, sept mois
après la conception, elle mit au monde une
fille avec assez de précipitation. Cette couche
ne fut point suivie des effets ordinaires ; point
de ces évacuations qui en sont une suite nécessaire ; point de fièvre ; le ventre conserva
un certain volume. Elle n'éprouva aucune in-
disposition capable de s'opposer à ses occupations journalières ; et, par surcroît de surprise, le lait ne monte point, et les seins restent au même état. Il fallut recourir à une
nourrice.

« Deux chirurgiens qui visitaient l'accouchée sont surpris de sa situation, et pro-
posent différens remèdes. M. Desgranges,
appelé en consultation, décide qu'il y a un
second enfant, ce qu'on a bien de la peine à
se persuader. Mais la femme ne tarda pas à
reconnaître la vérité de cette prédiction, car
elle sentit, trois semaines après sa couche,
le même signe certain de sa première grossesse, les mêmes mouvemens qui, quatre mois
auparavant, l'avaient convaincue de l'existence
d'un enfant. Le ventre augmentait sensiblement de volume ; enfin, le 6 juillet de la

même année 1780, elle accoucha d'une autre
fille, cinq mois et seize jours après la première. Cette nouvelle couche eut tous les
effets qui en sont inséparables : la montée du
lait se fit, et elle eut la satisfaction de nourrir
ce second enfant, d'une constitution en apparence plus frêle, mais aussi bien portant
que le premier.

« Nul doute que ces deux enfans n'eussent
été formés dans la même grossesse, et dans
un intervalle de quelques mois : le second
n'a pu être conçu, après l'accouchement du
premier : car le mari de Benoîte ne lui avait
renouvelé ses caresses que vingt jours après,
ce qui n'aurait donné au second enfant que
quatre mois vingt-sept jours. »

L'acte fait mention de la présentation des
deux enfans, bien portans, et munis de leurs
extraits baptistaires, aux dates ci-dessus ; et la
comparante déclare avoir voulu donner à cet
événement l'authenticité nécessaire à sa certitude, autant pour témoigner sa reconnaissance à M. Desgranges que pour la satisfaction
de fournir aux femmes qui peuvent se trouver
en pareil cas, et dont les maris seraient morts
avant la naissance des deux enfans, un titre
en faveur de leur vertu et de l'état du second enfant (1).

Distinguer un
enfant sur-
conçu d'un ju-
meau. §. 302. Il faut convenir cependant qu'il est
plus commun de voir venir au monde suc-

---

(1) Extrait de la copie de l'acte authentique que M.
Desgranges m'a transmise le 6 avril 1812.

cessivement plusieurs jumeaux , tous produits par une seule et même conception : aussi Sénèque avait-il placé la superfétation au rang des choses qui sont les plus difficiles à connaître. Il est certain aussi qu'il y a plusieurs signes communs aux jumeaux conçus en même temps et à ceux qui sont surconçus.

1° Les jumeaux sont assez ordinairement d'égale grosseur et grandeur ; dans la superfétation, au contraire , il y a inégalité , celui qui a été conçu le dernier étant communément beaucoup plus petit ou plus faible que celui qui a été conçu le premier ; néanmoins cette règle n'est pas générale , étant arrivé quelquefois que les jumeaux ne se sont pas trouvés de pareille force ni de même grandeur.

2° Les jumeaux, quoique séparés l'un de l'autre par les membranes qui les enveloppent, n'ont cependant ordinairement qu'un seul et commun placenta ; dans la superfétation , au contraire, chaque enfant se trouve être greffé à un placenta particulier. Il peut pourtant aussi arriver que les jumeaux aient non-seulement des enveloppes différentes , mais encore des placenta entièrement séparés l'un de l'autre , ce qui néanmoins n'est pas commun.

3° Le troisième signe est celui admis au livre de la superfétation par Hippocrate , qui dit : que comme la femme conçoit les jumeaux en un même jour, elle en accouche aussi de même , *quæ gemellos gestat , eâdem die parit , velut concipit.* Mais il pourrait très-bien arriver, par la faute de l'accoucheur, que le second enfant jumeau ne vînt au monde que le lendemain ou le surlendemain du premier :

ce qui cependant ne saurait avoir lieu que lorsque les placenta ou délivres sont séparés.

Néanmoins la présomption de jumeaux est écartée lorsqu'il s'est déjà passé un grand nombre de jours, comme dix, douze, quinze jours, un mois depuis le premier accouchement ; nous démontrerons dans la section suivante qu'il y a sympathie synergique ou simultanéité d'action entre l'utérus et l'enfant pour déterminer l'accouchement, et il ne peut y avoir aucune autre raison d'un si grand retard, pour un enfant vivant, que celle qu'il a été conçu beaucoup plus tard et qu'il n'a pas encore acquis toute sa maturité.

4° La diversité de couleur de deux enfans, comme dans le cas de la femme de Charles-Town, est une grande présomption de superfétation ; encore faut-il, pour que cette présomption se change en certitude, l'aveu de la mère, comme dans l'histoire citée ; car un pareil phénomène pourrait avoir lieu sans aucune infidélité, comme tant d'autres monstruosités qui surprennent le vulgaire ; et j'ai vu une jeune personne qui avait des fièvres d'accès devenir aussi noire qu'un habitant de la Nubie.

Enfin, en combinant, pesant et calculant la valeur de tous ces signes, il est nécessaire aussi d'avoir égard à l'honnêteté de la mère et à la conduite qu'elle a tenue depuis son veuvage.

§. 505. *Paul Zacchias*, après s'être appuyé, pour prouver la possibilité de la superfétation, de l'autorité des anciens, de celle de

Fernel, et des autres médecins les plus re-
nommés de son temps, et après avoir reproché
à Ambroise Paré, à Dulaurent et à Valvédra
de l'avoir niée sans avoir donné aucune raison
solide de leur opinion, conclut qu'elle peut
avoir lieu dans les deux premiers mois de la
grossesse, et qu'une femme peut accoucher de
plusieurs enfans à quinze jours ou un mois,
et même plus d'intervalle l'un de l'autre. Il
loue beaucoup la *glosse* d'avoir fixé à quarante
jours le terme propice à la superfétation
depuis la première conception ; il pense même
qu'on pourrait étendre ce terme jusqu'à soixante jours, mais qu'au-delà elle n'est pas
possible, soit parce que le fond de l'utérus
est déjà trop développé et que le premier
fœtus tient trop de place, soit parce qu'une
seconde conception ne pourrait que nuire à
elle-même et à la première (1).

Avant la connaissance du fait arrivé à Lyon
(§. 501), j'aurais été volontiers du sentiment
de la glosse et de celui de Zacchias ; mais je
vois que la nature ne se conforme à aucun de
nos systèmes, et qu'à supposer que le second
enfant de Benoîte soit de sept mois comme les
deux premiers, il a été conçu au commencement du sixième mois de la première grossesse. Au contraire, quant aux surconceptions
très-rapprochées, me tenant au sentiment d'Hippocrate, et à celui de Mauriceau, je ne pense
pas que la superfétation puisse avoir lieu avant
le sixième ou septième jour de la première

______

(1) *Quæst. med. leg.*, *lib.* 1, *tit.* 3, *quæst.* 3 et 4.

conception, parce qu'il faut ce temps au germe pour se greffer et s'entourer d'une membrane protectrice (1); une nouvelle excitation produite dans l'utérus ne pourrait que faire couler les deux germes, comme il est vraisemblable que cela arrive fréquemment.

Je ne partagerai pas non plus l'opinion énoncée par Zacchias dans sa consultation (§. 299), savoir que l'enfant faible sorti le premier était celui qui avait été conçu le dernier; et je pense, pour les raisons énoncées au n° 3 de l'art. précédent, que chaque enfant vient au monde suivant le temps où il a été conçu, et que la vigueur du fœtus étant pour quelque chose dans l'accouchement, les plus forts d'entre les jumeaux sortent les premiers, ainsi que l'expérience le prouve tous les jours; qu'ainsi si la force ou la faiblesse faisaient quelque chose pour l'anticipation de la naissance, le plus vigoureux des deux enfans de Laurette aurait dû au contraire sortir le premier.

§. 304. Les femmes qui sont mariées attribuent à la grossesse la plupart de leurs indispositions; au contraire celles qui ne le sont pas aiment à se faire illusion et à attribuer, soit à un état vaporeux, soit à un dérangement dans la menstruation, les véritables symptômes de grossesse. Il est très-commun de voir des filles ou des veuves se livrant journellement à des plaisirs illicites, se croire à l'abri des

------

(1) *Hippocrat. lib. de naturâ pueri.* Mauriceau, malad. des femmes grosses, p. 107.

témoins de leur impudicité, parce que, dans le coït, elles auront cru éviter l'éjaculation séminale dans l'intérieur de l'utérus, et de les entendre protester ensuite avec audace qu'elles n'ont pas connu d'hommes; tandis que l'observation journalière prouve que, dans ces occurrences, l'organe propagateur vient lui-même au-devant de *l'aura seminalis*, dont il ne faut qu'un atome pour produire une fécondation. Telle était cette femme dont parle Mauriceau, qui, mariée secrètement, avait pris toutes les précautions pour ne pas devenir grosse, s'en était laissé imposer, et en avait imposé à un ancien medecin, qui la traita pour un squirre de matrice jusqu'à l'avant-veille de son accouchement; et cette autre fille de trente-cinq ans, faisant profession d'une très-grande dévotion, qui, grosse de deux enfans mâles, avait pu tromper plusieurs médecins, et se faire traiter comme hydropique jusqu'au jour de son accouchement (1). Ces histoires se rapportent à ce qui est arrivé à un chirurgien de ma connaissance; homme sage et grave d'ailleurs, qui, ayant été appelé à la hâte pour venir soulager une ex-religieuse d'une violente colique, la trouva en travail d'enfant, ce qu'elle continua à nier, ainsi que toutes ses compagnes qui etaient dans la chambre, jusqu'à ce que l'enfant fût sorti, et qu'il eût démontré, par sa présence et par ses cris, quelle avait été la cause de la colique.

____

(1) Mauriceau, observations sur la grossesse, observ. 161, 286, 552, etc,

§. 505. En 1770, une fille âgée de vingt-quatre ans, nommée *Louise Bunel*, du diocèse d'Avranches, succomba à la séduction et devint enceinte. On était dans le mois d'août, dans le temps des plus grands travaux champêtres, quand ses règles se supprimèrent pour la première fois. Louise Bunel prétendit que cette suppression était due aux fatigues qu'elle avait essuyées, et, feignant ignorer son aventure, elle se déclara hydropique, et demanda des secours à de certains moines qui lui administrèrent des diurétiques : ces remèdes ayant été sans effet, cette fille prit le parti du mariage avec tout autre homme que celui qui l'avait séduite, ce qui eut lieu vers le sixième mois de sa grossesse. Etant mariée, elle prit à diverses reprises de la sabine ou du savinier, infusé dans du vin blanc, ce qui ne fut pas plus efficace. Enfin, trois mois après, un jour qu'elle était seule, elle mit au monde un enfant qu'elle déclara dans la suite être mort-né, qu'elle enveloppa d'un linge, et qu'elle porta dans un champ voisin, où elle le couvrit de feuilles.

Huit jours après, un chien découvre le cadavre, et en apporte un lambeau dans la maison d'une femme du lieu. Le juge, informé, ordonne la visite du corps. Louise Bunel en est reconnue la mère, et condamnée comme infanticide, nonobstant qu'elle eût allégué pour sa défense, 1° qu'elle avait ignoré parfaitement sa grossesse, et que les remèdes qu'elle avait faits n'avaient été dirigés que contre l'hydropisie présumée; 2° que son enfant était né inanimé; 3° qu'au moment de ses couches elle était restée quatre heures en faiblesse, et qu'elle n'avait pu appeler du secours; qu'enfin, revenue à elle, elle avait préféré ensevelir sa honte et les malheurs qui auraient suivi cet événement, en soustrayant aux regards du public un enfant mort, qu'il était devenu inutile de lui montrer. Appel au conseil supérieur de Bayeux, qui infirma la sentence des premiers juges, et qui déchargea l'accusée, d'après une consultation de seize médecins de Paris, du 11 novembre 1772 (1).

§. 306. Toute la question, dirent ces médecins, se réduit à ces trois points : 1° l'accusée a-t-elle pu ignorer sa grossesse, et la confondre avec une autre maladie? 2° A-t-elle pu innocemment faire usage des remèdes qu'elle avoue avoir pris? 3° Est-il prouvé que son enfant soit venu au monde vivant, et qu'on l'ait fait périr dès sa naissance?

Je reviendrai en temps et lieu au rapport des experts, et à cette troisième question ; quant aux deux premières, qui rentrent l'une dans l'autre, les consultans ont été pour l'affirmative. Ils ont motivé leur avis, d'abord sur l'incertitude des signes d'une grossesse commençante, et la facilité qu'il y a à la confondre avec toute autre maladie (§. 275), ensuite sur l'autorité d'Astruc (2), de Zacchias (3), de Senac (4), et d'*Hebenstreet* (5). Ce der-

____

(1) Tom. 1 du recueil des causes célèbres.
(2) Malad. des femmes, tom. 1, p. 151.
(3) *Quœst. med. leg.*, tom. 1, *lib.* 1, *tit.* 3, *quœst.* 1.
(4) Essais de physique, etc.
(5) *Antrhopologia forensis*, sect. 2, cap. 2, n° 14, p. 388.

nier surtout, qui était professeur de jurisprudence médicale à Leipsick, enchérit sur
la question, et ne se contente pas d'affirmer qu'on doit ajouter foi à une accusée qui
assure avoir ignoré sa grossesse, mais encore
qu'on ne doit pas regarder comme dénuée de
vraisemblance l'ignorance absolue de la grossesse au moment même du travail de l'accouchement, parce que *la nature n'est astreinte
à aucune forme dans ce travail* (ce qui n'est
pas vrai), et que l'expérience nous a appris
que des femmes qui accouchaient pour la première fois l'ont fait avec autant de facilité que
celles qui étaient déjà mères, surtout si elles
étaient robustes et bien constituées. *Hebenstreet* croit, en conséquence, possible qu'une
nouvelle accouchée, étant prise d'une douleur
violente, mette au monde son enfant d'un
seul effort, et que si elle a été fécondée sans
le savoir, *dans le temps qu'elle dormait ou
qu'elle était ivre*, elle ne distingue pas la douleur de l'enfantement d'avec celle qu'elle a
éprouvée quelquefois au moment de l'évacuation menstruelle (ce qui est bien fort) ; qu'ainsi, il peut se trouver des conditions où il ne
sera pas absurde de dire *qu'une femme a
ignoré sa grossesse.*

§. 307. Les femmes même conviendront qu'on
ne peut considérer toutes ces raisons que comme
des subterfuges heureux pour sauver une mère
coupable. Nous éprouvons tous les jours, par
un retour sur nous-mêmes, une vive satisfaction
d'avoir soustrait quelqu'un à la rigueur des
lois, parce que les lois sont nécessairement

une violence continuelle faite à nos penchans et à nos passions; reste à savoir si, dans un monde corrompu, tel que le nôtre, nous devons faire servir les ressources de notre art plutôt pour le triomphe du mensonge que pour celui de la vérité? Eh! qui peut mettre cela en problème, surtout lorsque le sanctuaire de la justice est le seul garant qui nous reste de notre sûreté individuelle?...

Certes, nous avons plusieurs observations de femmes mariées qui ont méconnu leur grossesse (1); mais ces exemples sont à ceux des femmes qui ne se trompent pas comme un est à cent mille. Il me semble que, dans des cas pareils, il faut d'abord poser la question : *Vous êtes-vous exposée à devenir enceinte ?* Quelle est en effet la femme qui ignore que la grossesse dépend d'un commerce avec l'autre sexe ? quelle est celle qui, s'étant livrée, peut douter de la véritable

---

(1) « L'épouse d'un négociant de Lyon (m'écrit M. Desgranges), mère de quatre à cinq enfans, devint enceinte à l'âge de quarante-cinq ans, après un intervalle de douze à quinze ans. Elle n'eut aucunement la pensée d'être enceinte, et elle crut qu'elle devait à l'époque critique la suppression de ses règles, ainsi que diverses incommodités dont elle se plaignait, et pour lesquelles on appela à différens intervalles des médecins et des accoucheurs, et l'on fit de nombreuses consultations. La dame fut envoyée à Vichy pour y prendre les eaux ; elle accoucha à son retour d'un enfant qui a aujourd'hui plus de vingt ans. Sa surprise fut aussi grande que celle de toute sa parenté. Elle m'a dit vingt fois que tout ce qu'elle éprouvait l'éloignait de l'idée d'être enceinte et qu'elle n'avait pas craint d'affirmer sans cesse qu'elle ne l'était pas. »

cause de son état, si elle éprouve les mêmes symptômes que les autres femmes grosses ? Qu'a de commun avec l'hydropisie ce mouvement rapide et distinct des membres du fœtus, que la main aperçoit sans peine, et qui est même quelquefois sensible à l'œil ? Combien de fois, depuis la première édition de cet ouvrage, n'ai-je pas été consulté par des filles et des veuves sur leur prétendue hydropisie, en qui ma main sentait très-distinctement remuer un enfant, mouvement qu'elles assuraient ne pas sentir, et dont elles convenaient ensuite, prétextant, pour excuser leur dissimulation, qu'elles n'auraient pas cru devenir grosses, *parce qu'elles avaient pris des précautions* (1) ?

---

(1) « Une jeune coiffeuse de Lyon, assez niaise, m'écrit le même M. Desgranges, recherchée par un jeune homme, soit disant pour se marier, restait sage malgré toutes ses attaques, lorsque celui-ci l'étant allé joindre au bain, sous le pont de pierre, dans une soirée d'été, il parvint à cohabiter avec elle dans l'eau même, ce qu'il obtint parce qu'il menaçait de la quitter, et qu'il l'assurait *que dans l'eau elle ne pouvait devenir enceinte....* Cet événement eut cependant lieu, et la pauvre fille, abandonnée aussitôt après de son amant, attribua au chagrin la suppression qui survint de suite, consulta plusieurs médecins, prit grand nombre de remèdes. Tout le monde s'intéressait à elle, et elle continua à coiffer pendant les neuf mois de grossesse, niant toujours d'avoir eu commerce avec un homme, affirmant ne sentir aucun mouvement dans son ventre, et ne cherchant en aucune manière à se cacher. Au moment des douleurs, elle nia encore fortement le fait. Je la fis mettre au lit de suite, continue M. Desgranges, qui avait été appelé, et la *touchai* derrière les rideaux. Les choses étaient si avancées, que je n'eus pas le temps de faire

Je ne connais que trois cas où une femme pourrait être reçue à s'excuser sur son ignorance : 1° celui d'une femme tout-à-fait idiote ; 2° celui où une femme aurait été abusée étant endormie ; 3° celui où elle aurait conçu étant ivre, soit par l'effet des liqueurs spiritueuses ou par celui des substances narcotiques, ou bien dans une affection comateuse, ou dans l'asphyxie (1). Dans tout autre cas cette ignorance n'est pas présumable. La femme, il est vrai, pourra être dans le doute, comme il arrive parfois à toute femme mariée ; mais le doute et l'ignorance absolue sont deux choses bien distinctes ; l'ignorance ne suppose aucune ma-

retirer personne ; je demandai du fil et reçus un enfant bien portant, à la grande surprise de la malade, de sa mère et des assistans. Cette fille m'a toujours soutenu que la circonstance de la cohabitation dans l'eau lui avait ôté toute idée de grossesse. »

Mon savant ami conclut de ce fait dont je rapporterai ailleurs un analogue, qui s'est passé sous mes propres yeux, qu'il est convaincu qu'une femme peut ignorer qu'elle est grosse ; que sans doute elle ne peut pas ignorer qu'elle s'est mise dans le cas de le devenir, mais qu'elle peut complètement ne pas savoir qu'elle le soit devenue. Je ne puis partager cette opinion, à moins que la femme ou fille ne soit très ignorante ; mais alors elle ne niera pas qu'elle a eu commerce avec un homme.

(1) « J'ai la certitude (me mande M. Desgranges) qu'il est possible qu'une femme devienne enceinte en dormant, par le fait d'une jeune personne qui au milieu de notre tourmente révolutionnaire (à Lyon) est devenue victime de la scélératesse d'un jeune homme et d'une de ses parentes. Il en jouit pendant l'effet d'une forte dose d'opium, et elle se trouva enceinte sans le savoir, et assurée de n'y avoir pas donné lieu.... L'exposé des détails de cet événement ferait frémir !

lice , le doute en suppose ; la personne qui doute prend des précautions , celle qui ignore n'en prend aucune.

§. 308. La question ci-dessus se rattache à celles-ci : Est-il possible qu'un homme abuse parfaitement d'une femme endormie sans qu'elle s'éveille ?.... Le sentiment du plaisir est-il nécessaire pour que la conception soit féconde ?....

§. 309. Il s'agit, pour résoudre la première question , de distinguer un sommeil profond d'avec un sommeil faible , l'état d'une vierge encore intacte d'avec celui d'une femme , et surtout d'une femme qui aurait fait des enfans.

On ne peut guère douter que la chose ne soit possible dans un sommeil profond , produit soit par la lassitude , soit par l'ivresse , soit par des substances propres à assoupir , soit par une maladie qui agit directement ou indirectement sur le cerveau , à moins qu'il n'y ait une grande disproportion dans les parties , qui produise de la douleur , et par conséquent le réveil.

La chose me paraît au contraire impossible dans un sommeil ordinaire, léger et s'agissant d'une personne dont les parties sont resserrées. A plus forte raison, il serait difficile de croire qu'une vierge de seize à dix-huit ans eût été entièrement déflorée par un homme bien organisé sans qu'elle s'en fût aperçue.

Mais si cette femme ou cette vierge n'ont pu être entièrement forcées, elles ont pu être violées, elles ont pu concevoir par suite d'une acte non complètement exécuté, et dont elles n'ont pas été éveillées ; car nous avons déjà vu que la grossesse peut avoir lieu nonobstant la présence de l'hymen (§. 252) ; et qu'une introduction complète n'est pas nécessaire pour qu'il y ait fécondation (§. 304). Nous allons encore en fournir de nouveaux exemples.

§. 310. Relativement à la seconde question, j'ai été dans ma première édition de cet ouvrage pour l'affirmative, et je suis, aujourd'hui que mes réflexions sont mûries par une longue expérience, pour la négative. J'ai connu un grand nombre de femmes mères de plusieurs enfans, pour qui l'exercice du mariage avait toujours été plutôt un simple devoir qu'un plaisir, et qui n'avaient jamais distingué les congrès féconds de ceux qui ne l'étaient pas que par les incommodités qui leur succédaient. Bien plus, nous observons tous les jours que les femmes humides et froides, peu portées aux plaisirs de l'amour, sont celles qui font le plus d'enfans, tandis que les femmes sèches, ardentes et voluptueuses sont presque toujours frappées de stérilité. Mauriceau nous a transmis trois observations de femmes qui étaient devenues grosses, contre leur attente, quoiqu'elles eussent encore la membrane *hymen* qui était très-peu perforée ; une entre autres dont le mari était fort vieux, et qui par sa faiblesse n'avait jamais pu parvenir à consommer entièrement le mariage (1) : pense-t-on

Si le sentiment du plaisir est nécessaire pour concevoir.

(1) Observ. sur la grossesse, etc. observ. 172, 482, 583.

que la volupté ait pu être de la partie dans ces actes imparfaits? Ajoutons les expériences de Spalanzani pour féconder les chiennes par l'injection (§. 244, n° 5), ne prouvent-elles pas que les fonctions de l'utérus sont indépendantes de tout plaisir des sens? Il existe réellement une grande complication, une grande simultanéité d'action dans les organes accessoires au sanctuaire de la reproduction; mais cette complication dont j'avais tiré une induction pour la nécessité préalable de la volupté a été faite vraisemblablement pour servir d'attrait, et non pas comme une condition indispensable pour la reproduction.

§. 310 *bis.* Ceux qui soutiennent l'avis contraire disent que la liqueur séminale est trop peu active pour qu'elle puisse franchir l'orifice de l'utérus et parvenir par les trompes aux ovaires, où l'on suppose que se fait la première fécondation ; qu'elle a donc besoin d'être aidée par une excitation, par un mouvement contractile de toutes ces parties, lequel mouvement n'aurait pas lieu si nous les supposons dans l'inaction; qu'ainsi, comme il ne peut point y avoir de volupté dans une femme endormie, il ne peut point non plus y avoir de conception, et que si elle a conçu, c'est qu'elle ne dormait pas. Ainsi pensait le célèbre Louis de l'exemple suivant, tiré des causes célèbres, et cité par M. Bruhier : « Un jeune « religieux étant en voyage, et logeant dans « une maison où l'on venait d'ensevelir une « jeune fille qu'on croyait morte , il s'offrit « de passer la nuit dans la chambre où était

« le cercueil, et de veiller la morte. L'ayant dé-
« couverte pendant la nuit pour l'examiner, et
« ayant encore trouvé dans son visage des restes
« de beauté qui échauffèrent sa concupiscence,
« il résolut de l'assouvir, quoique l'objet fût
« dans un état à ne pas exciter de pareils dé-
« sirs. Il se contenta néanmoins, et partit de
« grand matin. Cependant la morte ressuscita
« le lendemain, et au bout de neuf mois elle
« fit un enfant, au grand étonnement de ses
« parens et au sien. Le religieux passa dans
« le même endroit à cette époque, et fei-
« gnant d'être surpris de trouver vivante celle
« qu'il disait avoir crue morte, il s'avoua le
« père de l'enfant, et en épousa la mère,
« après s'être fait délier de ses vœux, qu'il
« prouva n'avoir prononcés que par con-
« trainte (1). » Louis croyait donc que cette
fille avait été réellement excitée par les mouvemens qui avaient dû précéder l'acte, et ensuite
par l'acte même.

Sans entrer dans le mérite de cette observation, dont il faudrait connaître tous les détails, je répondrai que les organes générateurs
de la femme peuvent très-bien être excités
sans qu'elle ait la conscience de cette excitation, chaque organe ayant son *modus vivendi
et faciendi* particulier, sans communiquer directement avec le centre commun des sensations ; ainsi les systèmes vasculaire, lymphatique et digestif remplissent parfaitement bien
leurs fonctions et exécutent un grand nombre

____

(1) Louis, lettr. sur la certitude des signes de la mort.

de mouvemens qui se répètent à chaque instant sans que nous nous en apercevions ; par la même raison, la matrice, en rapport avec l'*aura seminalis*, qui est à son voisinage, et qui est son excitateur naturel, peut très-bien l'absorber et concevoir sans le concours de la volonté ; et c'est ainsi sans doute que se passent tant de congrès féconds où la femme n'a d'autre part que celle d'avoir été passive.

FIN DU TOME PREMIER.